元気な卵子を育てよう！
2017-vol.49

元気な卵子を育てるって どういうことなのでしょう？

人が妊娠するためには、カップルで元気なこと
そして、卵子も精子も元気であることが必要です。
卵子が妊娠に結びつくためには、
月経周期において、卵胞がしっかり成長して卵子も成熟し
排卵が起きて、（卵管膨大部で）精子と出会い受精、
細胞分裂を繰り返して成長しながら子宮にたどり着き、
黄体ホルモンでふかふかになった子宮内膜に着床して、
胎児となって安定して育つ必要があります。
これだけのことを乗り切るために、
卵子には元気が必要なのです。
不妊治療を受ける時にも、それは大切なこと
そこで、今回は『卵子を元気に育てること』に着目しながら、
不妊治療との関係を一通り紹介する特集を組みました。

i-wish... ママになりたい
since 2003

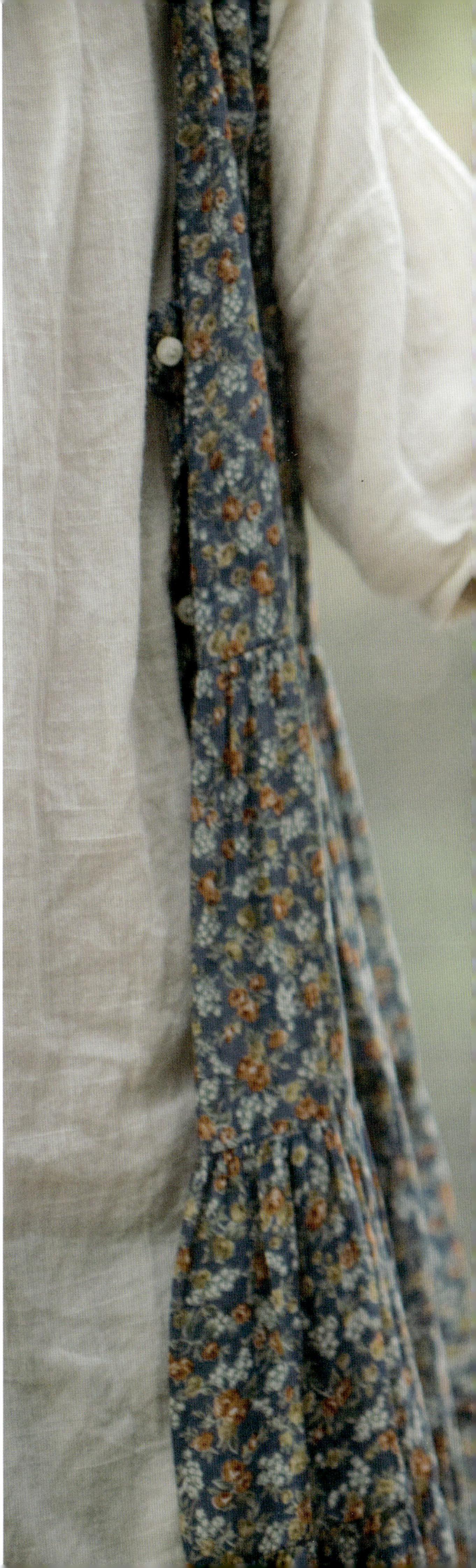

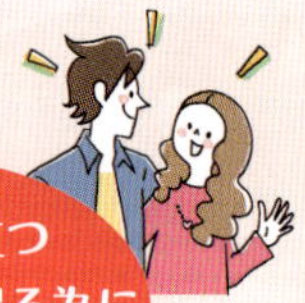

本当に役立つ
生きた情報を得る為に
お薦めセミナー　91

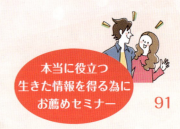

企画・編集／不妊治療情報センターfunin.info（CION corporation） 代表 谷高哲也　制作スタッフ／松島美紀、織原靖子、土屋恵子、飯田早恵、樋口和己、織戸康雄、ケイズプロダクション　イラスト／植木美江　ほか

元気な卵子を育てよう！

CONTENTS

特集 元気な卵子を育てよう

これを読んでおけば
お医者さんの言うことが、よくわかる！

元気な卵子を育てよう！

2017年９月、日本産科婦人科学会は、2015年に行われた体外受精の実施件数は42万4151件で、これまでの最多の実施件数となり、出産に至った女性は実施件数に対して11.7％だったと発表しています。また、生まれた赤ちゃんは５万1001人で、これは国内で生まれた赤ちゃんの約20人に１人が体外受精児となったとも発表しています。

赤ちゃんを授かろうと不妊治療、または体外受精に臨むとき、妊娠への要は卵子の質にあるとよくいわれます。

●質の良い卵子が排卵できること
●質の良い卵子が採卵できること
いわゆる元気で質の良い卵子を育てるための排卵誘発は、とても大切になってきます。

この排卵誘発にはさまざまな方法があり、その選択に迷うところです。

医師はさまざまな方法の中から、最適な方法を選択し、ご夫婦に勧めます。

では、なぜ医師は、さまざまある方法の中からその方法を勧めるのでしょう。

その理由を知るために、どうして排卵誘発が必要で、その方法にはどのようなものがあり、どのようなスケジュールで行い、どのような薬剤を使用するのかをお話します。

●何のために排卵誘発は必要なの？
●どのような時に必要なの？
●どのような人に必要なの
●わたしには、どの方法が合っているの？

排卵誘発を知ること。理解すること。納得して受けること。これは、とても大切なことです。なぜなら、あなたの育てる卵子が、赤ちゃんになるからです。

MENU

1 自然妊娠と不妊治療

1-1 自然妊娠も、一般不妊治療も1つの卵子と1つの精子が出会う

性生活での妊娠

多くの夫婦は、性生活を送ることで妊娠し、出産することができます。このように医療に頼ることなく、性生活で妊娠することを、自然妊娠とよんでいます。

妊娠を希望する、しないに関わらずセックスを重ねることで妊娠する男女もいます。また中には、排卵とセックスのタイミングを合わせた性生活を重ねることで妊娠することもあるでしょう。

この自然妊娠には、いくつかの条件があります。

その1つは、女性の月経が順調で排卵があること。そして2つめに、セックスができ、男性が女性の膣内で射精ができること。それから3つめとして、卵子と精子が受精できるタイミングにセックスを行うことです。

自然妊娠の場合、多くの周期で1つの卵子と1つの精子が出会い、受精して1つの胚（受精卵）となって子宮内膜に着床し、その後の妊娠経過を無事に送り、1人の赤ちゃんが生まれます。

これは、女性の排卵される卵子の数が多くの月経周期で1つだからです。

タイミング療法での妊娠

自然妊娠が難しい場合、不妊治療が必要になりますが、この不妊治療には一般不妊治療と体外受精による生殖補助医療（ＡＲＴ：Assisted Reproductive Technology）があります。

一般不妊治療には、タイミング療法と人工授精（ＡＩＨ：配偶者間人工授精：Artificial Insemination with Husband's Semen またはＩＵＩ：子宮内人工授精：Intrauterine Insemination）があり、どちらも女性の卵管内で受精が起こります。

一般不妊治療を行う場合も、基本的には、1つの卵子と1つの精子が出会いますが、女性に排卵障害があれば排卵誘発を行います。作用が穏やかな排卵誘発剤を使うことが基本になりますが、周期によっては2個、3個の卵子が排卵される可能性もあります。妊娠の過程は自然妊娠と変わりはありませんが、排卵誘発剤を使用した場合で、複数の卵子が排卵されることにより多胎妊娠になることがあります。

タイミング療法では、排卵のタイミングに合わせた性生活が持てるように病院で検査を行って、より正確な排卵日を確認してもらい妊娠を目指します。妊娠が成立するまでの経過は、自然妊娠と同じです。

タイミング療法が適応する夫婦は、問題なく性生活が持てること、十分な精子の数があること、排卵があること、卵管の通過性に問題がないことなどがあげられます。

タイミング療法の妊娠率

妊娠適齢期といわれる20代～30代前半の妊娠の確率は、1回の排卵で約25～30％といわれています。

一般不妊治療となるタイミング療法では、妊娠が成立するまでの経過は自然妊娠と同じですが、妊娠率は自然妊娠よりも低い確率となります。その理由には、一般不

妊治療を行うまでの夫婦の背景や期間が関係しています。日本産科婦人科学会で、不妊の定義を「避妊しない性生活を1年以上継続的に送っても妊娠しない夫婦」としていることから考えても、夫婦が治療にかかる時には、不妊症を自覚してすでに何らかの妊娠しづらい要因や原因があると考えられるからです。

参考に1996年に発表された論文（※1）をみてみましょう。200組の夫婦が自然妊娠にトライをした1～12周期の妊娠率を出しています。1周期目で200組のカップルのうち59組が妊娠し、周期あたりの妊娠率は約30%でした。2周期目は、1周期目の妊娠した59組を除く141カップルのうち41組が妊娠し、周期あたりの妊娠率は約30%でした。しかし、3周期目には約17%で、6周期目には約8%まで下がり、12周期では周期あたりの妊娠率は3%になります。（グラフ1）

グラフ1

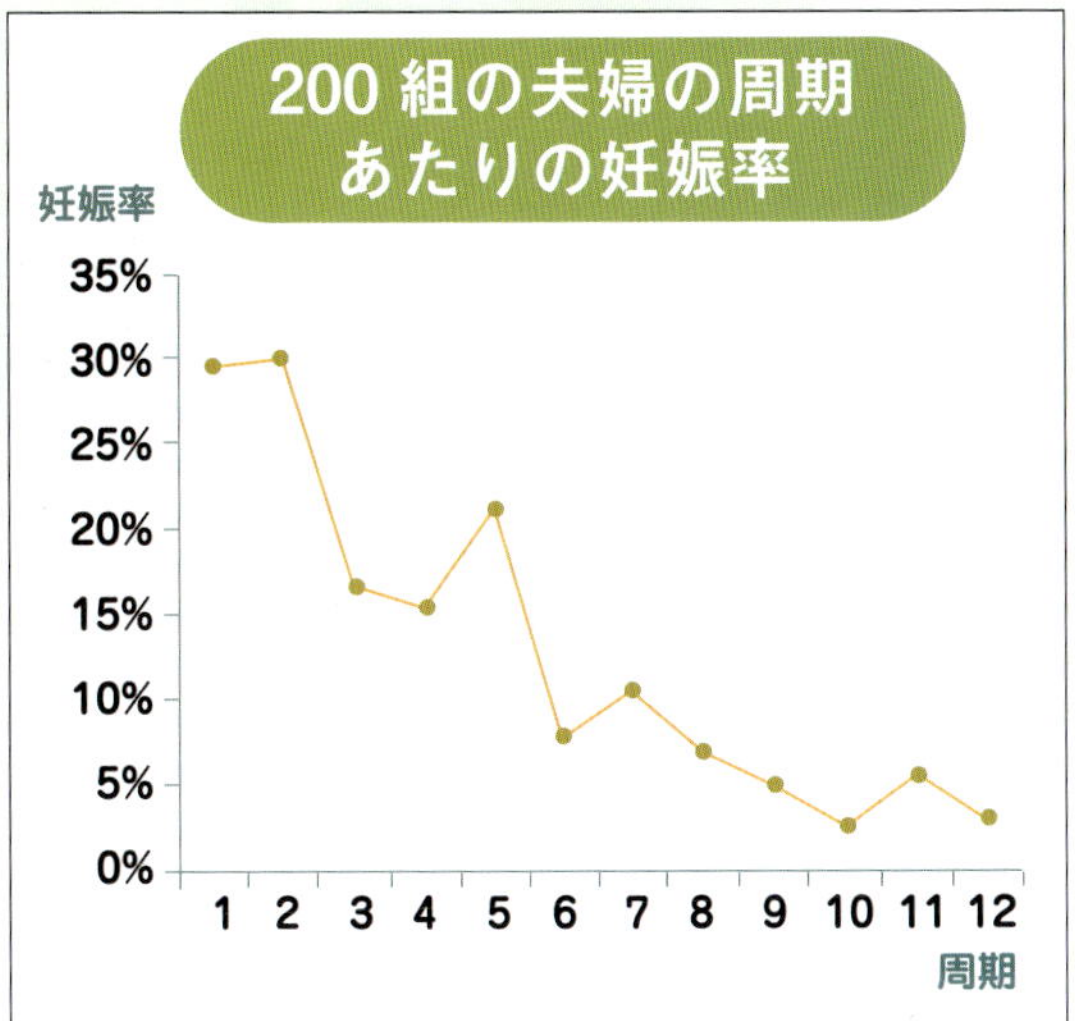

※1：Estimates of human fertility and pregnancy loss.　より改変
Fertil Steril. 1996 Mar;65(3):503-9.

このように、最初の周期で妊娠できる夫婦は妊娠し、残る夫婦は、周期を重ねるごとに周期あたりの妊娠率は低下していきます。ですから1回の排卵でよくいわれるように、約25～30%の妊娠率があるといえないことがわかります。

タイミング療法は、おおむね6周期を目処に行いますが、この論文にある周期あたりの妊娠率を参考に、また何周期を目安に行うかを検討するとよいでしょう。

人工授精での妊娠

人工授精は、妻の排卵時期に合わせて、夫の精子を妻の子宮腔内に人工的に注入します。この時、射精精液を洗浄、状況によっては併せて洗浄・濃縮した精子を使い、妊娠を目指します。

人工授精が適応する夫婦は、排卵があること、卵管の通過性に問題がないことを条件とし、精液検査に若干の問題がある夫婦、また性生活が十分に持てない夫婦、ヒューナーテストが陰性だった夫婦などが対象となります。

人工授精の目的は精子が泳ぐ距離を短くすることで、子宮頚管を介さずに子宮腔内に精子を注入することにより精子の泳ぐ距離を縮めることができます。

精液検査で精子の数が若干少ないと診断された場合には、精液を洗浄、また洗浄・濃縮を行い、運動性のある精子を送り、受精の場にたどり着く精子の数をある程度確保する状態をつくります。

精子を子宮腔内に入れた以降は、妊娠が成立するまでの経過は自然妊娠と変わりません。人工授精が人工的なのは、精子を子宮腔内に入れるまでのことなのです。

人工授精の妊娠率

人工授精での妊娠率は、一般的に約5～10%といわれています。

また、人工授精で妊娠が成立した夫婦の約80～90%は3周期以内だったという統計もあり、このことから人工授精を行う周期数を5～6回ほどとしているクリニックも多く、その中でも年齢を考慮して妻が30代後半の夫婦では3回目くらいで体外受精へと治療法を切り替える検討を始めることが多くあります。

また、人工授精で妊娠が成立しない理由として考えられるのは、卵管采が卵子を取り込むのが難しいピックアップ障害が疑われること、卵子の質に問題があること、精子の質に問題があることなどがあり、これらは、一般的な検査ではわからないことから、人工授精を重ねても妊娠が成立しない原因になっているのではないかと考えられます。

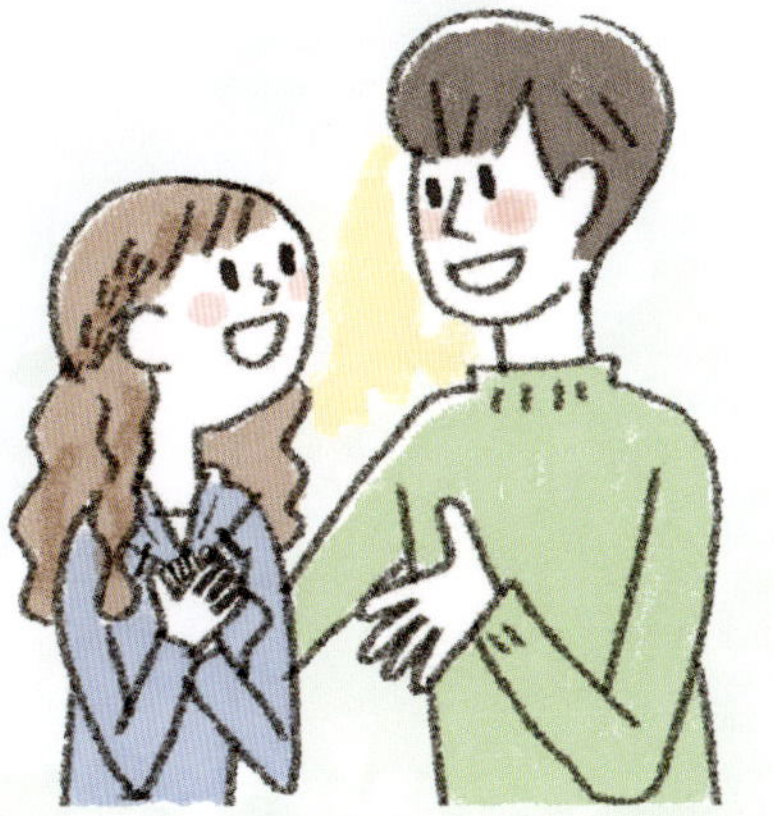

1-2 体外受精には、複数の卵子があった方がいい

体外受精とは?

体外受精（ＩＶＦ：In Vitro Fertilization）は、不妊治療の中でも生殖補助医療のひとつで、卵子を体の外へ取り出す採卵手術を行い、体外で精子と出会わせて受精させ、その胚を一定期間培養し、子宮へ移植して妊娠を目指す治療方法で、ＩＶＦ・ＥＴと表記することもあります。

受精の方法には、卵子に精子を振りかけるコンベンショナルＩＶＦ（Ｃ・ＩＶＦ）と、1個の卵子に1個の精子を極細の針で直接入れる顕微授精（ＩＣＳＩ：Intra-cytoplasmic Sperm Injection）があります。

体外受精での妊娠
体外受精には、複数の卵子が必要?

体外受精は、卵子を体外に出し受精させることが必要です。そのため、排卵障害がない場合でも排卵誘発を行うことが多くあります。また、自然な月経周期中で育つ卵子以外にも質の良い卵子があり、その卵子で妊娠し、出産が可能なケースもあることから、なるべく多くの卵胞を育てて採卵し、体外で受精させる方法が広く行われています。

この時に行う排卵誘発にはさまざまな方法があり、卵巣機能の状態（ＦＳＨやＥ２値など）、胞状卵胞の数、ＡＭＨ値などから最適な方法を選択します。

卵巣機能がよく、胞状卵胞数が多く、ＡＭＨ値が高い場合には、卵巣を強く刺激して多くの卵胞を育て、多くの卵子を確保する排卵誘発方法が適応できます。また、卵巣機能が低下していたり、胞状卵胞数が少ない、あるいはＡＭＨ値が低い場合には、卵巣を弱く刺激し、なるべく多くの卵胞を育て、複数の卵子を確保する排卵誘発方法が適応できます。

さらに卵巣機能が低下している場合には、卵巣に負担をかけず、その周期に育つ卵胞を確実に育てるような排卵誘発をする場合と、排卵誘発をしても卵胞を育てることが補えないと判断される場合には排卵誘発を行わず、自然に育つ卵胞から卵子を確保する方法があ

卵巣機能の状態と排卵誘発方法

卵巣を強く刺激して卵胞を育てることができる

- 卵巣機能が良い
- 胞状卵胞数が多い
- AMH値が高い

卵巣に弱い刺激をして卵胞を育てることができる

- 卵巣機能が少し低下している
- 胞状卵胞数が少ない、またはAMH値が低い

卵巣を弱く刺激する、または自然に育つ卵胞を見守る

- 卵巣機能がかなり低下している

ります。

複数の卵子が確保できると、受精卵（胚）の数も複数できることが期待でき、移植できる胚の数にも期待できます。

また、一度の採卵で複数胚ができた場合、学会の会告で、移植胚は原則1個としているため未移植胚は凍結保存します。そして、その凍結胚は融解して胚移植ができることから、排卵誘発方法のいかんを問わず、複数の卵子を確保することが望ましいと考えるのが一般的です。

ただ、採取できる卵子の数は、年齢とともに少なくなる傾向があり、卵子の質も心配されます。卵子の質は、妊娠の要であるため、過剰な排卵誘発による卵巣への負担は年齢以上に卵巣機能を低下させてしまうことや卵子の質の低下を招くと心配される声もあり、卵巣機能の良し悪しに関わらず、卵巣に負担の少ない低刺激での排卵誘発方法を選択したほうが良いという考えもあります

体外受精での妊娠率

体外受精による妊娠率は、日本産科婦人科学会に登録のある体外受精実施施設から寄せられる報告を元に毎年、発表されています。

治療周期数に対する妊娠率、胚移植周期数に対する妊娠率、治療周期数に対する生産率（生きた赤ちゃんが生まれてくる率）、妊娠数に対する流産率がそれぞれ発表されています。２０１３年の発表を見てみましょう。グラフ２に示すように、妊娠率、生産率が年齢ごとに低下していくことがわかり、流産率は39歳を境に妊娠率を上回っていきます。

それぞれの年齢の実際の総治療周期数なども発表されおり、中でも総治療周期数が一番多いのは40歳で３万３５４３件、移植周期数は１万８７７７件で、総治療周期数に対する胚移植率は約55・9％。同様に妊娠周期数は４５９８件で妊娠率13・7％、生産周期数は２７９９件で生産率8.3％でした。次いで治療周期総数が多いのは39歳、次が41歳、そして38歳の順でした。年齢が高くなると何度も繰り返し体外受精をしていることがわかります。38〜41歳の治療周期総数の合計は12万８０３６件、全体が36万８７６４件ですので約35％にあたります。

すべての年齢を通して総治療周期あたりの妊娠率は16・3％、胚移植あたりの妊娠率は28・7％、総治療周期あたりの生産率は11・2％でした。

数字は大変厳しく、年齢を追うごとに低下していくのがわかります。

グラフ２

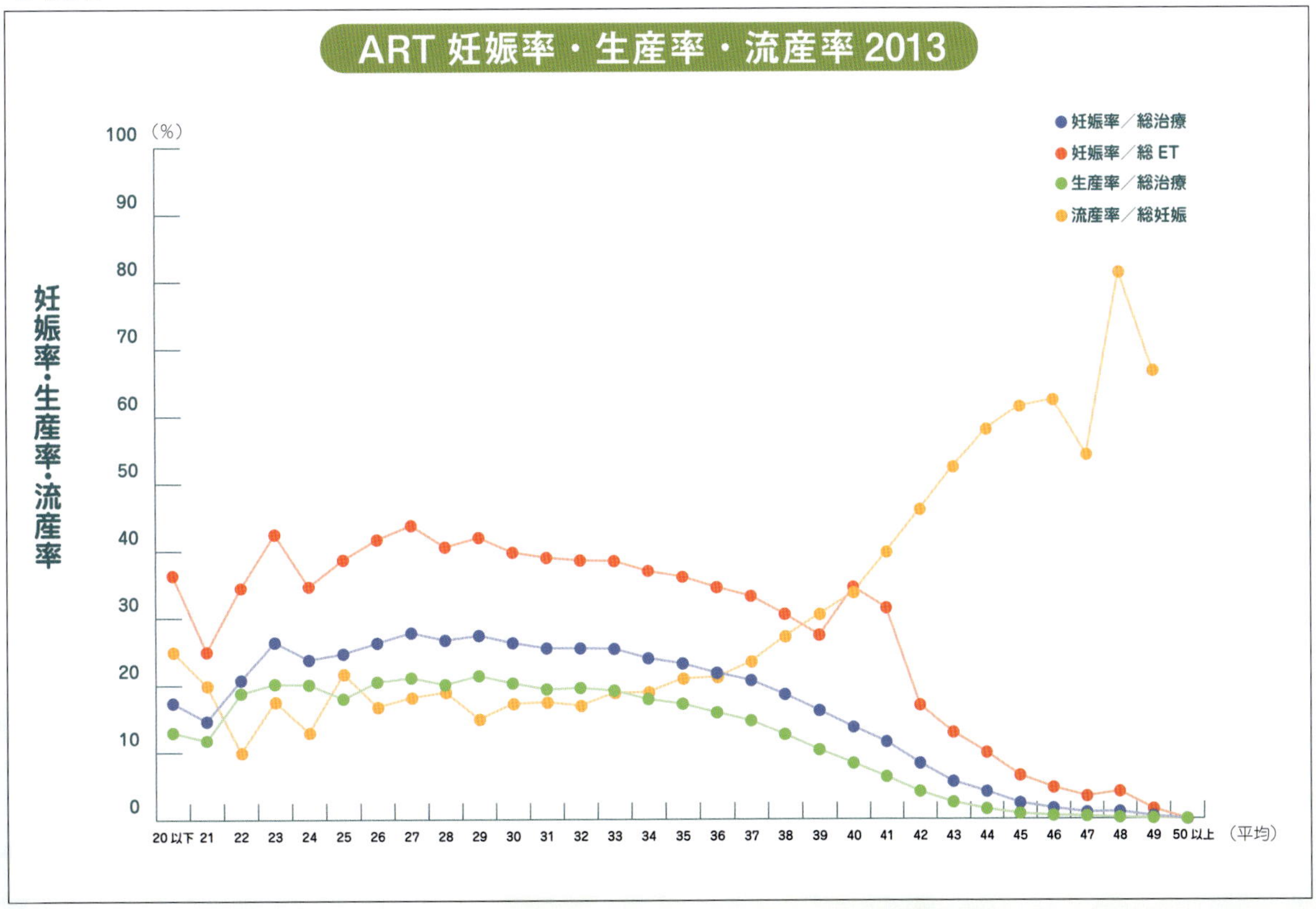

2 月経周期と元気な卵子

2-1 順調な月経が元気な卵子の第一歩

あなたの月経周期は大丈夫？

元気な卵子を育てるためには、月経周期のことを理解することが大切で、それにはまず自分の月経周期を振り返ることからはじめましょう。

月経周期の正常範囲は25～38日で、毎周期同じ日数で起こらなくても正常範囲内であれば大丈夫です。中には正常範囲よりも短かったり長かったりする周期になることがあっても、卵巣の働きや育つ卵胞は、周期ごとに違いがあるので、同じ日数で月経が起こらなくても、特に問題はありません。

注意が必要となるのは、月経が止まってしまっていたり、正常範囲よりも短かったり長かったりする周期が続く場合です。ホルモン分泌や卵巣機能に問題があることなどが要因となっていることがあります。

月経周期と排卵

月経周期の長さは、排卵までにかかった日数によって変化するのが一般的です。排卵後、卵巣に残った卵胞は黄体に変化し黄体ホルモンを分泌するようになりますが、この黄体の寿命は、どなたも2週間程度ですので、排卵までにかかった日数（卵胞期の長さ）によって月経周期は変化します。

例えば、排卵が月経から14日目に起こった場合の月経周期は、28日前後になります。排卵が月経から16日目に起こった場合は、30日前後になるでしょう。

ただ、卵胞が十分に成長せず、成熟しないまま排卵が起こった場合、卵巣に残った卵胞が黄体に変化しても、十分に黄体ホルモンを分泌することができず黄体期が短くなることから、月経周期が短くなることもあります。

卵胞が十分に成長して成熟することが、十分な黄体ホルモンの分泌につながるのです。

これまで月経周期が定期的に起こっていれば、排卵の伴う月経周期であった可能性が高いでしょう。基本的には、排卵があるから月経があります。ですから、順調な月経周期があるということは、排卵するために十分なホルモンが分泌されているだろうと推測することができます。

順調な月経周期が元気のいい卵子につながる

排卵を伴う月経周期であるかどうかは、順調な月経周期であることが、まず第一にあげられます。

その目安になるのが基礎体温で、女性は排卵を境にホルモン環境が変わることを基礎体温から知ることができます。排卵後、卵胞が黄体化し、黄体ホルモンを分泌するようになると基礎体温は高温期になります。これは、黄体ホルモンに体温を上げる作用があるからです。ポイントとしては、黄体期つまり高温期が2週間程度あるかをみます。

卵胞が十分に成長して成熟していれば、黄体は十分に黄体ホルモンを分泌することができるので、例えば黄体期が短かった月経周期は、卵胞の成長が不十分だった可能性があります。

もう1つのポイントは卵胞期、つまり低温期の日数です。卵胞期が長かった場合、卵胞の成長に時間がかかったことが推測されます。卵胞の成長に時間がかかりすぎると、質のいい卵子ではない傾向があります。

基礎体温に変化がなく一相性の場合には、月経はきても排卵が起こっていない無排卵月経の可能性があります。

また、基礎体温表に一見、問題がなさそうに見えても、実は排卵が起こっていないという場合もあります。例えば、黄体化非破裂卵胞（LUF：排卵しないまま黄体化してしまった卵胞）があり、基礎体温は上昇していても、実際は卵胞が破裂していない、卵胞は黄体化しているのに排卵が起こっていないという状態です。どなたでも、このような月経周期を経験することはありますが、多嚢胞性卵巣症候群（PCOS：成熟しない卵胞がいくつも卵巣内にあって排卵しにくい状態など）や子宮内膜症（子宮内膜や子宮内膜様の組織が、子宮以外の場所にできる病気）を抱えている方になりやすい傾向があります。

基礎体温表では、その周期のホルモン環境を確認することも、排卵日を特定することも難しく、1回の月経周期が終わってから、「この月経周期のホルモン環境がよかったこのあたりが排卵だっただろう」ということが推測できる程度です。ただ、日々を暮らす中でホルモン分泌が正常に起こっているかを確認するためには、基礎体温はいい情報源になります。

黄体化非破裂卵胞／LUF
排卵しないまま黄体化してしまった卵胞が卵巣に残っている。次の月経周期まで残ることもある。

多嚢胞性卵巣症候群／PCOS
成熟しない卵胞が多数育つが、なかなか排卵が起こらない。月経異常がある、卵巣にネックレスサイン（小さな卵胞がいくつも連なって見える）、男性ホルモンが高いまたはＦＳＨは正常値でＬＨが高値などの診断基準がある。

子宮内膜症／
子宮内膜様組織が子宮腔内以外の場所で、本来の内膜同様に月経周期に合わせて増殖、剥離を繰り返す病気。

図３

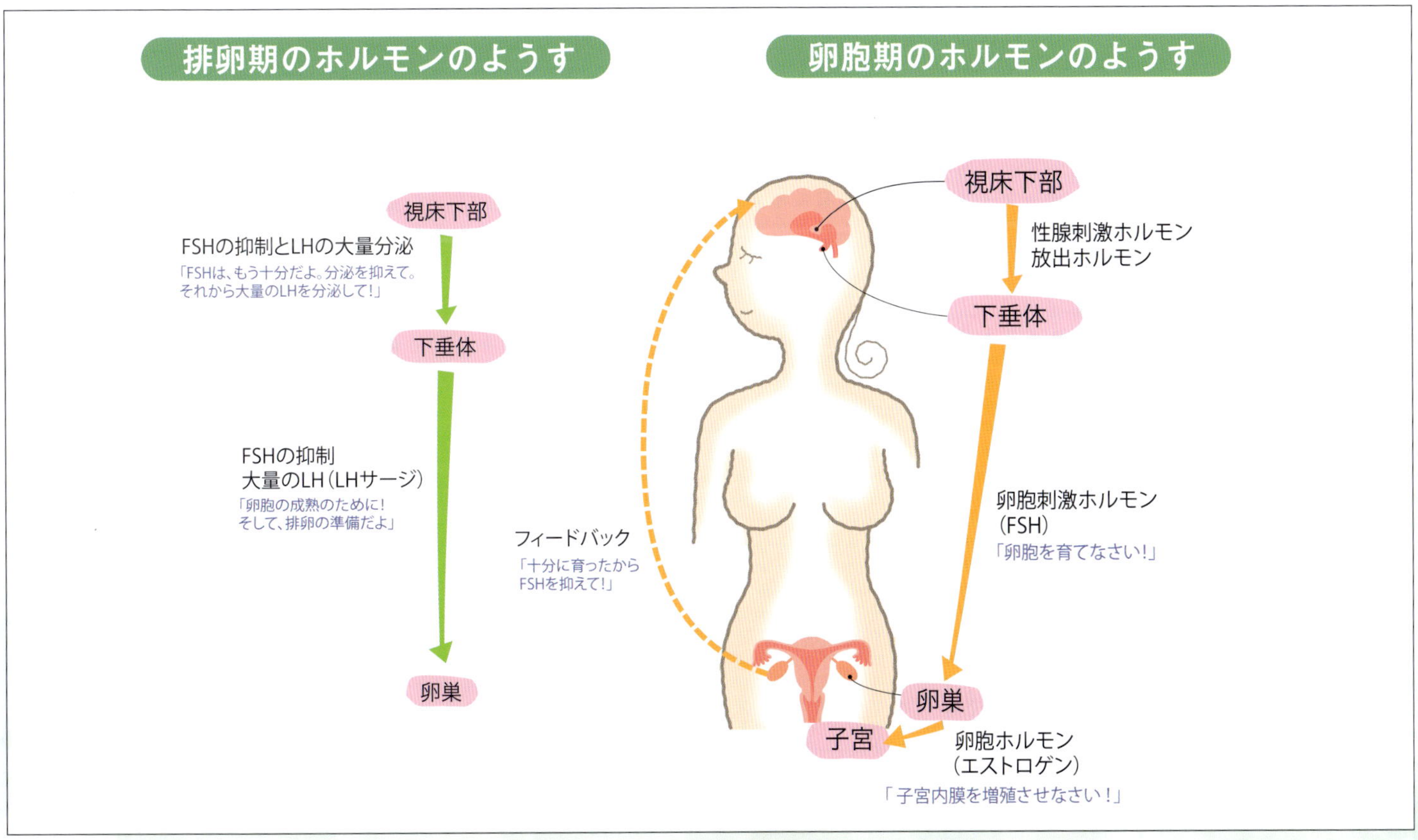

月経周期 → 月経期 → 卵胞期 → 排卵期 → 黄体期

2

月経周期と元気な卵子

2-2

卵子のことをよく知りましょう!

年齢と卵胞の数

生まれたばかりの頃、卵巣には約２００万個の卵胞がありますが、自然に減少し初経（初潮）が起こる頃には約20～30万個になります。閉経までの間に４００～４５０個の卵子を排卵しますが、１個の卵子を排卵するまでに約１０００個の卵胞がさまざまな状況で消えていきます。

自然になくなってしまうものもあれば、月経周期にエントリーされても主席卵胞になれずに閉鎖するものなど、ある程度成長をしても、すべての卵胞が排卵されるわけではありません。このことから約1カ月に１０００個程度、また1日30個程度のスピードで卵胞が減少しているといわれています。閉経頃の卵巣には１０００個程度が残り、やがて閉経を迎えます。閉経は、一般的に無月経が1年以上続いた場合をいい、平均閉経年齢は約50歳ですが、個人差が大きく早い人で40歳台前半、遅い人で50歳台後半に閉経を迎えます。

赤ちゃんになれる卵子とならない卵子

「赤ちゃんになれる卵子」は、これから排卵される卵子の中にあります。また、「赤ちゃんにならない卵子」も、これから排卵される卵子の中にあります。

精子と出会ったけれど受精ができなかった、また受精後に問題があって成長を止めてしまった卵子が「赤ちゃんにならない卵子」です。受精が起こったら、必ず受精が完了して胚になるわけではありません。また、胚になっても途中で成長が止まってしまうことや、着床ができないこともあります。そして、着床しても流産してしまうこともあります。

これらにはさまざまな要因があり、卵子の染色体異常、または精子の染色体異常、胚の成長過程で起こる染色体異常などを含む、卵子の質、精子の質、胚の質の問題があげられます。

卵子の染色体異常は、排卵された卵子の約25％にあるといわれています。これは、卵子が減数分裂を起こす過程で、染色体の数に過不足が起こることが原因の1つになっています。

また、胚の染色体異常も約40％に起こるとされていますので、染色体異常が起こる率は少なくありません。ただし、染色体異常が起こったすべてが淘汰されるわけではなく、流産は全妊娠の約15％に起こり、染色体異常を持って生まれてくる子もいます。

「赤ちゃんにならない卵子」には、染色体異常の他に、いわゆる元気が足りなかったり、成熟度が足りなかったりすることや、卵子の透明帯が硬く精子が進入できない、また透明帯がうまく機能しないことから何個もの精子が進入し多精子受精が起こることなどもあげられます。

「赤ちゃんになれる卵子」は、いわゆる質のいい卵子であることが第一条件です。では、質のいい卵子というのは、どのような卵子なのでしょう。

妊娠の鍵は、卵子の質が握る

図4

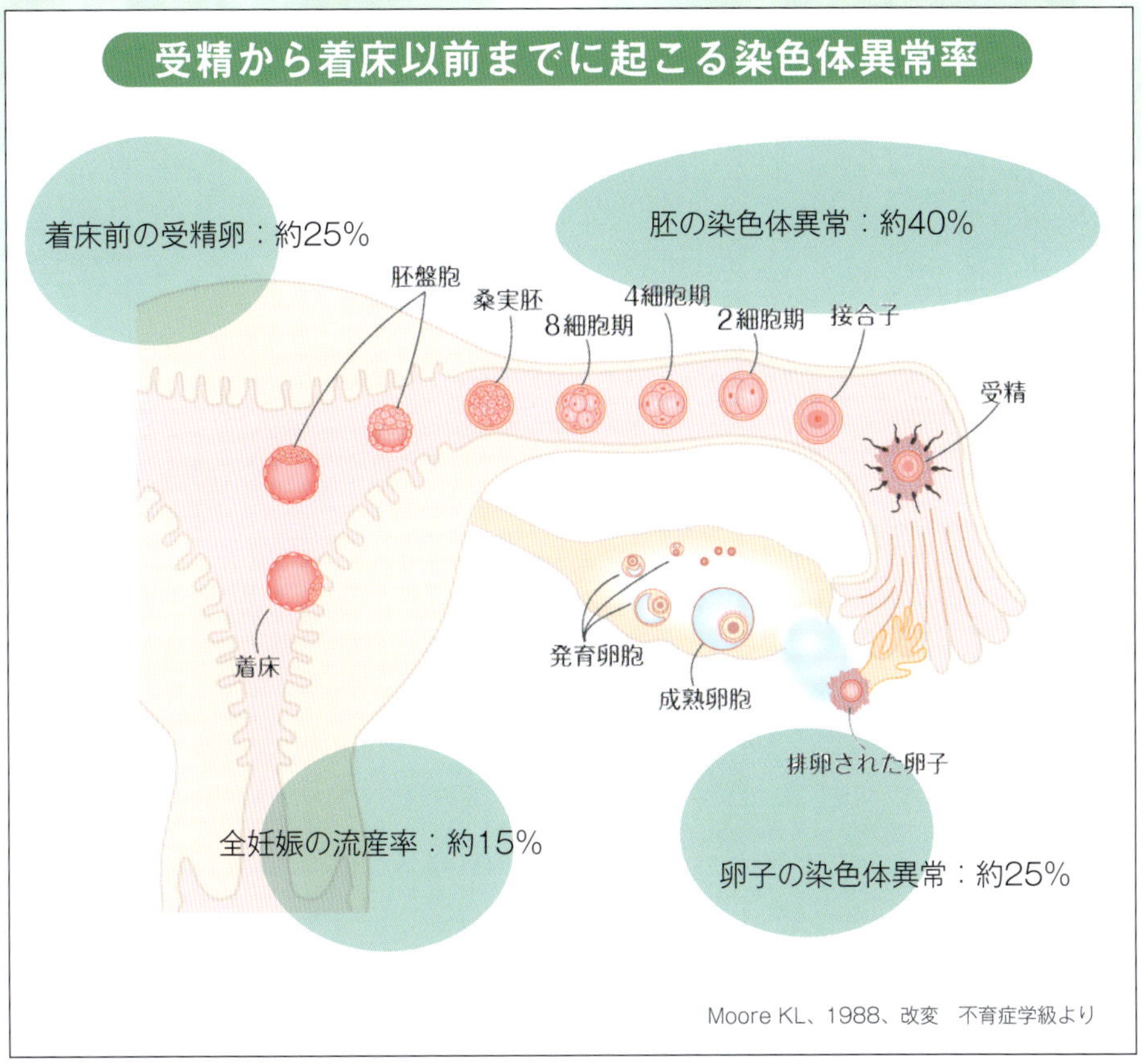

妊娠の要は卵子の質にあり、妊娠の鍵は、卵子の質が握っているといっても過言ではありません。

質のよい卵子とは、染色体に問題がなく、十分に成熟し、元気があるなどがあげられますが、これらが揃っていても、実際に精子と出会い受精すると、精子の染色体や元気さといった精子の質や、胚の育つ卵管環境、子宮環境から妊娠につながらない場合もあります。

成熟した卵子には、1個の核と1個の極体があり、これが受精できる卵子の特徴です。自然妊娠では卵子の成熟度を確認することはできませんが、まずは卵胞が十分に成長し、成熟していることが大切です。これにはFSH（卵胞刺激ホルモン）やLH（黄体化ホルモン）、エストロゲン（E2：卵胞ホルモン）などが十分に分泌されることが必要で、卵胞の成熟が卵子の成熟につながります。

卵子の元気さは、細胞質にあるミトコンドリアが関係しています。ミトコンドリアはエネルギーを作り、卵胞の成長と受精からその後の胚の成長に働きます。

このミトコンドリアが年齢とともに減ることで卵胞が成熟できずに排卵に至らなかったり、十分なエネルギーを作ることができない卵子が排卵される月経周期が増えてきます。

これらが卵子の質に関係しているといわれています。

元気な卵子を育てるために

元気な卵子、質のいい卵子を育てるために、何をどうすればいいかを知ることは大切ですが、その前に、これまでお話した月経周期のこと、卵胞を育てるために必要なことなどの基本を十分に知ることが必要です。

そして、これらのことをあまり難しく考えることはありません。私たちは、日々、いろいろなものを食べて栄養を補給していますが、栄養が足りなかったり、偏ったりすれば疲れやすくなったり、健康が保てず病気になったりすることもあります。

卵子にも、これと同じようなことが起こります。卵子にとっての栄養は、FSH（卵胞刺激ホルモン）やLH（黄体化ホルモン）などです。十分な栄養をもらって成長することで成熟した、元気な卵子が排卵されることにつながります。栄養が足りなければ成熟できず、元気もなくなるでしょう。

不妊治療では、排卵誘発剤が卵子を十分に成長させて成熟させるのを助け、また足りないホルモンを補うために働きます。

図5

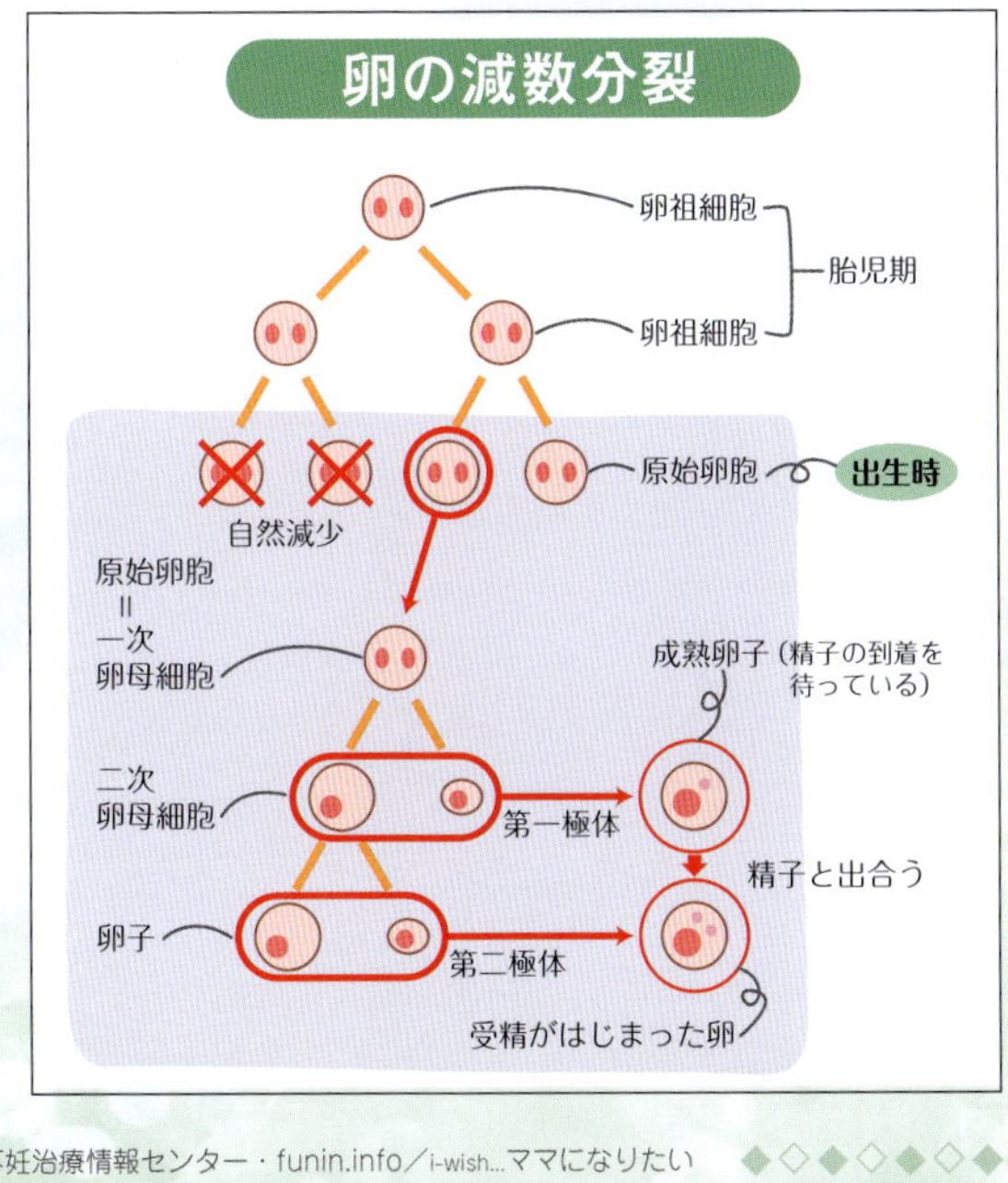

3 排卵誘発が必要なワケ

③ 排卵誘発が必要なワケ

卵子を育てる栄養は足りている?

卵子を育てるための栄養は、脳の下垂体から分泌されるＦＳＨやＬＨなどのホルモンです。

このホルモンがきちんと分泌されているかは血液検査をしてホルモン値から調べます。また卵胞が順調に育っているかは超音波検査で大きさを測って確認します。

卵胞が順調に成長できる環境にあるかは卵胞期の初期（月経３〜５日目）にＦＳＨ値、ＬＨ値、Ｅ２値から調べます。

ＬＨが基準値より低く、ＦＳＨが正常もしくは低い場合、視床下部、下垂体に問題があることや無排卵が疑われます。ＬＨとＦＳＨが、基準値より高い場合は卵巣機能低下が疑われ、ＬＨが基準値より高くＦＳＨが正常範囲内であれば多嚢胞性卵巣症候群（ＰＣＯＳ）が疑われます。このように、ＦＳＨとＬＨの関係も非常に大切でＦＳＨ値、ＬＨ値が基準値より高くても、低くても排卵障害が起こりやすくなります。

また、卵胞期初期のＥ２値が高い場合は、前月経周期の卵胞が残っている可能性があります。遺残卵胞と呼ばれることもあり、本来、育つはずの卵胞の成長と排卵を妨げることがあります。Ｅ２は、卵胞の成長に伴って分泌量が増え、排卵期付近では成熟卵胞１個に対して２５０pg／ml程度で、超音波検査で卵胞数を確認しながらＥ２値を診ます。

これらの検査に問題があれば、それぞれの状態に見合った方法で排卵誘発剤を使用して卵胞の成長を助けます。

ただ、排卵障害がプロラクチンの値が高い高プロラクチン血症、甲状腺ホルモン値の低い甲状腺機能低下症などが原因で起こっている場合には、それらの治療をすることで排卵障害が改善する可能性があります。

自力排卵があるのに排卵誘発をする?

ホルモン検査や超音波検査に特に問題がない場合には、排卵障害はないため、基本的に排卵誘発は行いません。ただ、より確実に排卵を起こさせるために排卵誘発を行うことがあります。

その他、月経周期が安定しない場合、また年齢が高くホルモン環境が安定しない場合には、安定し

ホルモン基準値の参考

ホルモンの基準値は、検査会社、検査試薬の種類、検査方法（ELISA法、IRMA法など）及び分析機器などによって違いがあります。ここでは女性を対象としたホルモンの基準値の一例を紹介しますので、参考にしてください。

ホルモン	時期	基準値	単位
FSH	卵胞期	3.0〜14.7	
	排卵期	3.2〜16.7	
	黄体期	1.5〜 8.5	
	閉経後	157.8以下	mIU／mL
LH	卵胞期	1.8〜10.2	
	排卵期	2.2〜88.3	
	黄体期	1.1〜14.2	
	閉経後	5.7〜64.3	mIU／mL
E2 エストロゲン	卵胞期前期	25〜85	
	卵胞期後期	25〜350	
	排卵期	50〜550	
	黄体期	45〜300	
	閉経後	21以下	pg/mL
P4 プロゲステロン	卵胞期	0.3 以下	
	卵胞期	0.92 以下	
	排卵期	2.36 以下	
	黄体期	1.28〜29.6	
	閉経後	0.44 以下	ng/ml

た月経周期にするために排卵誘発をすることがあります。

図6

女性の検査

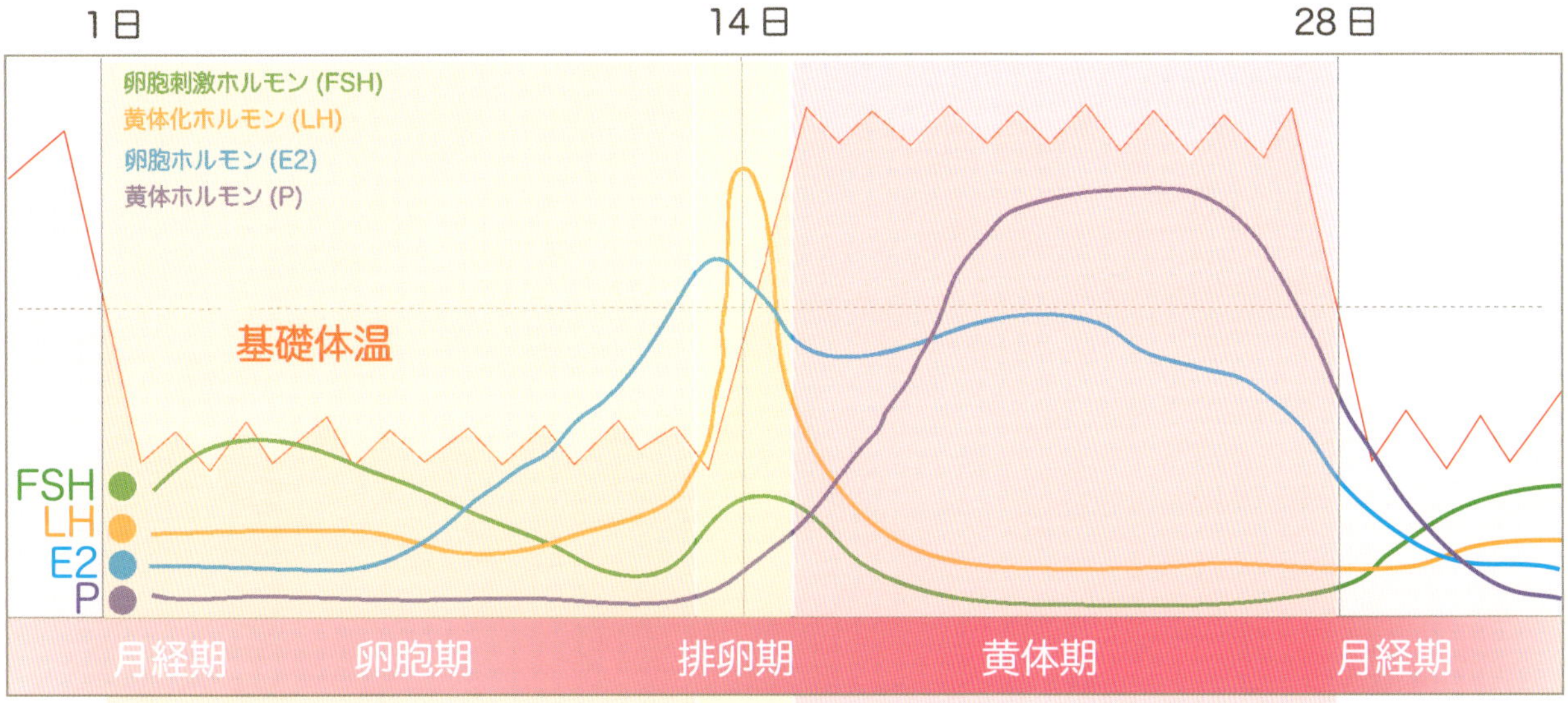

■ FSH（卵胞ホルモン）検査
■ LH(黄体化ホルモン)検査

■ 子宮卵管造影検査／卵管検査
■ E2：エストロゲン（卵胞ホルモン）
■ 超音波検査

■ 子宮頸管粘液検査
■ ヒューナーテスト
■ 超音波検査
■ LH(黄体化ホルモン)検査

■ P4:プロゲステロン（黄体ホルモン）検査
■ E2:エストロゲン（卵胞ホルモン）検査
■ 超音波検査

月経周期のいつ行ってもいい検査
■ AMH（アンチミュラー管ホルモン）検査
■ 甲状腺機能検査検査
■ PRL（プロラクチン）検査
■ テストステロン検査
■ 感染症検査
・B型肝炎 ・C型肝炎 ・梅毒 ・HIV ・クラミジア

■ CA125（がんマーカー）
・卵巣のう腫 ・子宮内膜症 ・卵巣がんなど
■ 子宮頸がん検査（月経期以外）
■ 風疹抗体検査
■ 触診、内診

■ 精液検査（男性）

体外受精を前提にした治療周期の始まりに行う検査／月経３日目あたり

■ FSH（卵胞ホルモン）検査

血液でFSHの分泌量を調べます。FSH値が基準値の中でも低い値であれば、排卵誘発方法の選択肢は多くあります。FSH値が８mIU／mL以上になってくると、卵巣を強く刺激しても多くの卵胞を育てることが難しくなってきます。12mIU／mL以上の場合にはE2値も合わせて確認し、卵巣機能低下が考えられる場合には低刺激での排卵誘発法を考えます。それ以上の場合には排卵誘発を行わず自然な状態で育つ卵胞を見守りながら治療周期を進めることが多くなってきます。

■ LH(黄体化ホルモン)検査

LHとFSHが基準値より高い場合は卵巣機能低下が疑われるため、低刺激での排卵誘発を考えます。LHが基準値よりも高くてもFSHが範囲内であれば多嚢胞性卵巣症候群（PCOS）と考えられます。この場合、強い刺激をすることで多くの卵胞が育ち、卵巣が腫れて腹水の貯留が起こるなどの卵巣過剰刺激症候群を発症する可能性が高くなるため排卵誘発方法を慎重に選択します。

■ E2：エストロゲン（卵胞ホルモン）検査

卵胞期にエストロゲン値が卵胞初期の基準値よりも高い場合には、前周期に排卵せず、黄体化もせずに卵巣に残った卵胞があることが示唆されます。

■ AMH（アンチミュラー管ホルモン）検査

AMH値によって、どのような排卵誘発方法が最適なのかを選択します。

■ 超音波（エコー）検査

卵巣内に胞状卵胞がいくつあるか、遺残卵胞はないか、また子宮の状態や卵巣の状態などを確認します。

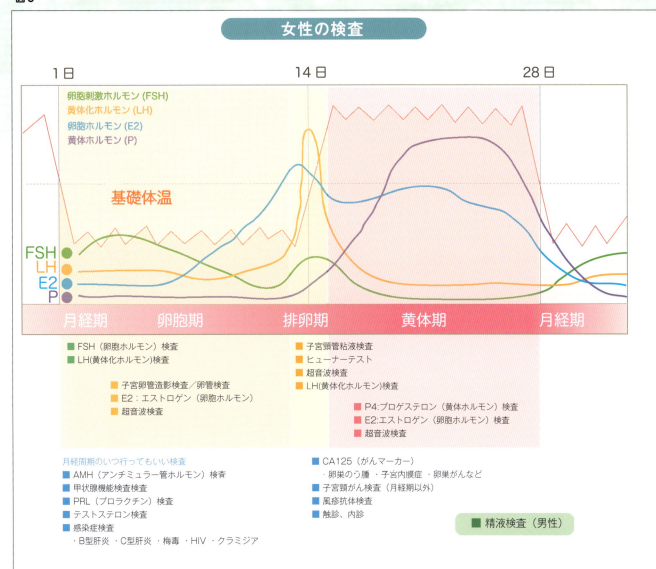

4

不妊治療と排卵誘発

タイミング療法の排卵誘発では、排卵する卵子は1個が目標！

タイミング療法で妊娠を目指す場合、基本的に排卵障害がなければ排卵誘発は行わず、排卵障害がある場合には排卵する卵子が1個を目標に排卵誘発を行います。

多くは飲み薬での排卵誘発を行いますが、なかなか排卵しない場合には注射にしたり、飲み薬に注射薬を足したりします。この場合、複数の卵子が排卵される周期には、多胎妊娠を避けるためにタイミング療法を見送ることもあります。

月経周期が安定していない方の場合には、排卵を確実にするために排卵をコントロールする薬を使うこともあります。

4-1 タイミング療法の排卵誘発と治療周期

排卵誘発剤の使用有無に関わらず、卵胞の成長を超音波検査や尿検査、ホルモン値などからみて、十分に成長したと判断できたら排卵が近いことがわかります。

排卵をコントロールする薬を使った場合には、投薬後、36時間くらいで排卵が起こるので、投薬を行った当日に性生活を持って妊娠を目指します。

タイミング療法の適応

タイミング療法は、排卵があり、卵管の通過性に問題がなく、運動精子の数が十分にある夫婦で、排卵誘発をすることで排卵が可能であれば適応になります。また、卵管に閉塞、狭窄があった場合には、卵管鏡下卵管形成術（FT）で卵管の通過性を改善、また卵管采部分が閉じている場合には腹腔鏡で卵管開口術を行って改善できれば適応になることもあります。しかし、永久的に改善するということではないでしょう。

また、ヒューナーテストに問題がなかった夫婦は、これまでの不妊期間から考え、タイミング療法では妊娠は難しいと判断されることもあります。

ヒューナーテストでは、排卵期に性生活を行い、子宮頸管粘液中に生きた精子が何個いるかを確認します。生きた精子がいれば、子宮腔内に精子が上がって行っていると判断しますが、生きた精子がいない、また少ない場合には、性生活では卵子と精子が出会えず、妊娠は難しいことが考えられます。この場合、人工授精ではなく体外受精が検討されることがあります。

ヒューナーテストでは、排卵期でなければ精子の数はゼロであるのが当然の結果で、抗精子抗体が疑われることもあります。そのため抗精子抗体のスクリーニングにもなりますが、血液検査でより正確に判定することができるので、最近では、ヒューナーテストは特に行う必要のない検査だとする医師もいます。

タイミング療法の治療周期

図9に示す通り、タイミング療法の治療周期の開始は、排卵誘発が必要な場合には月経3～5日目になります。卵胞の成長に問題がある場合には、排卵誘発剤の服用または注射をして卵胞の成長を補います。排卵に問題がない場合には月経周期10日目あたりから治療

図7

タイミング療法の適応

▶排卵に問題がない
　ー排卵誘発剤で排卵可能な場合も適応
▶卵管の通過性に問題がない
　ー卵管の通過性に問題があっても子宮卵管造影検査で開通した場合も適応
　ー卵管鏡下卵管形成術、腹腔鏡手術などで開通できた場合も適応
▶精子の数、運動精子の数に問題がない
　ー服薬などで改善が見込める場合も適応
　ー精索静脈瘤があり手術によって精子が改善された場合も適応
▶性生活で妊娠できなかった期間が１年程度で一般的な検査で夫婦ともに問題が見つからない

etc…

タイミング療法

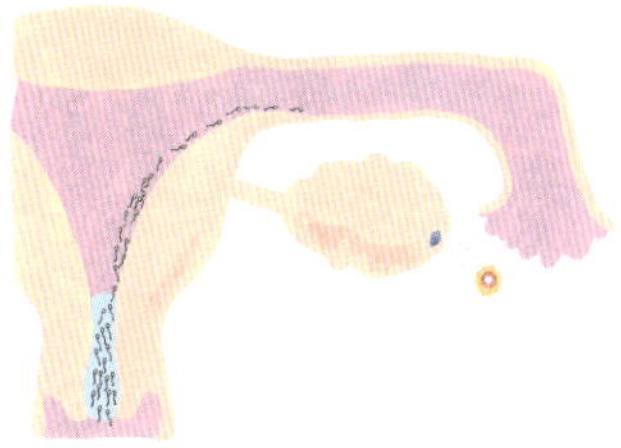

排卵日をできる限り正確に予測して夫婦生活を持つ

図8

タイミング療法の治療周期スケジュール　一例

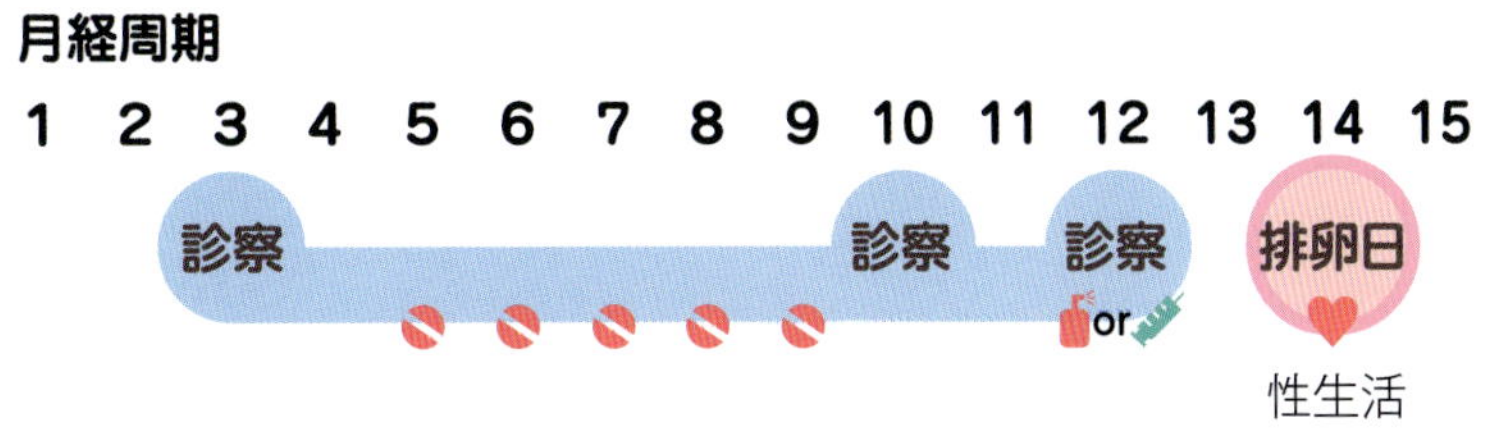

※1　診察日には、卵胞チェックやホルモン検査を行います。
※2　排卵日の２日前が妊娠率が高いというデータもあります。排卵日付近で性生活ができれば大丈夫です。

アイコン　クロミフェン レトロゾール など　アゴニスト点鼻スプレー　HCG注射

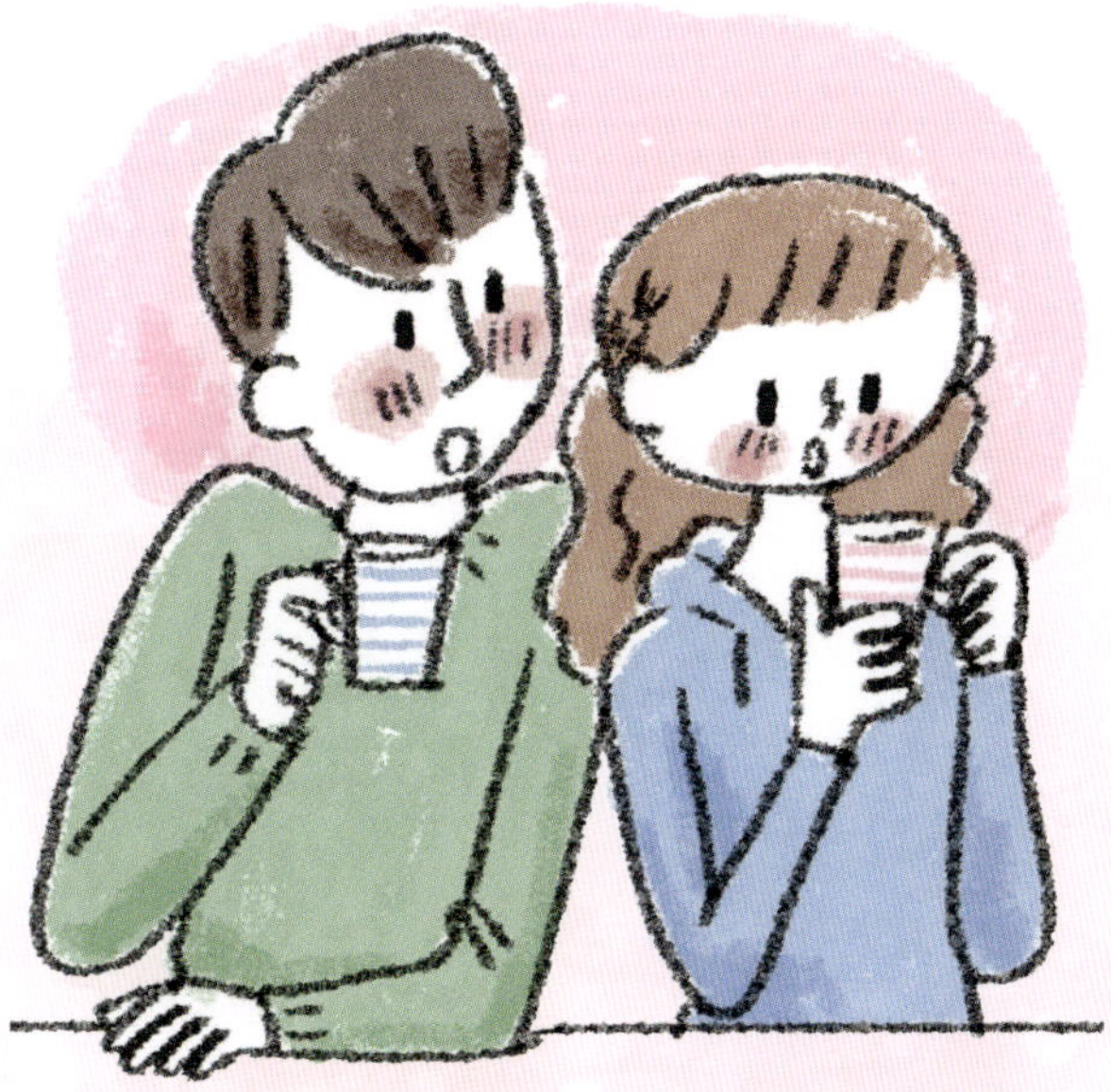

を開始します。

月経周期12～14日目あたりに卵胞の大きさやホルモン値を確認し、排卵日を予測し、性生活によって妊娠を目指します。

一般的には6周期を目処にタイミング療法を行い、妊娠が成立しなければ人工授精、または体外受精へ治療を切り替える検討をします。特に、妻が30代後半以上の夫婦は、6周期を待たずに治療方法を検討することがあり、この場合には人工授精ではなく、体外受精を勧められることもあります。

4

不妊治療と排卵誘発

4-2 人工授精の排卵誘発と治療周期

排卵する卵子はタイミング療法と同じ1個が目標！

人工授精で妊娠を目指す場合も、タイミング療法と同様に排卵障害がなければ基本的に排卵誘発は行いません。排卵障害がある場合には、排卵する卵子が1個を目標に排卵誘発を行います。

また排卵障害がない場合でも、排卵を確実にするために排卵誘発剤や排卵をコントロールするための薬を使用することもあります。

いずれのケースでも、基本的には飲み薬での排卵誘発を行いますが、なかなか排卵しない場合には注射薬で行うか、飲み薬に注射薬を足すこともあります。また、排卵誘発の結果、複数の卵子が排卵されると予測される周期には、多胎妊娠を避けるために人工授精を見送ることもあります。

卵胞の成長は、超音波検査や尿検査、血液検査でホルモン値などをみて、卵胞が十分に成長したと判断できたら、排卵が間近です。排卵をコントロールする薬を使用している場合には、その36時間後くらいで排卵が起こるので、投薬を行った当日に人工授精をして妊娠を目指します。

人工授精の適応

人工授精は、タイミング療法と同じように、排卵があって卵管の通過性に問題がなく、運動精子の数が十分にあること、あるいはヒューナーテストに問題があった夫婦が適応となります。

人工授精の治療方法は、排卵に合わせ、採精した精液を洗浄、状況によって併せて濃縮して子宮頚管を介さずに精子を子宮腔内に注入し、精子の泳ぐ距離を縮め、卵子と出会えるようにします。精子を子宮腔内に入れるまでは医療により手助けしますが、それ以降は自然妊娠と同様です。精子は卵子の元へ泳ぎ、受精するのは卵子と精子の力、夫婦の力になります。

人工授精で妊娠が成立しない要因としては、卵管采が排卵した卵子をピックアップできていない場合と、卵子の質、精子の質に問題がある場合などです。どちらも一般的な検査では判断できず、ピックアップ障害については、腹腔鏡検査で確定診断ができます。卵管采が癒着によって閉じてしまっている場合、これを改善するための手術へ切り替えることもできますが、腹腔鏡で難しい場合には開腹手術を必要とすることもあります。ただ、診断ができて、また手術ができても、これを完全に改善することは難しく、再癒着を起こす可能性もあり、自然妊娠が可能になるとは言い切れません。

そのため腹腔鏡検査を行わず、体外受精へと治療を切り替えることが多いようです。

人工授精の治療周期

図10に示す通り、人工授精の治療周期は、排卵日の予測まではタイミング療法と同じです。

排卵誘発が必要な場合、開始は月経3～5日目になり、卵胞の成長に問題がある場合には、排卵誘発剤の服用または注射をして、卵胞の成長を補います。排卵に問題

図9

人工授精の適応

▶排卵に問題がない
　ー低刺激の排卵誘発剤で排卵可能な場合も適応
▶卵管の通過性に問題がない
　ー卵管の通過性に問題があっても子宮卵管造影検査で開通した場合も適応
　ー卵管鏡下卵管形成術、腹腔鏡手術などで開通できた場合も適応
▶精子の数、運動精子の数に若干の問題はあるが、精液調整後の精子の数、運動精子の数にあまり問題がない
　ー服薬などで改善が見込める場合も適応
　ー精索静脈瘤があり手術によって精子が改善された場合も適応
▶軽度の抗精子抗体がある

etc…

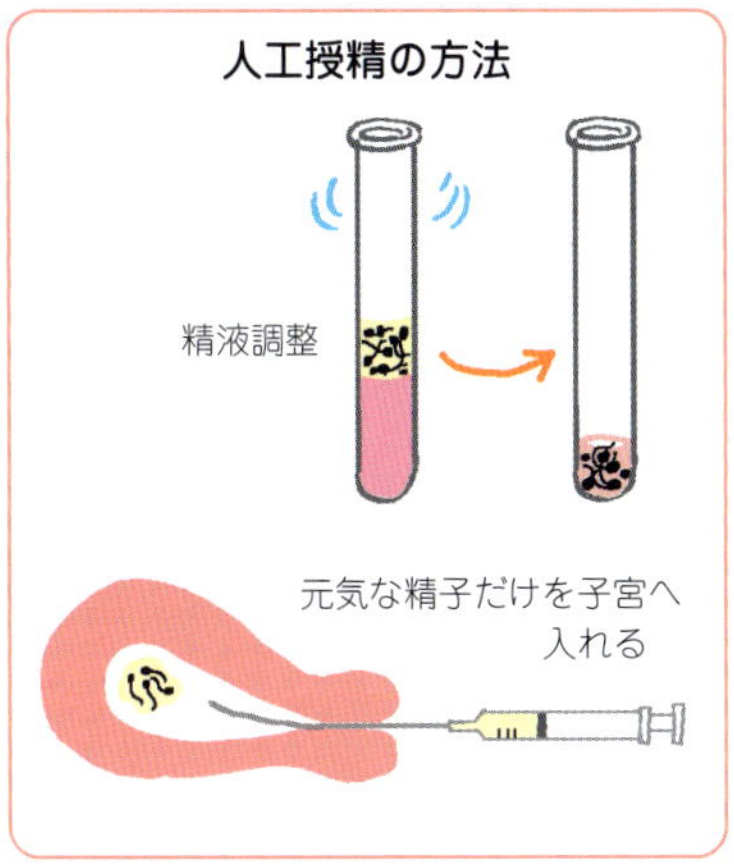

図10

人工授精の治療周期スケジュール　一例

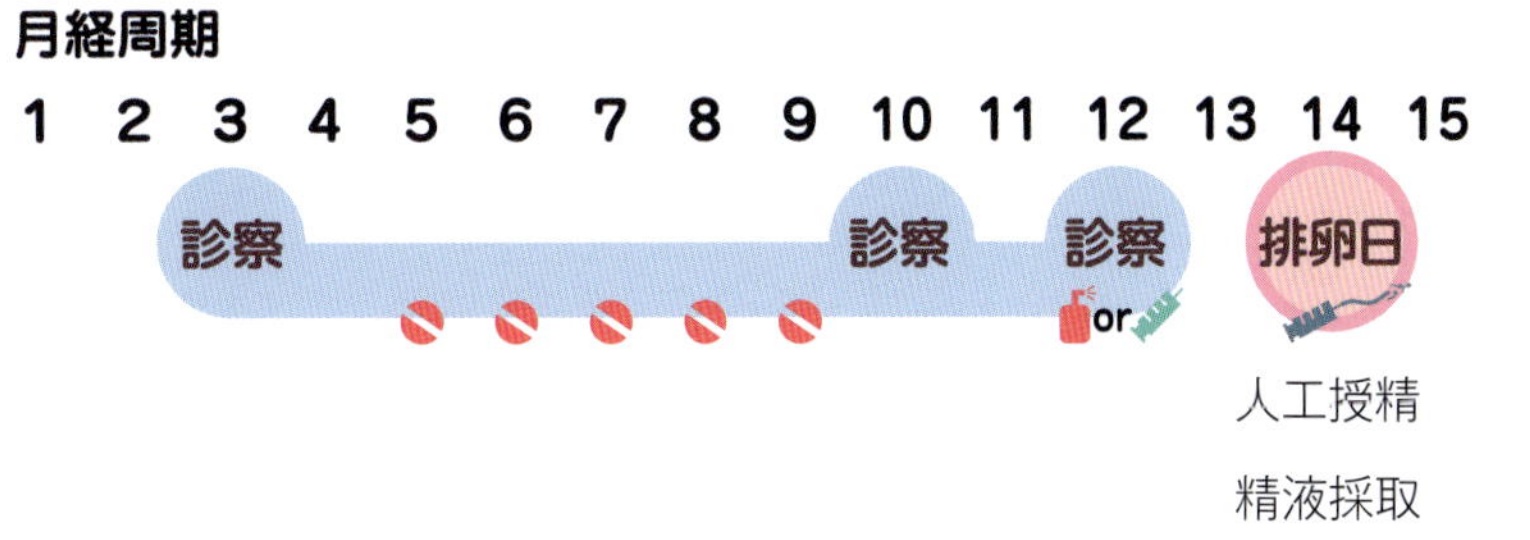

※1　診察日には、卵胞チェックやホルモン検査を行います。
※2　基本的には人工授精後、その当日に性生活を持っても特に問題はありませんが、医師の指示に従いましょう。

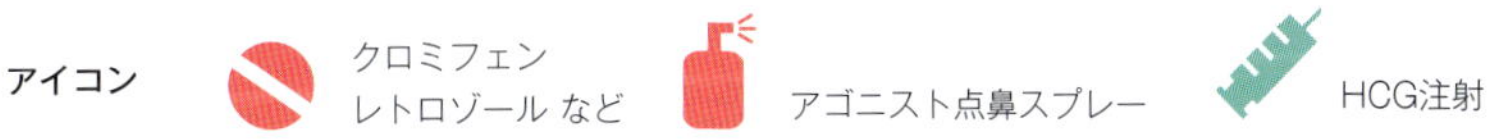
アイコン
クロミフェン
レトロゾール など
アゴニスト点鼻スプレー
HCG注射

がない場合には、月経周期10日目あたりから治療を開始し、月経周期12～14日目あたりに卵胞の大きさやホルモン値を確認しながら排卵日を予測して、排卵直前に人工授精を行います。タイミング療法での性生活に代わり、ここで人工的に精子を子宮に注入しますので、当日は夫の精液が必要です。

　妊娠に至らない場合の治療回数の目安はおおよそ6周期、6回です。これは、人工授精で妊娠した夫婦の約80％が治療3周期（3回の治療）以内であったとする統計を基にしています。

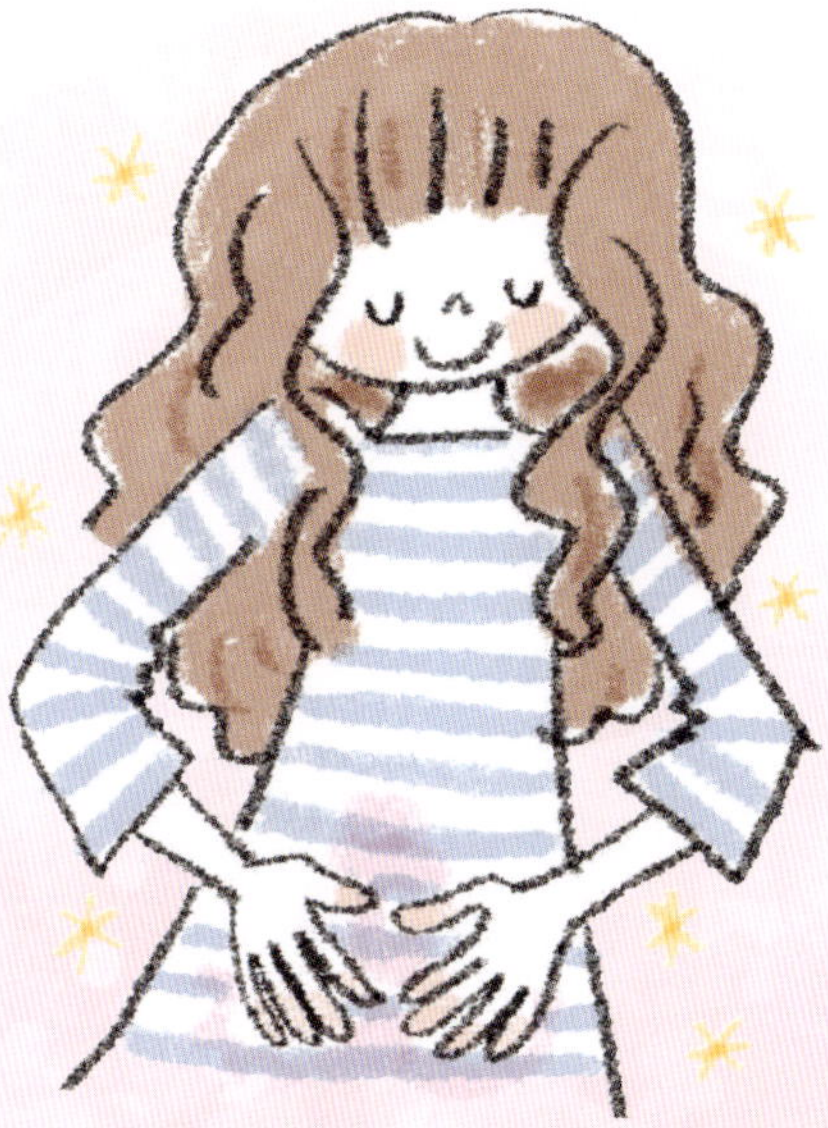

4

不妊治療と排卵誘発

4-3 体外受精の排卵誘発1 ―質の良い卵子を少しでも多く―

質のよい卵子を少しでも多く確保するために

体外受精では、卵子と精子を体外で受精させるため、確実に卵子が確保できるよう排卵障害がなくても排卵誘発を行うことがほとんどです。

その方法はさまざまありますが、個人の卵巣機能、月経周期初期の胞状卵胞数、ホルモン値、ＡＭＨ値などから適した方法を選択します。

自然な月経周期では、左右どちらかの卵巣から卵子が排卵されます。卵胞は、左右どちらの卵巣にもあり、毎月経周期ごと10数個から20個ほどの卵胞が排卵周期に入ります。中でも一番大きく、ホルモンに対して反応のよかった卵胞が選択されて主席卵胞となり、成長を続けます。主席卵胞以外は、成長を止め退縮し、やがて体に吸収され、左右どちらかの卵巣に育った主席卵胞から卵子が排卵されます。本来、排卵された1個の卵子で妊娠できる力を女性は持っているのですが、体外受精を必要とする場合には、確実に卵子を確保することが必要で、また複数個の卵子を確保することも大切です。

主席卵胞以外の卵胞にも卵子はあり、中には赤ちゃんにつながる質の良い卵子もあります。実際に、1回の採卵で複数個の卵子を確保することで複数の移植可能な胚ができ、その胚で複数回の妊娠、または出産をしている方もいます。

そして、質の良い卵子であることも重要です。卵子の質は、染色体に異常がないことが前提となりますが、卵子は染色体異常を起こしやすい細胞で、その染色体異常率は約25%といわれています。確率的には4個に1個が染色体異常となり、染色体に異常のある卵子は、受精が完了しない、胚が成長しない、着床しない、流産になる可能性が高いことがわかっています。また、卵子の染色体異常率は、年齢とともに上がっていくため、なるべく年齢が若いうちに、卵子を確保することが大切です。

そのため体外受精では、複数の卵胞から質の良い卵子を確保できるよう排卵誘発が行われます。

これらの参考として、ヒューマンリプロダクトにある「出産するための卵子の数（※1）」に関する発表を紹介しましょう。この発表によると、1個の卵子での予測出産率は30～34歳で8.2%、35～37歳で7.3%、38～40歳で4.5%、41～42歳で2.5%です。グラフ11にあるように、卵子の数が多ければその確率もあがってきます。また、第二子、第三子までを望む場合の卵子の数も当然上がってきます。例えばグラフ12に示すように、30～34歳の場合、卵子の数が10個あれば1人の子を出産する確率は60%に手が届きそうですが、2人の子を出産する確率は20%、3人の子を出産する確率は5%程度です。

これが41歳以上になると、第一子を出産するのに1個の卵子では2.5%、約50%の確率へあげるためには卵子約30個が必要になり、大変厳しいことがわかります。

ただ、このデータは、凍結卵子のもので、新鮮卵子ではありません。新鮮卵子の方が成績がよくないと考えがちですが、この発表では凍結卵子と新鮮卵子との比較も

グラフ12

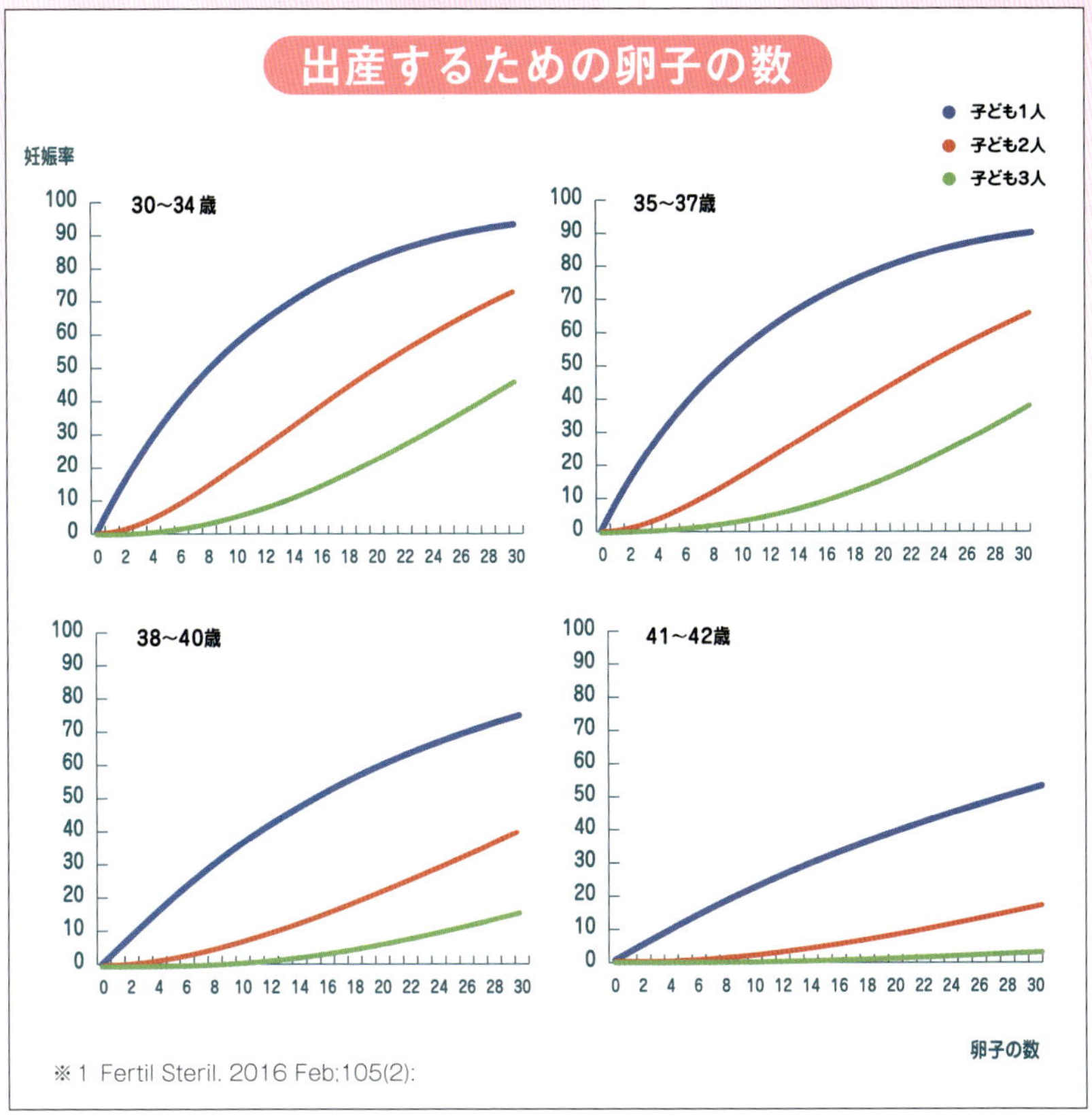

※1 Fertil Steril. 2016 Feb;105(2):

グラフ11

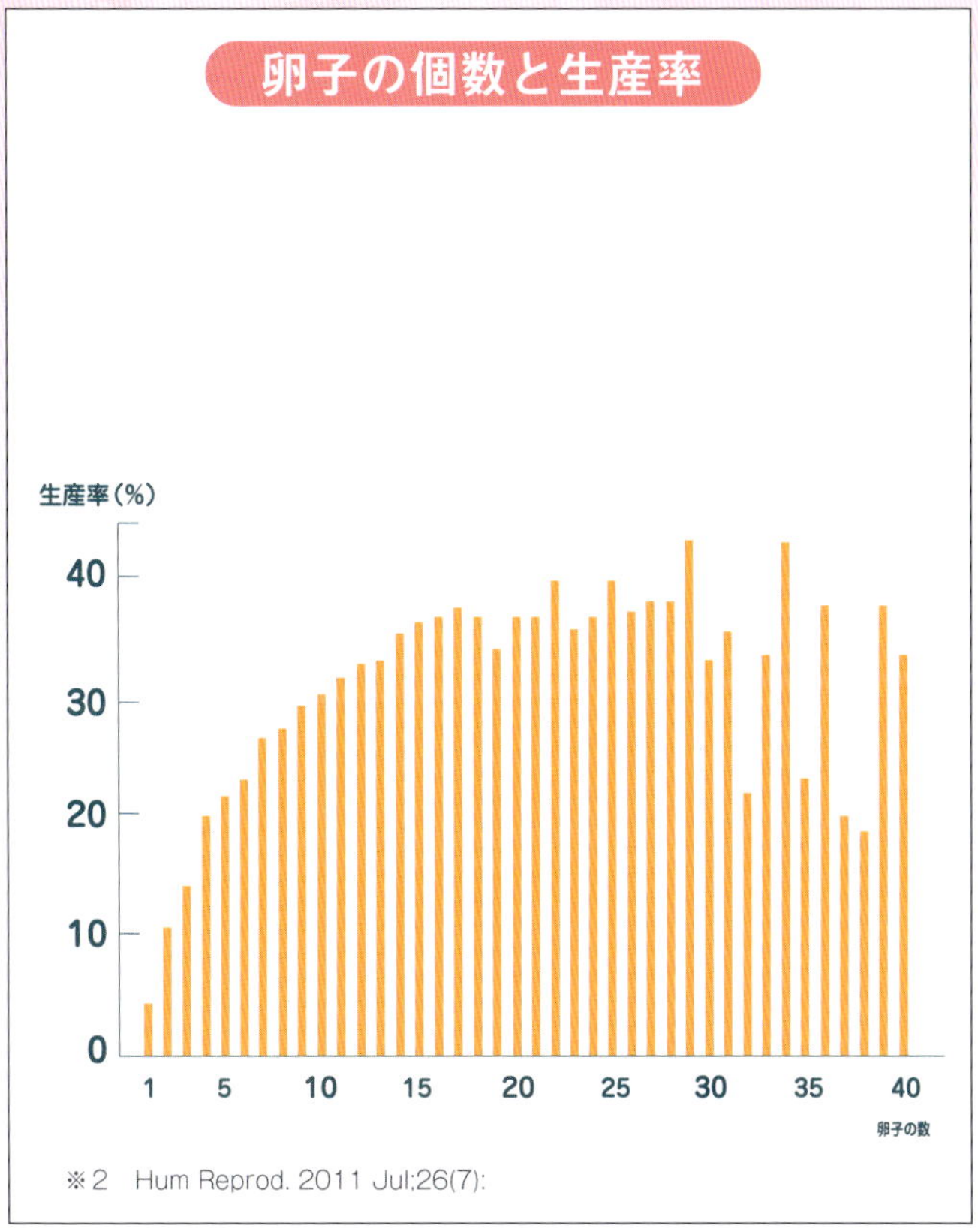

※2 Hum Reprod. 2011 Jul;26(7):

あり、受精率は顕微授精で凍結卵子70％に対し、新鮮卵子72％、胚移植当りの着床率が43％対35％、および移植当たりの臨床妊娠率は57％対44％で、凍結卵子の方が成績がよく、生産率については39％対35％で、特に有意差はなく、全体的な生産率は6.4％でした。

夫婦間の体外受精の場合、新鮮卵子で行うことがほとんどですが、参考データとしてみておきましょう。

またヒューマンリプロダクトにある「卵子の個数と生産率（※2）」では、採卵数が多いほど生産率が上がるというデータもあります。

1回の採卵で卵子が15～20個確保できるまでは生産率が上がり、20個を越えると下がる傾向にあるとしています（グラフ13）。ただ、卵子個数に対するサンプルとなる人数には年代的な特徴があります。全体的には4～15個採卵できたケースが多くなっています。これは34歳以下と同様で4～15個採卵できたケースが多く、特に7～10個採卵できたケースが多くいます。35～37歳では4～10個、38～39歳では3～8個、40歳以上では3～5個でした。採卵数は、年齢を追うごとに少なくなり、生産率については、グラフの山の大きさに違いはありますが、採卵数が多いケースの生産率が高くなっています。

グラフ13

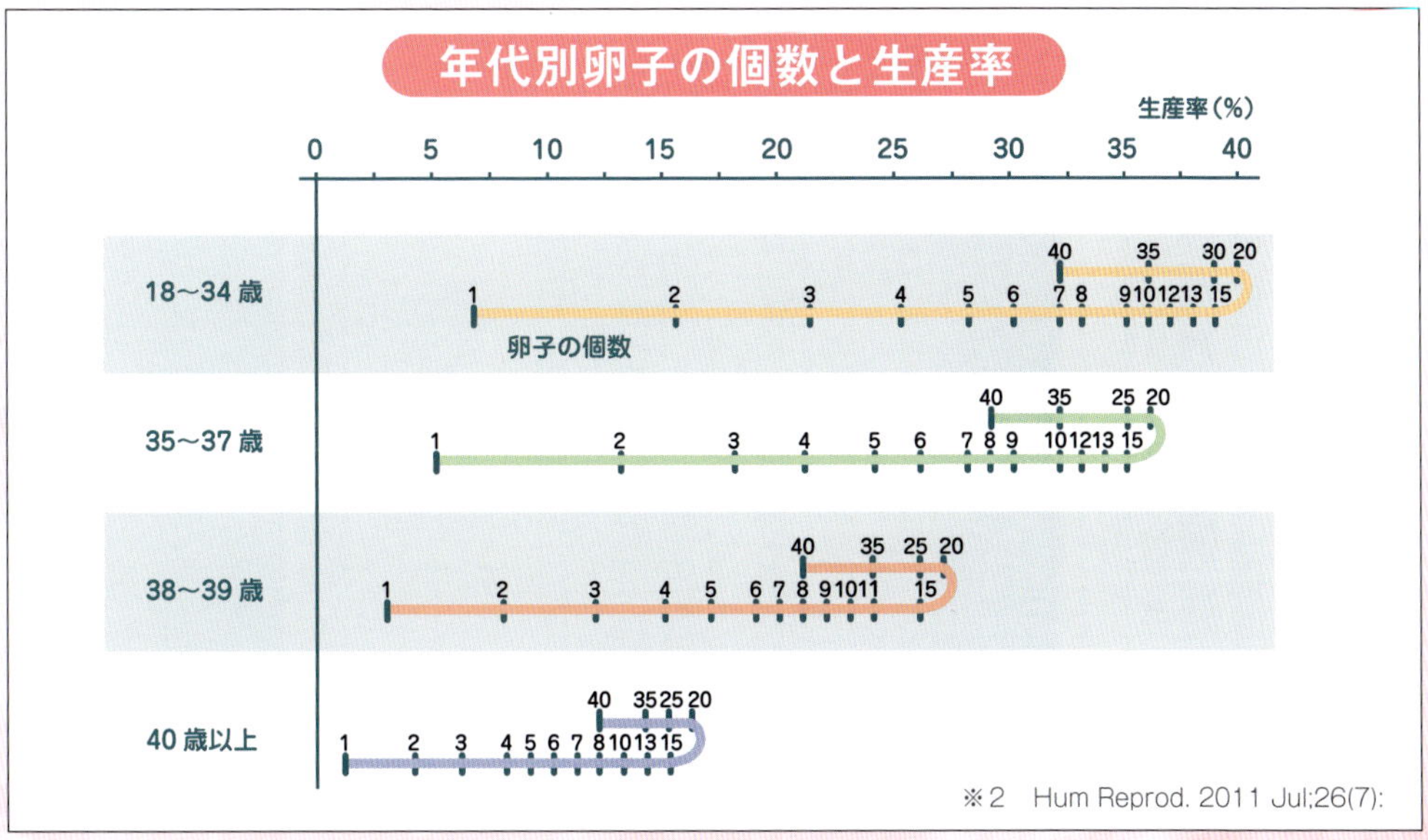

※2 Hum Reprod. 2011 Jul;26(7):

4

不妊治療と排卵誘発

4-3

体外受精の排卵誘発2 ―体外受精の治療周期―

体外受精の治療周期

＊治療周期の始まり

体外受精の治療周期は、月経周期3日目頃に検査を行い、ホルモン値と胞状卵胞数などを診て、最終的な排卵誘発方法を決めます。

早期排卵を抑制し、主に注射薬で卵巣を刺激する調節卵巣刺激法にはショート法、アンタゴニスト法、ロング法があります。ショート法、アンタゴニスト法では、月経周期3日目、または5日目くらいから注射による排卵誘発剤の投与が始まり治療周期がスタートします。また、ショート法では早期排卵を抑制するための薬の投与も始まります。

ロング法を選択した場合には、治療周期は採卵する周期の前周期にあたる黄体期中期頃から早期排卵を抑制する薬の投与から治療周期がスタートし、翌周期となる採卵する周期の3日目、または5日目くらいから注射による排卵誘発剤の投与が始まります。

低刺激周期法、自然周期法は早期排卵を抑制せず、基本的には飲み薬で卵巣の働きを補い卵胞を成長させる方法です。低刺激周期法、自然周期法を選択した場合は、月経3日目、または5日目頃から飲み薬による排卵誘発剤の投与が始まります。

＊採卵のタイミングと採卵手術

採卵のタイミングは、ホルモン値と超音波検査による卵胞の大きさから判断します。

一番大きく育った卵胞の大きさが16ミリ以上であること、また成熟卵胞1個あたりのE2値が250pg／mlくらいを目安にし卵胞数とE2値を比較します。採卵できそうな卵胞数が4個あればE2値は1000pg／ml以上で、採卵時期になっています。このタイミングで、卵胞を成熟させるための薬を投与します。

調節卵巣刺激の中でも、ロング法とショート法の場合は、LHの代わりになるHCG注射が必要になり、アンタゴニスト法の場合にはHCG注射のほかにアゴニスト点鼻スプレー薬も選択することができます。

低刺激、自然周期の場合には、HCG注射、アゴニスト点鼻スプレー薬のどちらも使うことができます。

これらの薬を投与後、約36時間で排卵を迎えますので、これより前に採卵手術で成熟卵胞から卵子を確保します。

採卵手術には、多くの治療施設で麻酔が使われています。麻酔の種類には、静脈麻酔（全身麻酔）、局所麻酔、鎮痛剤などがあり、治療施設によって、また採卵数によって麻酔の方法は違い、採卵数が少ない場合には無麻酔で採卵手術を行うこともあります。

採卵手術は、膣から経膣超音波を入れ、卵巣の位置、血管の位置などを確認し、膣壁から卵巣へ向かって針を刺し、卵巣にある卵胞を超音波で確認して、卵胞液ごと吸引して卵子を採取します。採取した卵胞液の中から胚培養士が顕微鏡で卵子を探します。これを検卵といいます。

調節卵巣刺激法を選択した場合、左右両方の卵巣で卵胞が育つため、採卵手術の時間も長くなる傾向があります。

低刺激、自然周期の場合には、左右どちらか片方の卵巣から採卵することがほとんどで、手術時間も短時間で終わるでしょう。

採卵手術後は、麻酔が覚めて、止血が確認できたら起き上がることができます。その後は、医師から採卵した卵子の数、状態などの説明があります。

＊受精と胚培養

採卵した卵子は培養液へ入れ、インキュベータ内で前培養して成熟を待ち、精子の状態から判断して通常媒精、または顕微授精を行います。

受精操作後は、インキュベータで受精の完了を待ちます。受精操作後、約17時間で受精の確認をし、2個の前核と2個の極体を持つ前核期胚になれば受精が完了したと判断できます。

受精が確認できた胚は、一定期間培養し子宮へ移植されます。胚は、受精した2日後には4細胞期、3日目には8細胞期になり、これを初期胚といいます。4日目には16細胞期以上になり桑実胚と呼ばれるようになり、5日目には将来赤ちゃんになる細胞の内部細胞塊と将来胎盤になる栄養外胚葉に分かれた胚盤胞へと成長します。

＊胚移植と胚凍結

胚は、いずれの状態でも移植することができますが、採卵周期の子宮内膜の状態、ホルモン環境などから着床環境として適さないと判断される場合には、胚を凍結しておき、翌周期以降にホルモン環境と子宮内膜の状態を整えたうえで、凍結胚を融解して移植します。

凍結融解胚移植の場合、胚の成長段階と子宮内膜の状態を合わせ、着床しやすい環境に整えることができるため妊娠率が高く、採卵周期には移植せず、全ての胚を凍結する治療施設も増えています。

凍結融解胚移植は、自然な排卵を待って移植する自然周期、飲み薬で排卵誘発を行い、排卵を確認してから移植する排卵誘発周期、子宮内膜やホルモン環境をホルモン剤を使って整えるホルモン補充周期があります。どの方法で、また初期胚、胚盤胞とどのステージの胚を移植するかは、これまでの治療歴や個人の状況から判断して決定します。

凍結する胚は、前核期胚、初期胚、胚盤胞と、どのステージでも可能で、どのステージで凍結するかは医師の考えによって違いがあります。凍結はガラス化法で行います。胚を専用のシートなどに乗せ、高濃度の凍結保護剤で処理しながら脱水し、液体窒素で一気に凍結することによって胚のダメージが少なく凍結保存することができます。また移植する胚は、日本産科婦人科学会や生殖医学会の会告から原則1個とされています。これは、多胎を予防し、母体と赤ちゃんの安全と健康を守ることから決められています。

未移植胚は、液体窒素が充満した凍結保存タンクで半永久的に保存することができます。

ただ、夫婦が離婚をした場合や夫が死亡した場合には、胚は破棄されることが決められています。これは、2007年、日本産科婦人科学会が死後生殖を認めない決定をしたことによります。

図14

体外受精 コンベンショナルIVF(C-IVF)の適応

- ▶排卵に問題がある
- ▶卵管の通過性に問題がある
  - ▶精子の数、運動精子の数に問題はあるが、精液調整後の精子の数、運動精子の数に大きな問題がない
- ▶抗精子抗体がある
- ▶性生活で妊娠できなかった期間が1年以上で一般的な検査で夫婦ともに問題が見つからない
- ▶妻の年齢が40歳以上である

etc…

体外受精 顕微授精(ICSI)の適応

- ▶C-IVFでは受精しなかった
- ▶精子の数、運動精子の数が極端に少ない
  - 一無精子症の場合、精巣や精巣上体から精子が回収できた場合も適応
  - ▶重度の抗精子抗体がある
- ▶ICSI以外では受精が起こらない

etc…

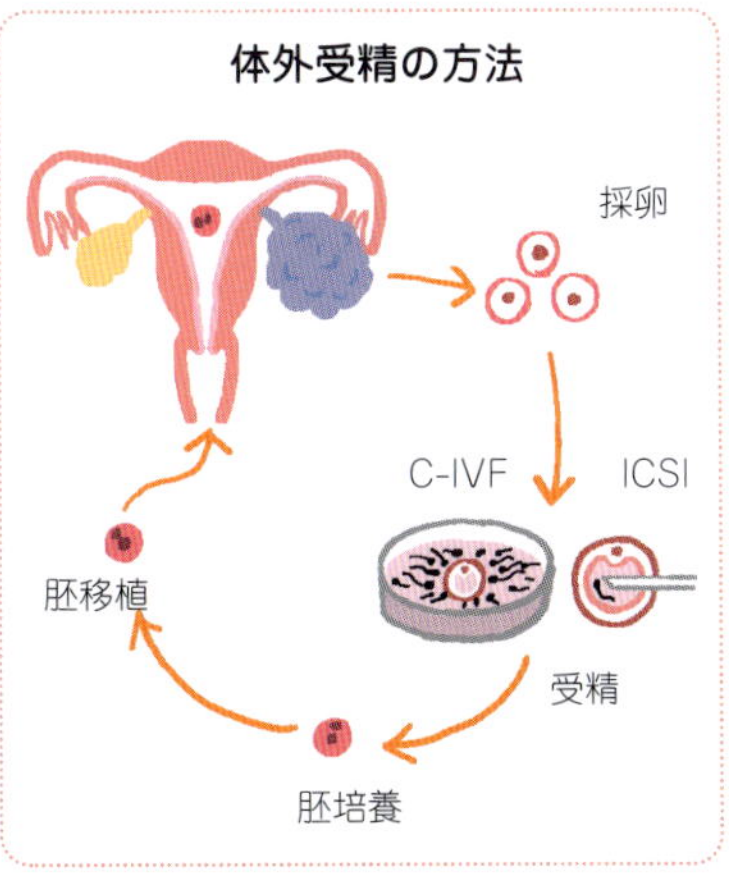

4-4 体外受精の排卵誘発方法とその選択1

排卵誘発方法とその特徴

排卵誘発方法には調節卵巣刺激法と低刺激周期法の大きく2つがあります。

＊調節卵巣刺激法

調節卵巣刺激法では、早期排卵を抑制する薬を使用し両卵巣が刺激されるため比較的多くの卵胞が育ち、多くの採卵数が期待できます。採卵数が多くなることで、1回の採卵手術で複数回の胚移植が可能になるケースもあります。移植胚数は、日本産科婦人科学会や日本生殖医学会の会告から原則1個とされているため、未移植胚については凍結をします。これにより1回の採卵手術で、第一子だけでなく、第二子を期待できるケースもあります。ただ、卵巣への負担が大きくなるため、卵巣を何周期か休ませることが必要です。

＊低刺激周期法、自然周期法

低刺激周期法、自然周期法では、調節卵巣刺激法よりも採卵数は少なくなりますが、複数卵胞が育ち、複数卵子の確保が期待できるケースもあります。

卵巣への負担は、調節卵巣刺激法に比べ軽く、排卵誘発後の卵巣機能、卵巣の状態によっては翌周期の排卵誘発も可能です。

＊排卵誘発法選択の指標

AMH値

どの排卵誘発方法を選択するかの1つの指標としてAMH値があり、排卵誘発を行う周期のAMH値は、採卵で得られる卵子の数に関係しているとされています。また、2011年に発表された卵巣反応不良の指標となる「ボローニャ定義（Hum Reprod 2011; 26:1616）」では、以下3項目のうち2項目を満たす場合、卵巣反応が不良であると定義しています。

①40歳以上、あるいはターナー症候群、遺伝子変異、卵巣手術既往、抗がん剤治療後などの低卵巣反応のリスクを有しているもの

②刺激周期にて採卵数が3個以下だったもの

③AMH値が0.5～1.1ng／ml未満のものあるいは、胞状卵胞数が5～7個未満のもの

卵巣反応が不良の場合、強く卵巣を刺激しても多くの卵胞が育ち、多くの卵子を確保することは難しく、おのずと低刺激周期法や自然周期法などが選択されることが多くなってくるでしょう。

排卵誘発法の適応

卵巣機能がよく、胞状卵胞数も多く、またAMH値が高い場合には、調節卵巣刺激法であるアンタゴニスト法、ショート法、ロング法、そして低刺激周期法、自然周期法など、どの方法でも排卵誘発ができるでしょう。

卵巣機能が少し低下している場合には、月経周期初期のFSH値やAMH値などによっては調節卵巣刺激法であるショート法、アンタゴニスト法、または低刺激周期法、自然周期法などが選択できるでしょう。

さらに卵巣機能が低下し、月経周期初期のFSH値やAMH値などが低い場合には、低刺激周期法や自然周期法が選択でき、場合によっては排卵誘発剤を使用しない

完全自然周期が選択される場合もあります。

また、多嚢胞性卵巣症候群（PCOS）の方の場合は、AMH値が高い傾向にありますが、強く卵巣を刺激することで多くの卵胞が育ち、卵巣が腫れてしまうことがあります。卵巣が腫れた状態で卵胞成熟のためのHCG注射をすることで卵巣過剰刺激症候群（OHSS）を引き起こし、血液が濃くなって血栓症を起こしやすくなったり、腹水や胸水が溜まったりします。重篤になると入院の必要や命の危険もあるため、排卵誘発方法の選択には注意が必要です。そのため低刺激周期法または、アンタゴニスト法が選択されるケースが多いようです。アンタゴニスト法は、卵胞の成熟を促す薬をHCG注射ではなく、アゴニスト点鼻スプレーを使うことができ、これによりOHSSをほぼ回避することができます。

複数の卵胞を育てて 質の良い卵子を確保する

排卵誘発法は、質のいい卵子が複数確保できるよう、各々に合った方法で行います。同一人物に同じ排卵誘発法を行ったとしても、周期の違いや使用する薬剤の種類や量によって、採卵数や確保できる卵子の質に違いがあります。どの方法、どの薬剤をどれくらい使用するかは、排卵誘発を行う周期の卵巣機能や月経周期初期の胞状卵胞数、ホルモン値、AMH値によって選択します。

ただし排卵誘発法は、卵胞を多く育てる方法がよいのではありません。採卵数が多くても、赤ちゃんにつながる卵子が多いとは限らないのです。育つ卵胞数が少ないと不安になるという方もいますが、自分に合った、またその治療周期に合った方法を選択して卵胞を育て、質のよい卵子を確保することを目指しましょう。

そして、質の良い卵子を確保できる方法が何かをよく医師と話し合って決めましょう。

調節卵巣刺激法と低刺激周期法

調節卵巣刺激法

両卵巣が刺激されるため比較的多くの卵胞が育ち、多くの採卵数が期待できる。採卵数が多くなることで、1回の採卵手術で複数回の胚移植が可能になるケースもある。

メリット

- 複数の卵子を採卵できる
- 複数の胚が得られる
- 複数の凍結胚を得られる
- 複数回の胚移植ができる
- 複数回の妊娠と出産ができる

デメリット

- 連日の注射が必要
- 卵巣が大きく腫れる卵巣過剰刺激症候群（OHSS）になることもある
- 卵巣機能低下のある人には向かない方法もある

低刺激周期法

調節卵巣刺激法よりも採卵数は少なくなるが、複数卵胞が育ち、複数卵子の確保が期待できるケースもある。卵巣への負担が少なく、ほとんどの人に適応する。

メリット

- 卵巣機能が極端に低下している人以外は適応する
- 注射の回数が少ない
- 翌周期も排卵誘発できる方法もある
- 卵巣や体への負担が少ない

デメリット

- 早期排卵を抑制しないため採卵できないことがある
- 採卵回数が増えることがある
- 採卵する卵子の数が調節卵巣刺激法よりも少ない

4-4 体外受精の排卵誘発方法とその選択2

排卵誘発方法で多く行われているのは？

自分にあった排卵誘発方法を選択するのは、とても大切なことです。では、実際には、どのような排卵誘発方法が実施されているのか日本産科婦人科学会が発表するデータをみてみましょう。

2007～2011年の刺激周期は、アゴニスト製剤で早期排卵を抑制した排卵誘発法（ショート法やロング法など）が約3割を占めています。アンタゴニスト製剤が日本で認可され販売が始まったのが2006年9月で、その直後からのデータとなり約2割の実施があり、全体的には調節卵巣刺激法と低刺激周期法・自然周期法の実施が約半々でした。

刺激方法別の年齢別治療あたり（1回の治療周期）の妊娠率はアゴニスト周期での妊娠率がどの年齢でも高くなっています。ただ、年齢が若い方はロング法、ショート法のどちらも十分に可能なケースが多く、40歳以上ではショート法が多いことが推測されます。1回の治療周期あたりとなりますので、1回の採卵手術で複数の移植可能な胚があれば、複数回の胚移植が可能になります。

刺激方法別の移植あたり（1回の胚移植）の妊娠率になると、自然周期が高いようです。低刺激周期法や自然周期法の場合、採卵数が少ないことから移植できる可能胚の確保が難しいケースもありますが、胚移植ができれば全年齢を通しても移植あたりの妊娠率は調節卵巣刺激周期と大きな差はありません。

2012～2013年では、排卵誘発方法が細かく表記されるようになりました。調節卵巣刺激が約4割で、低刺激周期法・自然周期法が約6割となり、調節卵巣刺激法が少なくなってきているようです。

治療あたりの妊娠率では、調節卵巣刺激法が高くなっていますが、移植あたりの妊娠率については、レトロゾールなどのアロマターゼ阻害剤を使った周期の妊娠率が高くなってきています。

妊娠率については分母に違いがありますので、一概にこの排卵誘発方法が優れているとは言えない部分もありますが、2007年から2013年を通してみてみると、調節卵巣刺激法よりも低刺激周期法での排卵誘発が多くなり、これは患者の年齢層が上がってきていることが1つの要因になっていると考えられます。

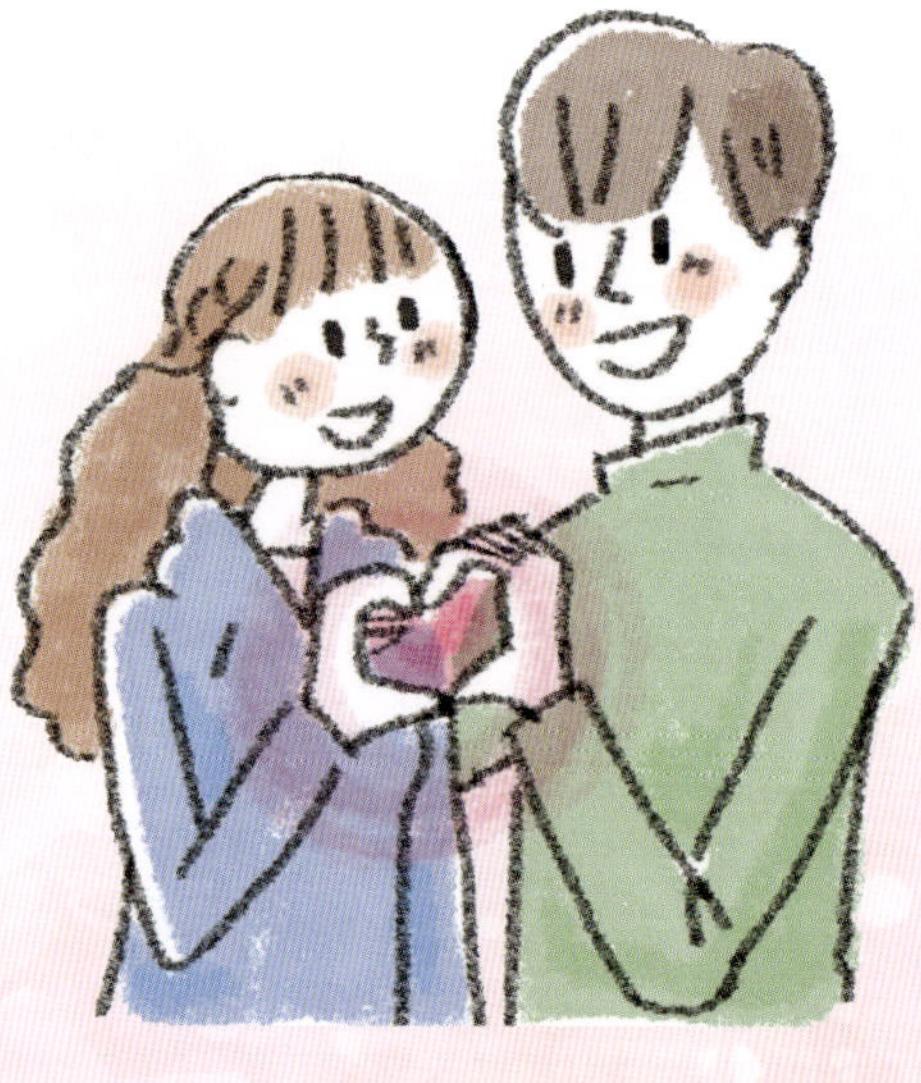

グラフ15

刺激周期の実施割合と刺激法別妊娠率

2012〜2013

刺激周期

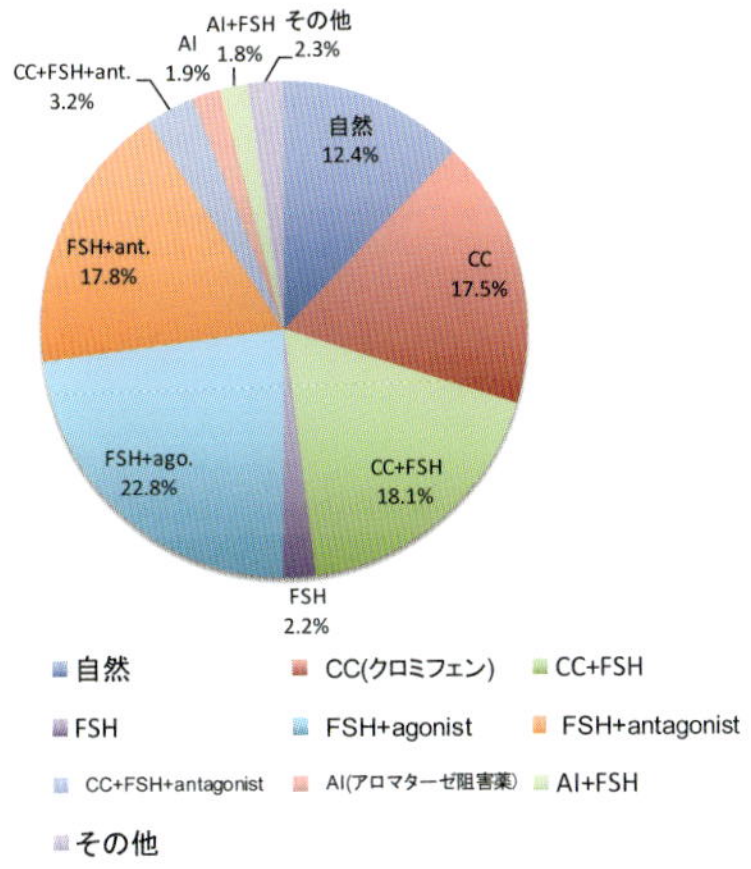

刺激法別　年齢別　妊娠率　2012-2013
（刺激開始あたり）

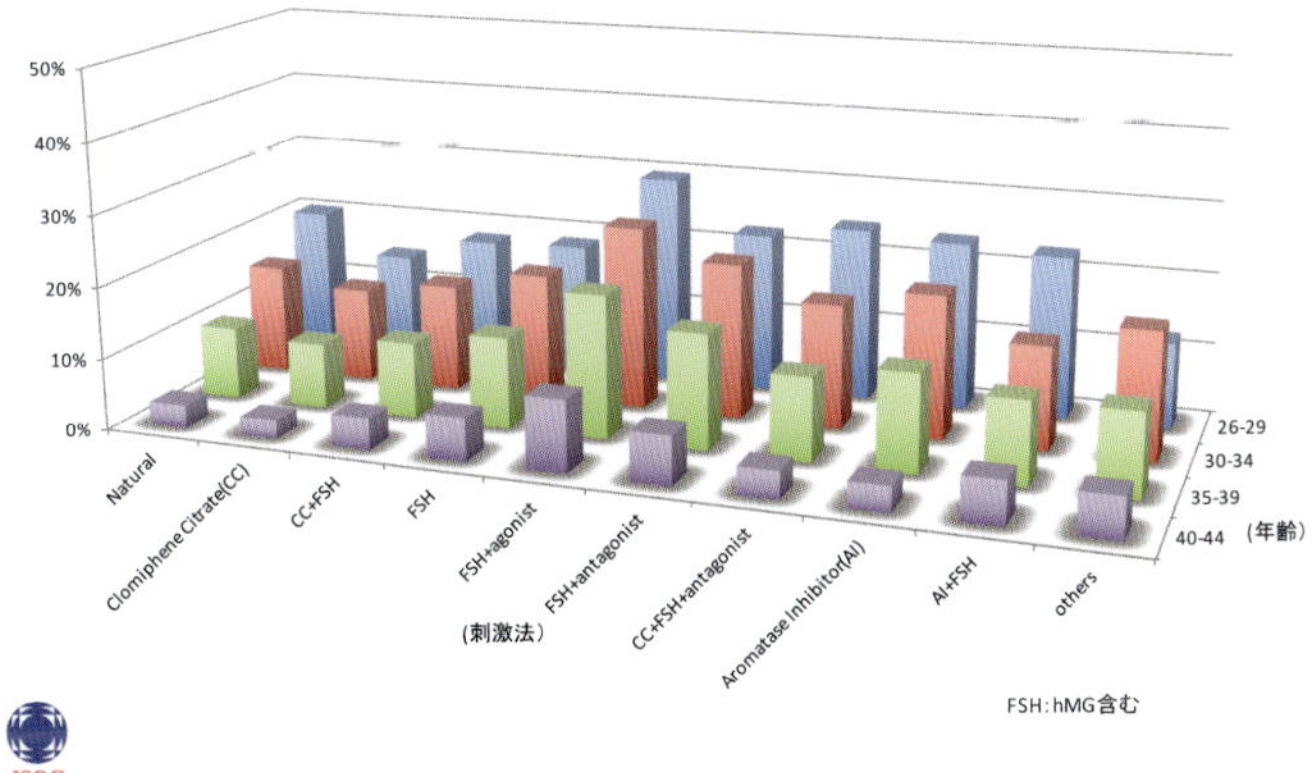

FSH：hMG含む

刺激法別　年齢別　妊娠率　2012-2013
（移植あたり）

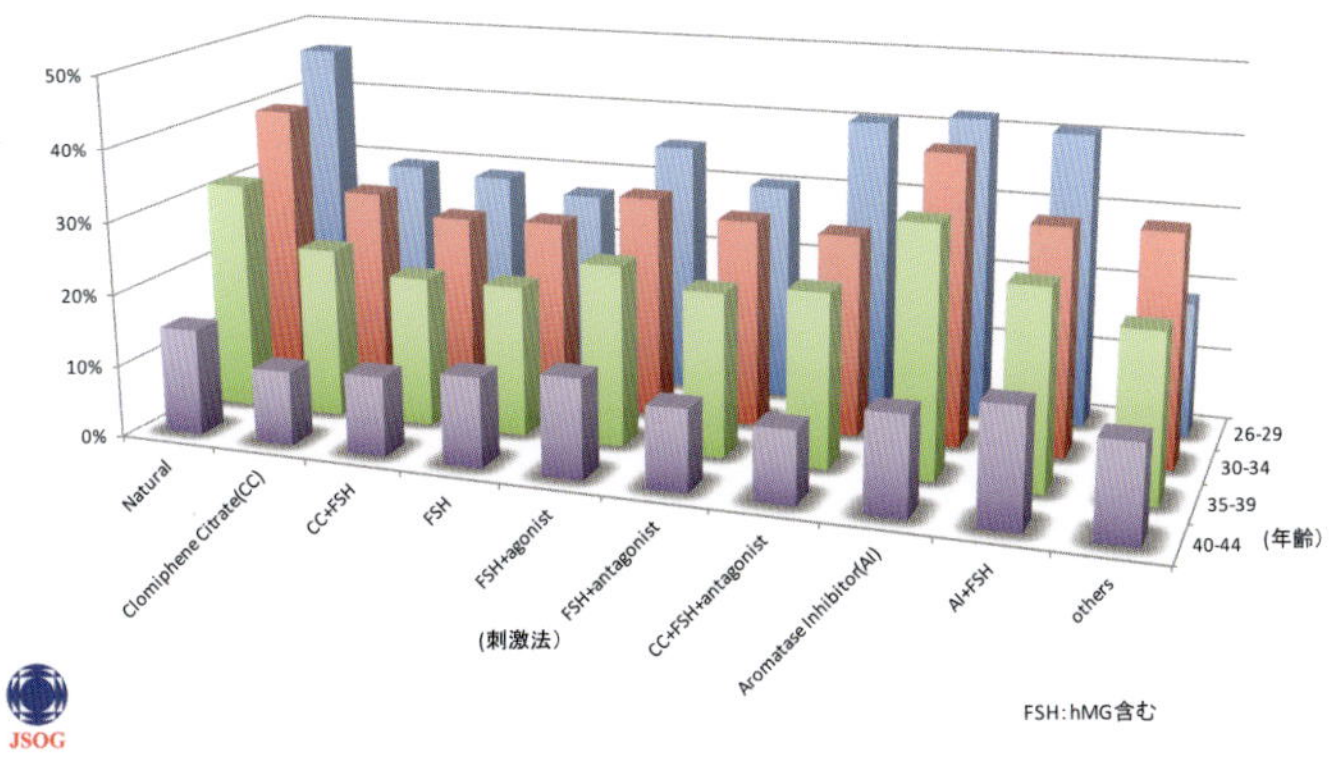

FSH：hMG含む

2007〜2011

刺激周期

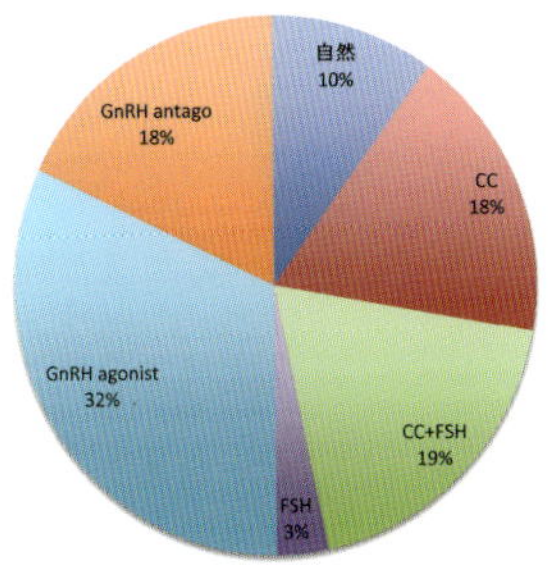

刺激方法別　年齢別　治療あたり妊娠率 2007-2011

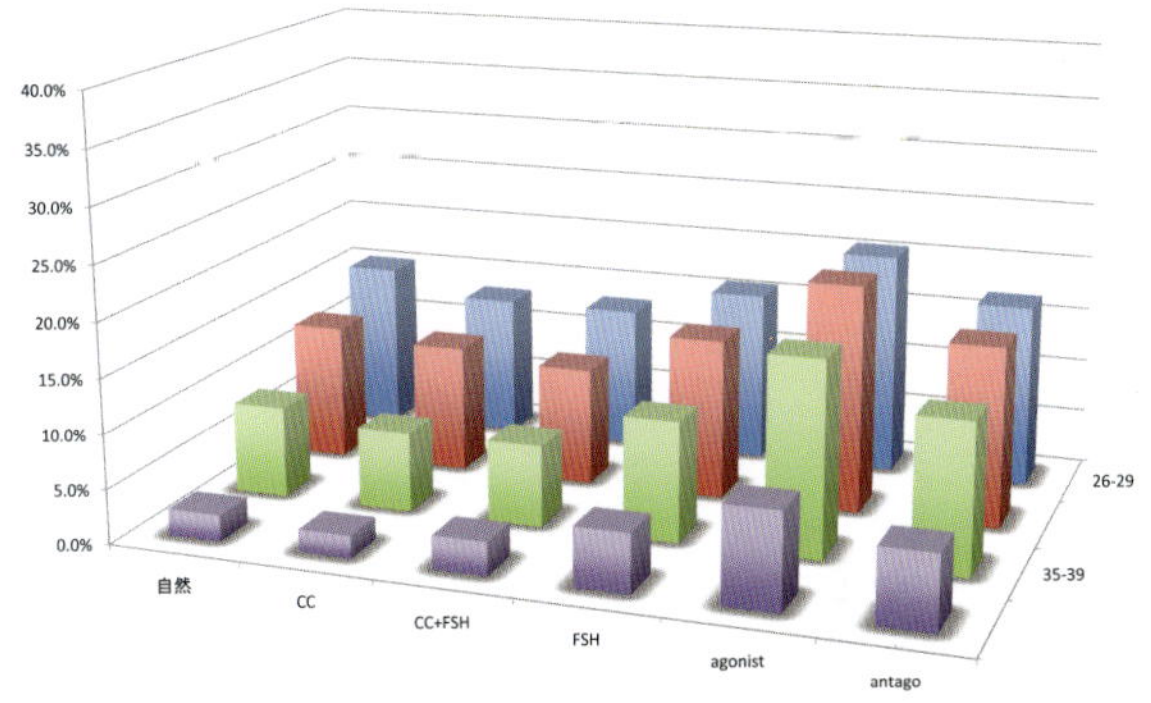

刺激方法別　年齢別　移植あたり妊娠率 2007-2011

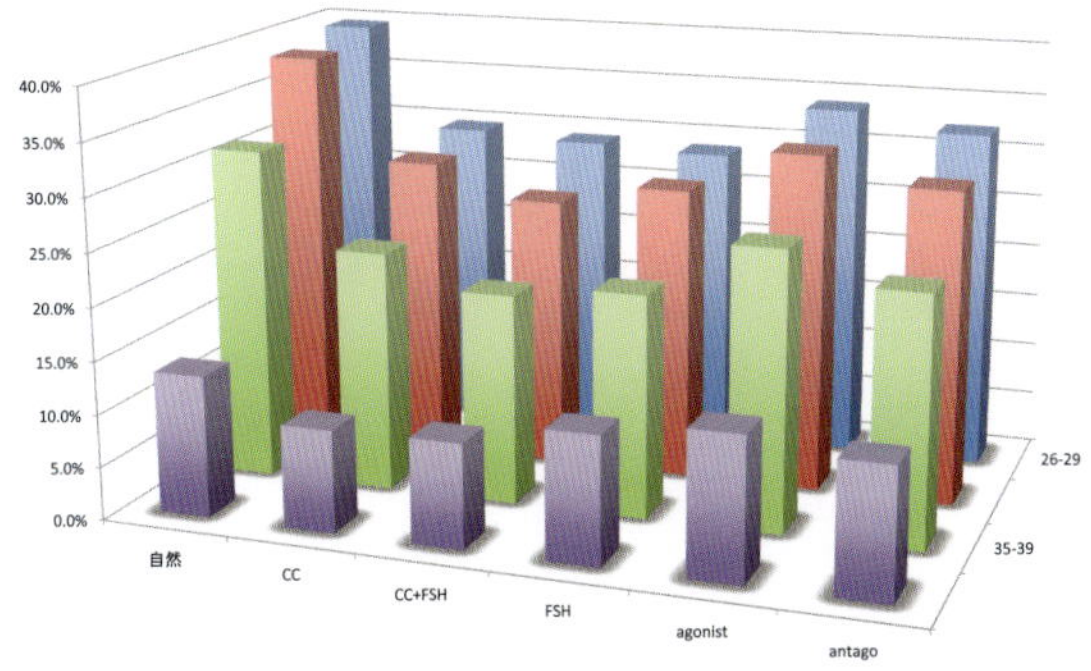

日本産科婦人科学会 ART データより

5 排卵誘発に使う薬

5-1 卵胞を育てる飲み薬と注射薬

卵胞を育てる薬

卵胞を育てる薬には、飲み薬と注射薬があり、それぞれ作用に違いがあります。

＊卵胞を育てる飲み薬

飲み薬の場合、卵胞を育てるのは自分が分泌するＦＳＨ（卵胞刺激ホルモン）で、このＦＳＨを分泌し続けるように薬が作用します。

飲み薬には、シクロフェニル、クロミフェン、レトロゾール、アナストロゾールなどがあります。

クロミフェンはエストロゲンに似た構造をしていて、内因性エストロゲン（卵巣から分泌されるエストロゲン）を押しのけて脳の視床下部にくっつくため、内因性エストロゲンは視床下部には届かなくなります。しかし、クロミフェンが持つエストロゲン作用はごくわずかなため、視床下部はエストロゲンが足りないと判断し、下垂体にＦＳＨを分泌して卵胞を育てるように指令を出し続け、これにより卵胞が成長をします。ただ、クロミフェンは半減期（薬の量が半分になるまでの時間）が5〜7日と長く、内服終了後も内因性エストロゲンに影響することから子宮頸管粘液の分泌が減り、子宮内膜が厚くならないという副作用もあります。

シクロフェニルは、クロミフェンと同様の作用をしますが、作用が弱いため子宮頸管粘液の分泌が減り、子宮内膜が厚くならないという副作用は起こりにくいのですが、卵胞の成長を補う作用も弱くなります。

レトロゾールとアナストロゾールは、どちらもアロマターゼ阻害薬で閉経後の乳がん治療薬として開発され使われています。

このアロマターゼ阻害剤は、アロマターゼ酵素がアンドロゲン（男性ホルモン）を変換してエストロゲン（女性ホルモン）をつくることを抑制する作用があります。この作用を排卵誘発に応用し、アロマターゼをブロックし、エストロゲンの産出を抑えることからＦ

シクロフェニル

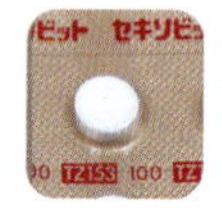

セキソビット

卵胞が大きく育ち、排卵できるようにする作用のやさしい薬です。クロミフェンのように頸管粘液が少なくなったり、子宮内膜が薄くなったりするなどの副作用がないのが利点ですが、作用が弱いため、排卵までに時間がかかる場合があります。

クロミフェン

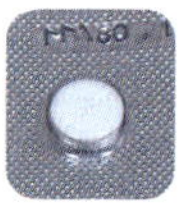

クロミッド、セロフェン、スパクロミン錠

排卵障害の方に最も多く使われる経口の排卵誘発剤です。特に、多のう胞性卵巣で第一選択とされる薬です。
頸管粘液が少なくなったり、子宮内膜が薄くなったりする副作用があるため、4〜6周期以上の連続投与はしません。

FSH

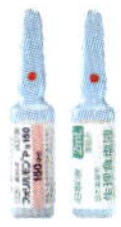

フォリルモンP、ゴナピュール

排卵誘発注射剤です。hMGには、FSHとLHが混合されていますが、FSHは純度が高く、LHの含有量が極めて少ないのが特徴です。

recFSH

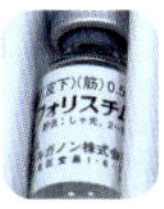

フォリスチム、フォリスチムペン、ゴナールF、ゴナールFペン

遺伝子組換え技術を用いて製造されたヒト卵胞刺激ホルモン（FSH）で、排卵誘発をする際に使用する注射剤です。尿由来のタンパク質等の不純物を含まず、ロット間の誤差がほとんどないのが利点です。現在、排卵障害（一部の排卵障害を除く）に対して排卵誘発を行う場合に保険が適用となります。

自己注射が簡単にできるペン型のrecFSH

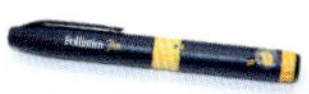

フォリスチムペン

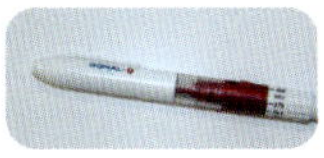

ゴナールFペン

レトロゾール　フェマーラ
アナストロゾール　アリミデックス

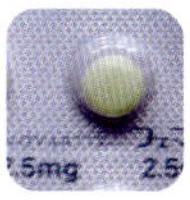

もともとは閉経後の乳がんの治療に用いる薬です。エストロゲンの産生を抑制する作用があるため、FSHが分泌し続けられるようになり、結果として卵胞が育ちます。多のう胞性卵巣のようにFSH値が低く、クロミフェンが効かない場合にも有効とされています。

HMG

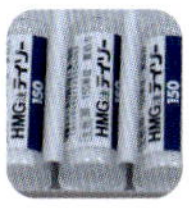

hMGテイゾー、フェリング、hMGコーワ、hMG「F」

経口の排卵誘発剤が有効でない場合に、投与される排卵誘発注射剤で、多くの卵胞を育てることができます。閉経後の女性の尿を原料としています。メーカーによって含有比に違いはありますが、FSHとLHが含まれています。

SHが分泌され続け、卵胞が成長します。レトロゾールとアナストロゾールの半減期は45時間程度と短く、クロミフェンのような子宮頸管粘液の分泌が減って、子宮内膜が厚くならないという副作用は起こりません。また、通常であれば成熟卵胞とされる20ミリ以下の卵胞からも成熟した卵子が採卵されることもあるといわれています。

ただ、エストロゲンの産出が抑えられるため、成熟卵胞1個あたりのE2値が200～250pg／mlよりも低くなる傾向があります。

＊卵胞を育てる注射薬

注射薬は、卵巣に直接作用して卵胞を育てるため、自分が分泌するFSHや卵胞を成熟させ排卵のきっかけを作るLH（黄体化ホルモン）の分泌が抑制されます。

注射薬には、HMG注射薬、FSH注射薬、リコンビナントFSH注射薬（recFSH）があります。HMG注射薬とFSH注射薬は、人の尿からつくられます。HMG注射薬は、FSHが高濃度である閉経した女性の尿からゴナドトロピン（性腺刺激ホルモン）を抽出してつくられ、FSHとLHの両方を含んでいます。製薬会社によって、FSHとLHの比に違いがあります。FSH注射薬は、尿由来のゴナドトロピンから、さらにFSHを抽出してつくられているため、LHをほぼ含まない注射薬です。

リコンビナントFSH注射薬は、遺伝子組み換え技術を用いてつくられた不純物を含まないFSH製剤です。

注射薬の副作用に、卵巣が大きく腫れるOHSSがあり、いつもすんなり履けるスカートやパンツがきつく感じる、お腹が大きくなって苦しいなどがある場合には、早めに医師の診察を受けましょう。

リコンビナントFSH注射薬には、ペン型の注射があり、医師や看護師の指導のもと自己注射が可能です。またHMG注射薬、FSH注射薬の場合も、アンプルを切って注射器に詰めるなどの指導を受けることで、自己注射も可能です。自己注射が可能になることで連日必要な注射のための通院負担を軽減することができるようになりました。

5 排卵誘発に使う薬

5-2 早期排卵を抑える薬と卵胞を成熟させ、排卵をコントロールする薬

早期排卵を抑える薬

体外受精の採卵手術は、排卵の直前の成熟卵胞から卵子を採取します。

このとき卵胞を育てる薬を使い卵胞の成長を促しますが、勝手に排卵が起こってしまわないように排卵を抑える薬を使うことがあります。特に調節卵巣刺激法のアンタゴニスト法、ロング法、ショート法の場合に使います。

アンタゴニスト法では、卵胞を成長させる注射薬を連日使って、一番大きい卵胞が14～16ミリ程度に成長したことを超音波検査で確認したら、ホルモン検査も踏まえて早期排卵を抑制するアンタゴニストを注射します。これによって、下垂体から分泌されるLHを抑制します。この注射は、連日、または隔日になるなど、卵胞の成長やホルモン環境によって変わってきます。このアンタゴニスト注射も自己注射が可能です。

ロング法やショート法の場合には、早期排卵はアゴニスト製剤を点鼻スプレーで行うことが多いですが、稀に注射を使うこともあります。この薬を使うことで下垂体から分泌されるFSHやLHを抑制します。

ロング法やショート法のどちらの方法でも1日3回、8時間ごと決まった時間に両方の鼻にスプレーします。

ロング法の場合、アゴニスト点鼻スプレーは採卵周期の前周期となる黄体中期から始め、採卵手術の2日前くらいまで連日使います。下垂体を完全に抑制してから排卵誘発を行うことで、採卵周期の卵

早期排卵を抑制する薬

GnRHアンタゴニスト

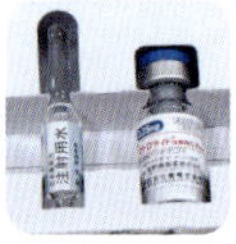

ガニレスト、セトロタイド、
セトロレニックス

卵胞の発育を促進して受精可能な複数の成熟卵子を得ようと排卵誘発剤を使用する過程で黄体形成ホルモン（LH）の急激な上昇が起こることがあります。この早発LHサージにより、採卵前に排卵することのないように投与する注射薬です。

GnRHアゴニスト

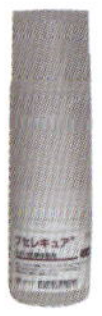

スプレキュア、ブセレキュア、イトレリン、ノセット、ナサニール、ナファレリール

リュープリン、リュープライド

下垂体から分泌されるLHを抑える作用があることから、採卵前に排卵してしまうことを防ぐために用いられます。

胞発育が均一になるというメリットがあります。

ショート法の場合は、採卵周期の初日から採卵手術の2日前まで連日使います。また、ショート法では、早期排卵の抑制の他に、もう1つ別の目的があります。アゴニスト点鼻スプレーによって急に下垂体が押さえ込まれることからフレアアップ（押さえ込まれることによるリバウンド）が起こり、1週間くらいは下垂体は抑制されず、逆にたくさんのＬＨやＦＳＨが放出されるようになります。これを利用して、ＨＭＧ注射薬などを使って卵胞を育てるため、育つ卵胞数が多くなる傾向があります。

卵胞を成熟させ排卵をコントロールする薬

卵胞を成熟させるためには、ＬＨサージ（黄体化ホルモンの一過性に起こる大放出）が起こることが必要です。特に体外受精における排卵誘発法の中でも、アンタゴニスト法、ロング法、ショート法では、内因性ＬＨが分泌されないため、ＬＨの代わりになる薬が必要になり、多くの場合、ＨＣＧ注射薬を使います。

ただ、排卵誘発剤で刺激したことで卵巣が大きく腫れた場合、ＨＣＧ注射薬を使うことで卵巣過剰刺激症候群（ＯＨＳＳ）を引き起こすことがあります。

アンタゴニスト法では、アゴニスト点鼻スプレーをＬＨサージの代用に使うことができ、これによりＯＨＳＳをほぼ回避することができます。

低刺激周期法や自然周期法の場合、早期排卵を抑制しないことから内因性ＬＨは保たれているため、採卵手術前に排卵が起こってしまうことがあります。そのため、ＨＣＧ注射薬、またはアゴニスト点鼻スプレーを使って排卵をコントロールします。

いずれの方法でもＨＣＧ注射薬、またはアゴニスト点鼻スプレーは、採卵手術を行う約34～36時間前に行います。

卵胞の成熟と排卵をコントロールする薬

hCG

ゴナトロピン、hCGモチダ、プレグニール、hCG「F」、HCG

成長した卵胞の成熟と、確実な排卵を促すために使用します。投与から約36時間後に排卵するとされています（個人差あり）。また、排卵後の黄体を刺激し、黄体ホルモンを産生するよう働きます。卵巣過剰刺激症候群の原因となることもあります。

GnRHアゴニスト

スプレキュア、ブセレキュア、イトレリン、フセット、ナサニール、ナファレリール

リュープリン、リュープライド

アンタゴニスト法や低刺激周期法、自然周期法などでは排卵をコントロールするために使うことができます。

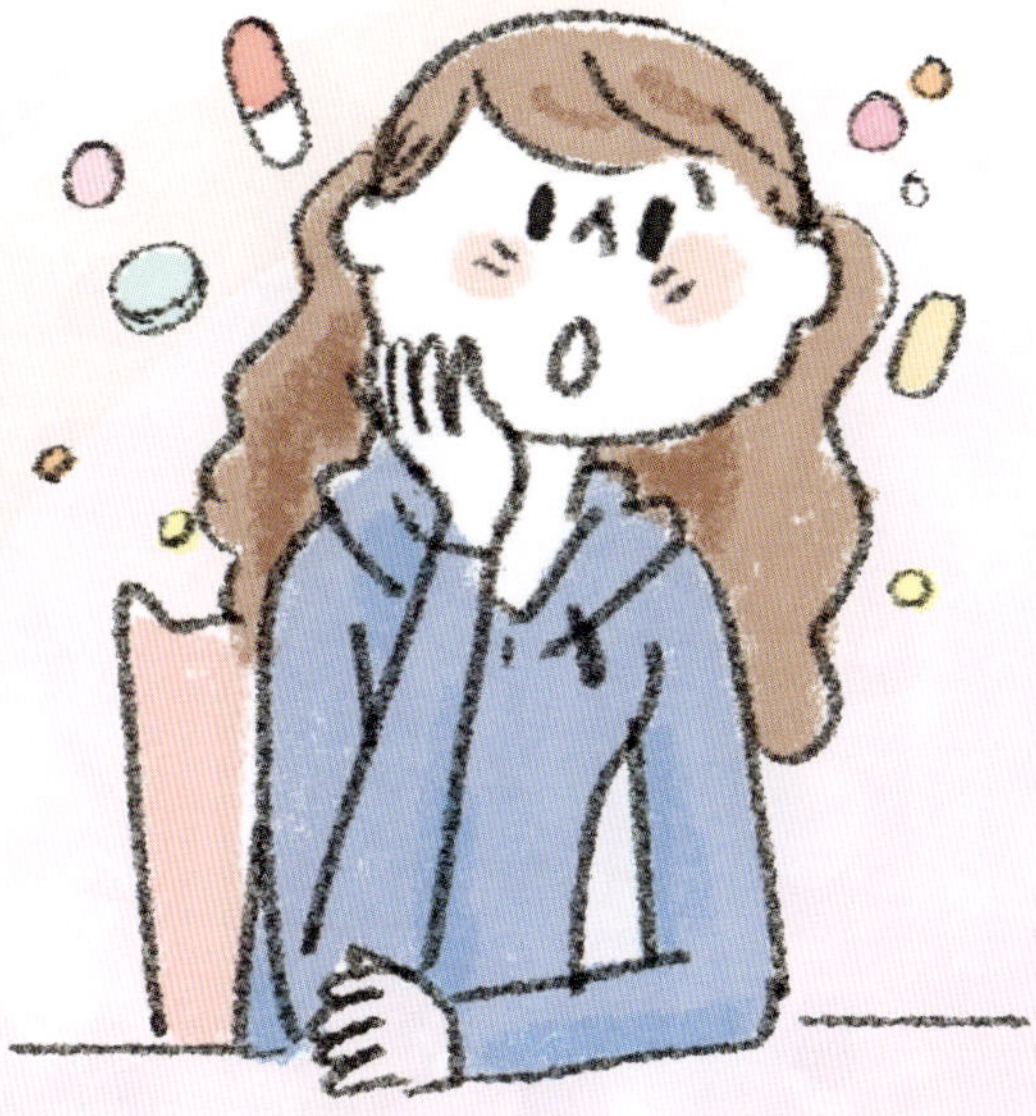

6 体外受精のための卵子の育て方

6-1 薬を使わない完全自然周期法と自然周期法

完全自然周期法

完全自然周期法は、薬を一切使わないで、自然な月経周期で育つ卵胞を採卵する方法で、排卵する卵子、獲得できる卵子は1個である周期がほとんどです。タイミング療法や人工授精でも行う方法です。対象となるのは次のような状態、症状のある方などになります。

①月経周期が25日～38日の正常範囲で安定して起こっている卵巣機能が良好な方
②FSH値が高い方
③AMH値が極めて低い方
④月経3日目頃の卵胞が1個程度と極めて少ない方　など

卵巣機能に問題がない場合と、その逆に卵巣機能が低下して排卵誘発をしても卵胞が育たないと考えられる方などになります。

卵巣機能が低下していて月経3～5日のFSH値が高く、またLH値も高い場合は卵巣機能低下が考えられ、排卵誘発剤を使用しても卵胞を育てることは難しくなります。また、AMH値が極めて低い方や月経3日目頃の卵胞が1個程度と極めて少ない方についても、複数の卵胞が成長することが見込めないため、排卵誘発を行わずに卵胞の成長を見守りながら治療を進めます。

＊完全自然周期の治療周期

月経3日目頃が、治療（採卵）周期の始まりになります。

胞状卵胞数（この周期にエントリーされた卵胞）と卵胞（前周期に閉鎖しなかった卵胞）の有無を超音波検査で確認し、FSH値などのホルモン検査を行い卵胞の成長を見守ります。

月経8～10日目頃に卵胞の発育を確認し、発育程度によってはホルモン検査を行います。この時の状況によって次回の診察日を決めます。

月経12～14日目に卵胞の発育を確認とホルモン検査（E2値：約250pg／ml以上）を行い、採卵手術日を決めます。

タイミング療法や人工授精の場合には、この時に排卵日がいつ頃になるかがわかり、これに合わせ、基本的には排卵よりも前に性生活を行う、また人工授精を行います。

体外受精を行う場合、一切薬を使わないので、順調に卵胞が育たなかったり、LHサージ予測が難しい場合には排卵が起こってしまい採卵できないこともあります。また、予想より早くLHが上昇している場合には、当日または翌日に緊急に採卵手術を行うことがあります。特に卵巣機能が低下している方に起こりやすく管理が難しいことがあります。

自然周期法

自然周期法は、卵胞を育てる薬を使わず、排卵をコントロールする薬のみを使う方法です。タイミング療法や人工授精でも行われ、排卵する卵子の数、獲得できる卵子の数と、対象になる方は完全自然周期法と同様です。

＊自然周期の治療周期

自然周期法は、完全自然周期法の治療周期とほぼ同じように進みます。

違いは、月経12～14日目に卵胞

図16

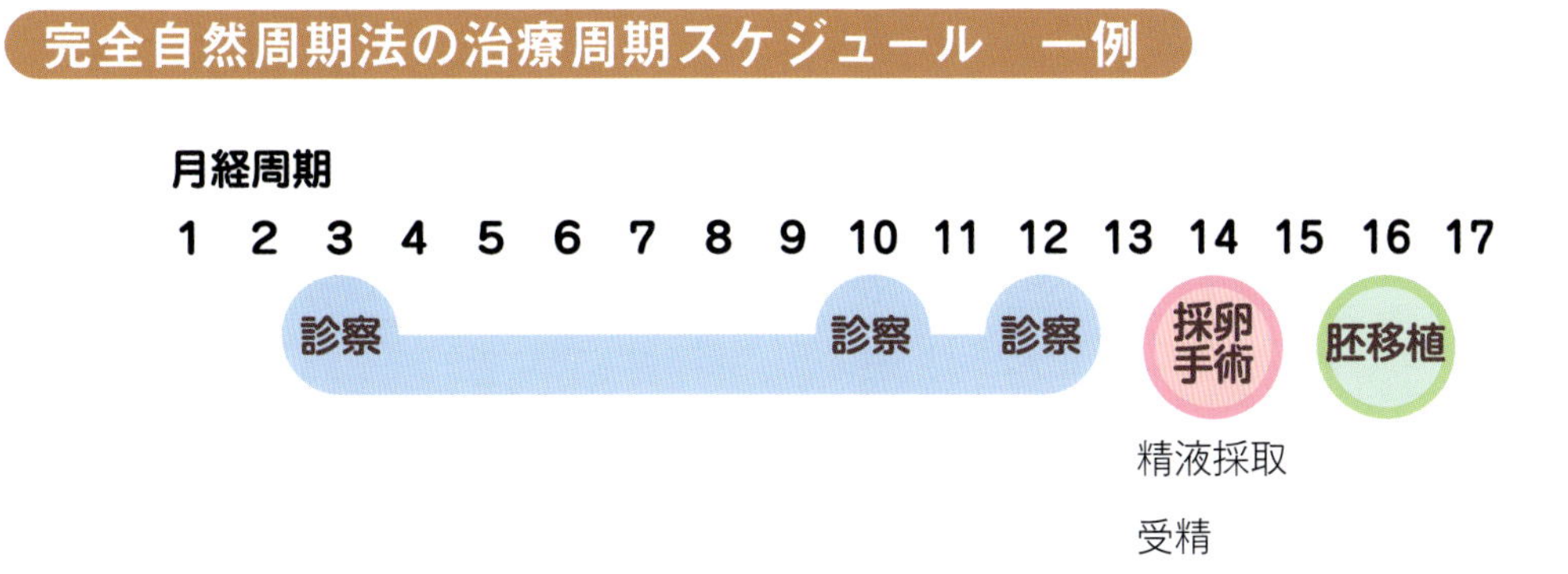
完全自然周期法の治療周期スケジュール　一例
月経周期
1 2 3 4 5 6 7 8 9 10 11 12 13 14 15 16 17
診察
診察
診察
採卵手術
胚移植
精液採取
受精

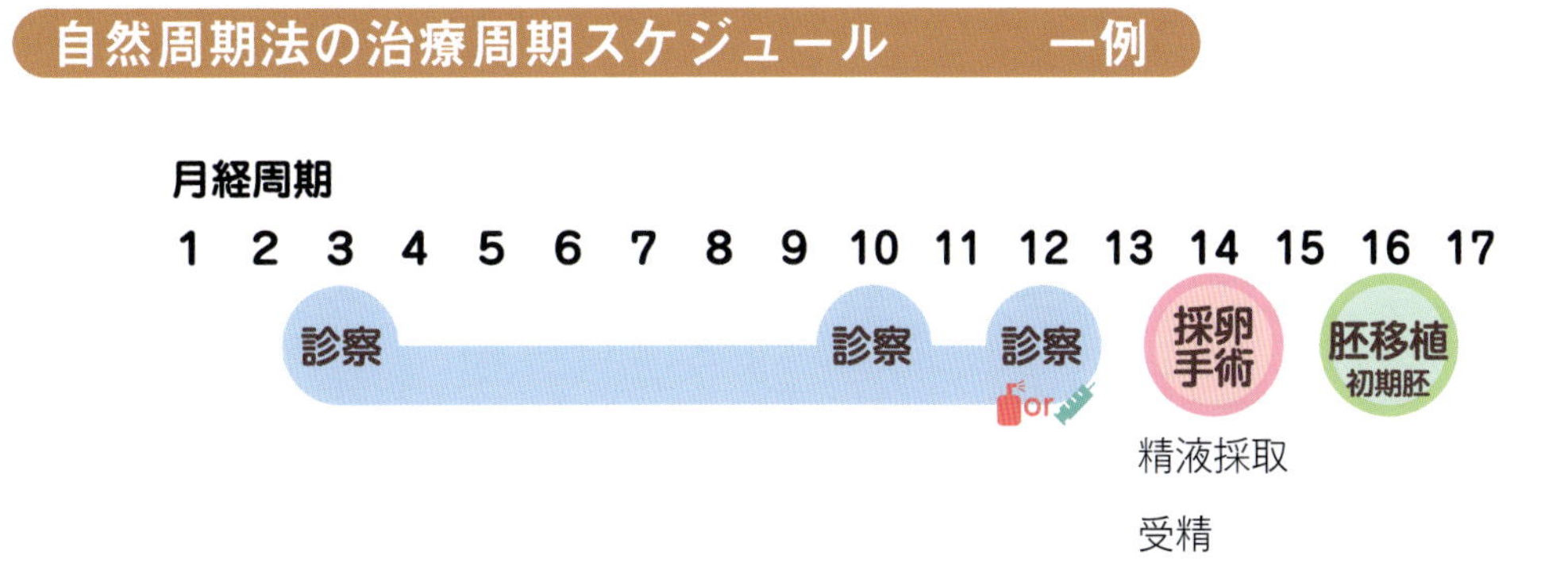

※1　診察日には、卵胞チェックやホルモン検査を行います。
※2　受精方法は、基本的に運動精子数で通常の媒精か顕微授精かが決まります。
※3　完全自然周期体外受精の場合、新鮮胚初期胚で移植するケースが多いようです。
※4　初期胚移植は受精2～3日目に行います。
※5　胚盤胞移植は受精5日目頃に行います。
※6　新鮮胚では移植せずに凍結することもあります。凍結は、胚のどの成長段階で行うかは医師の考えによって違いがあります。
※7　胚移植後、黄体ホルモンを補充する薬を処方されることもあります。

アイコン

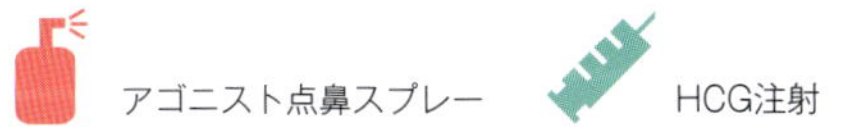
アゴニスト点鼻スプレー
HCG注射

の発育を確認し、ホルモン検査を行い、この結果から排卵をコントロールする薬（HCGまたはアゴニスト点鼻スプレーなど）をいつ投与するかを決めます。

体外受精の場合、排卵をコントロールする薬を投与後、約34～36時間後に採卵手術を行います。

タイミング療法や人工授精の場合には、排卵のタイミングに合わせ、基本的には排卵よりも前に性生活を行う、また人工授精を行います。

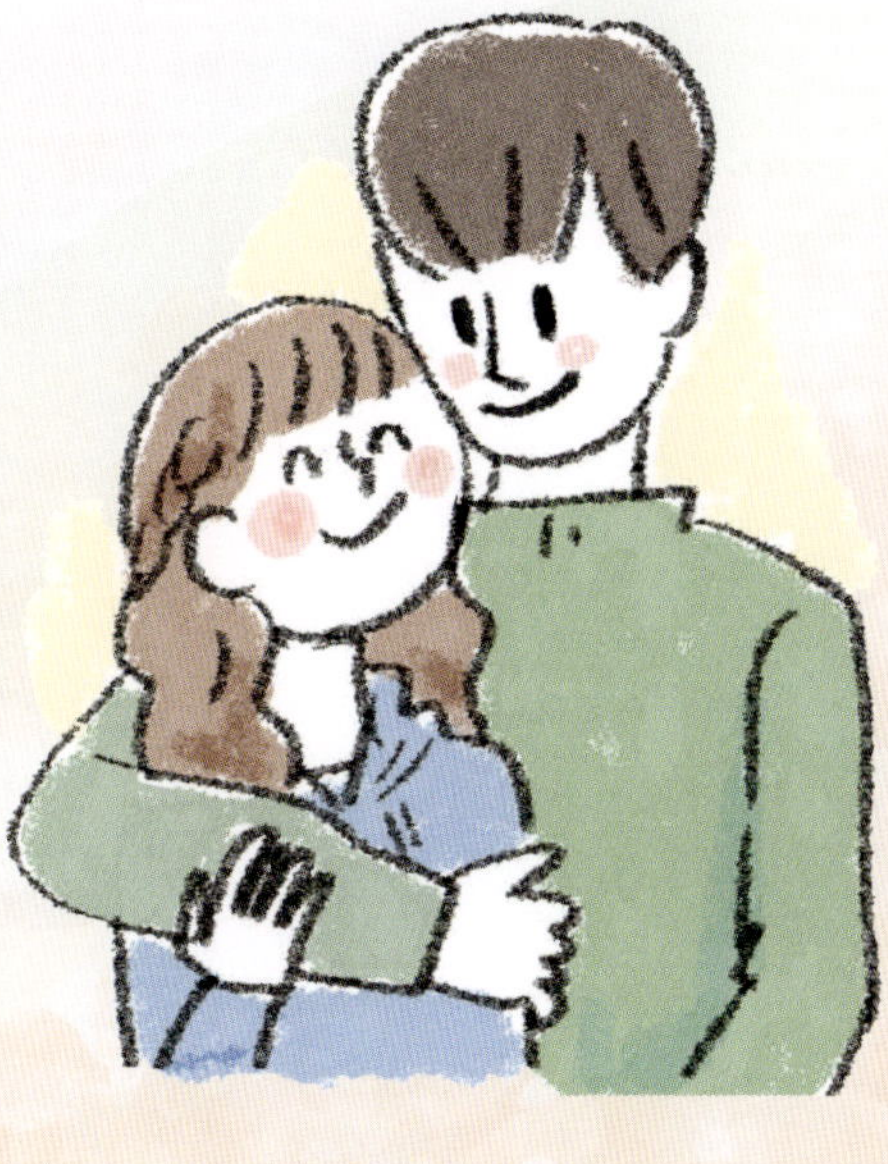

6-2
低刺激周期法

低刺激周期法

低刺激周期法は、早期排卵を抑制せず、主に飲み薬によって卵胞を育てる方法で、飲み薬に注射薬を足すこともあります。

タイミング療法や人工授精で行うこともありますが、複数の卵子が排卵されると予測される周期は、多胎妊娠を予防するために見送ることもあります。

対象となるのは次のような状態、症状のある方などになります。

①月経周期が25日～38日の正常範囲で安定している卵巣機能が良好な方
②月経周期が正常範囲よりも少し長い方
③ＦＳＨ値が高め（卵巣機能低下）の方
④ＡＭＨ値が低い方
⑤多嚢胞性卵巣症候群（ＰＣＯＳ・ＬＨが高くＦＳＨが低い）の方

ほとんどの方に適応する排卵誘発法で卵巣への負担が少なく、良好な卵子が確保できるとされています。

そのため、この低刺激周期法を主に行うクリニックも多くあります。本来、人は自然な月経周期で育つ主席卵胞から卵子が排卵されて妊娠できる力を持っていることから、自分自身の体が選んだ卵胞が妊娠に適した卵胞で、その成長を補う低刺激周期法がいいという考えに基づいています。

年齢が若く卵巣機能の状態が良い場合には、卵子の質も保たれているため、卵巣を強く刺激しなくても質の良い卵子が排卵され、妊娠に結びつく可能性が高いことから、若い方にこそ適した排卵誘発方法といえるかもしれません。

一般的には、ＡＭＨ値が低い方や、卵巣機能が低下しＦＳＨ値が高い方の場合には、注射薬を連日使うなどして卵巣を強く刺激しても多くの卵胞がなかなか育たないことから、低刺激周期法を選択するケースが多くなってきます。

なぜなら、卵巣機能が低下することでＦＳＨの分泌量が増え、その基礎値（月経3日目頃の値）が高くなり、注射薬で刺激をしているのと同じようなホルモン環境になっているため、それ以上注射で卵巣を刺激しても思うように反応しなくなるからです。

また、自然な月経周期では、順調に卵胞が発育するのが難しくなり、ＬＨの予測も難しく、予測していたよりも早くＬＨが上昇してしまうこともあります。

このため、卵巣機能が低下している方や年齢が高い方の場合は、採卵手術前に排卵が起こってしまい、卵子が確保できないこともありますが、低刺激周期法を行うことで卵胞発育をある程度コントロールでき、ＬＨの予測もしやすくなります。ＦＳＨの基礎値がある程度高くても、1月経周期間は低用量ピルを服用するか、偽閉経療法などを行い、十分に卵巣を休ませることでＦＳＨ値を下げることができれば、次の月経周期には排卵周期に入る卵胞のサイズも揃えることが見込め、順調に低刺激周期法で卵胞を育てることができるでしょう。

しかし、さらにＦＳＨ値が高くなってくると、月経周期を通してＦＳＨの分泌量が多く保たれていることから、これに反応して、今

図17

低刺激周期法の治療周期スケジュール　一例

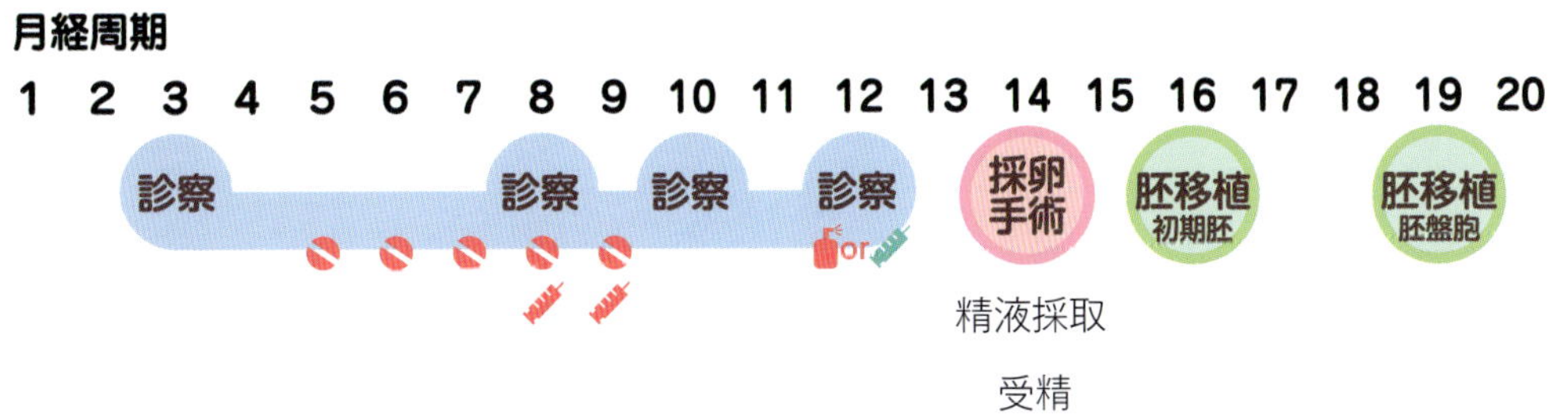

※1　診察日には、卵胞チェックやホルモン検査を行います。
※2　受精方法は、基本的に運動精子数で通常の媒精か顕微授精かが決まります。
※3　初期胚移植は受精2〜3日目に行います。
※4　胚盤胞移植は受精5日目頃に行います。
※5　新鮮胚では移植せずに凍結することもあります。凍結は、胚のどの成長段階で行うかは医師の考えによって違いがあります。
※6　胚移植後、黄体ホルモンを補充する薬を処方されます。

アイコン

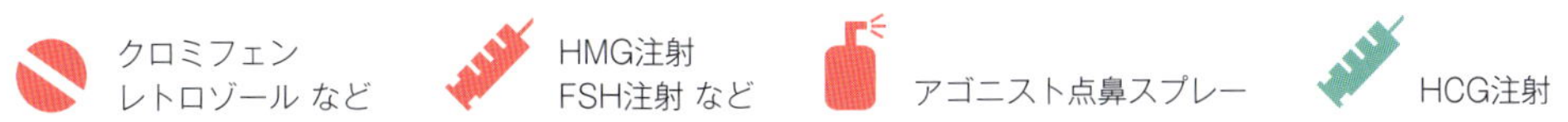
クロミフェン
レトロゾール など
HMG注射
FSH注射 など
アゴニスト点鼻スプレー
HCG注射

周期の月経が始まる前から（前周期の終了前から）卵胞が育つようになり、月経周期と排卵周期にズレが生じるようになってきます。これにより卵胞期（月経周期から排卵までの期間）が短くなることから、月経周期も短くなっていく傾向になります。

この症状は、閉経が近づくと現れやすくなり、症状が現れ始めると、ピルや偽閉経療法をすることで、余計に卵巣が疲弊してしまうこともあり、慎重な対処が必要になります。そのため、完全自然周期法で卵胞の成長を見守りながら治療を進めることが多くなってくるようです。

どの薬が適しているかは、検査や治療歴などから決められますが、ＰＣＯＳについてはクロミフェンよりもレトロゾール、アナストロゾールの方が卵胞の発育が良いようです。

また、クロミフェンでは卵胞発育があまり良くなかったケースでも、レトロゾールやアナストロゾールでは卵胞発育が良いこともあります。

胞状卵胞数が多く、ＡＭＨ値が比較的高い方などは、これに注射薬を足すこともあります。また、レトロゾールやアナストロゾールを服用した場合には、Ｅ2値が低くなる傾向があり、ＬＨの予測が難しくなることもあります。そのため、レトロゾールやアナストロゾールにクロミフェンを少量併用する方法や、アンタゴニスト注射をして排卵をコントロールする方法もあります。

飲み薬を組み合わせたり、注射薬を足すなど、バリエーションはさまざまあり、個々の卵巣機能やＡＭＨ値などによってどの薬を選択するかを決定します。

また、飲み薬のみの場合や飲み薬に注射薬を足すなどの場合によって、診察日や診察回数も変わります。注射薬については、ほとんどの治療施設で自己注射による管理が可能です。

＊低刺激周期法の治療周期

月経3日目頃に治療周期が始まります。この日の胞状卵胞数と前周期の遺残卵胞の有無を超音波検査で確認するとともに、ＦＳＨ値、ＡＭＨ値などのホルモン検査を行ってから、飲み薬による排卵誘発を始めます。服薬期間は3〜5日間になります。

月経8日目頃に必要があれば注射薬を足します。

月経12〜14日目に卵胞の大きさが16〜18ミリ以上で、Ｅ2値が250pg／ml以上あれば、排卵をコントロールするための投薬（ＨＣＧまたはアゴニスト点鼻スプレーなど）を行い、月経14〜16日目くらいが採卵手術になります。

6
体外受精のための卵子の育て方

6-3
調節卵胞刺激法1

調節卵巣刺激法

調節卵巣刺激法は、早期排卵を抑制し、注射薬による卵巣刺激を連日行います。

ショート法とロング法は、早期排卵の抑制にアゴニスト点鼻スプレーを使い、各々使用する期間に違いがあります。

ショート法は、ロング法に比べて薬の投与量を軽減することができ、獲得できる卵子数は7～10個程度を目標にします。

最近、排卵誘発法の第一選択をアンタゴニスト法にする医師が増えてきているようです。なぜならアンタゴニスト法は、ＰＣＯＳに限らずＯＨＳＳをほぼ回避でき、ショート法やロング法のように早期排卵を抑制する薬を長期間使用しないため、患者のストレスの軽減、投与量の軽減もできるからです。

また、ショート法よりもロング法のほうが質の良い卵子が確保でき、それと同等なのがアンタゴニスト法と考える医師も多くいます。

調節卵巣刺激法は、その方法によって適応対象に違いがあります。

●アンタゴニスト法の対象は、
①ＬＨ値が高め（卵巣機能低下）の方
②多嚢胞性卵巣症候群（ＰＣＯＳ：ＬＨが高くＦＳＨが低い）の方
③ＡＭＨ値が低い方

●ショート法の対象は、
①ＦＳＨ値が若干高い（卵巣機能低下が若干みられる）方
②月経周期初期の胞状卵胞数が少ない方
③年齢の高い方

●ロング法の対象は、
①卵巣機能が良好な方
②年齢が若い方
③ＰＣＯＳでなくＡＭＨ値が高い方

卵巣機能低下がなく、月経周期初期の胞状卵胞数が比較的多い方は、いずれの方法も対象になります。

＊アンタゴニスト法の治療周期

月経3日目頃に治療周期が始まり、この日の胞状卵胞数と前周期の遺残卵胞の有無を超音波検査で確認するとともに、ＦＳＨ値、ＡＭＨ値などのホルモン検査を行い、ＨＭＧ注射薬やＦＳＨ注射薬による排卵誘発を開始します。

月経8日目頃、超音波検査で最大発育卵胞の径を確認し、14～16ミリ以上であればアンタゴニスト注射をして早期排卵を抑制しながら、卵胞を育てる薬も併用します。個人の状態によって数回、または連日アンタゴニストを注射します。

月経11～12日目頃、最大発育卵胞径が16～18ミリ以上、Ｅ2値が卵胞1個あたり200～250pg／ml以上に達した時点でＨＣＧ注射、また、卵巣の大きな腫れがある場合は、アゴニスト点鼻スプレーで卵胞を成熟させて、排卵をコントロールします。

ＨＣＧ注射あるいは、アゴニスト点鼻スプレー投与の約34～36時間後に採卵手術を行います。

卵胞を育てる注射薬、アンタゴニスト注射、ＨＣＧ注射とも自己注射が可能です。

＊ショート法の治療周期

月経1日目から治療周期が始まり、この日の胞状卵胞数と前周期の遺残卵胞の有無を超音波検査で確認するとともに、FSH値、AMH値などのホルモン検査を行います。この日よりアゴニスト点鼻スプレーを開始し、採卵手術日が決定するまで続けます。

また、月経3日目頃からHMG注射薬やFSH注射薬による卵巣刺激を始め、以降連日行います。

月経8日目頃から、個人の状況に合わせて卵胞の大きさと数を確認します。月経11～12日目頃、最大発育卵胞径が16～18ミリ以上、E2値が卵胞1個あたり200～250pg／ml以上に達した時点でHCG注射を行い、その約34～36時間後になる月経13～15日目頃に採卵手術を行います。

周期中に必要となる注射は、ほとんどの治療施設で自己注射での対応が可能です。

このほか、アゴニスト点鼻スプレーを月経初日から2～3日使用して、フレアアップのみ利用するウルトラショート法もあります。

図18

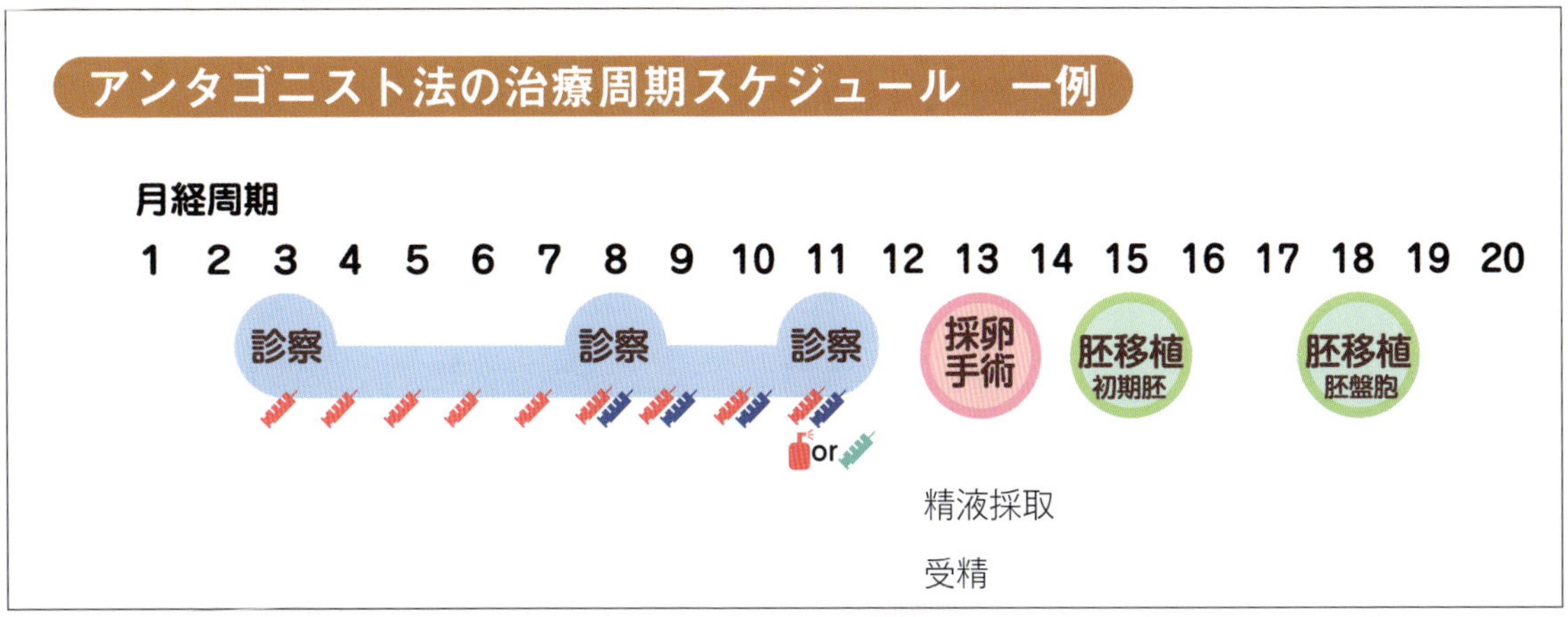

図19

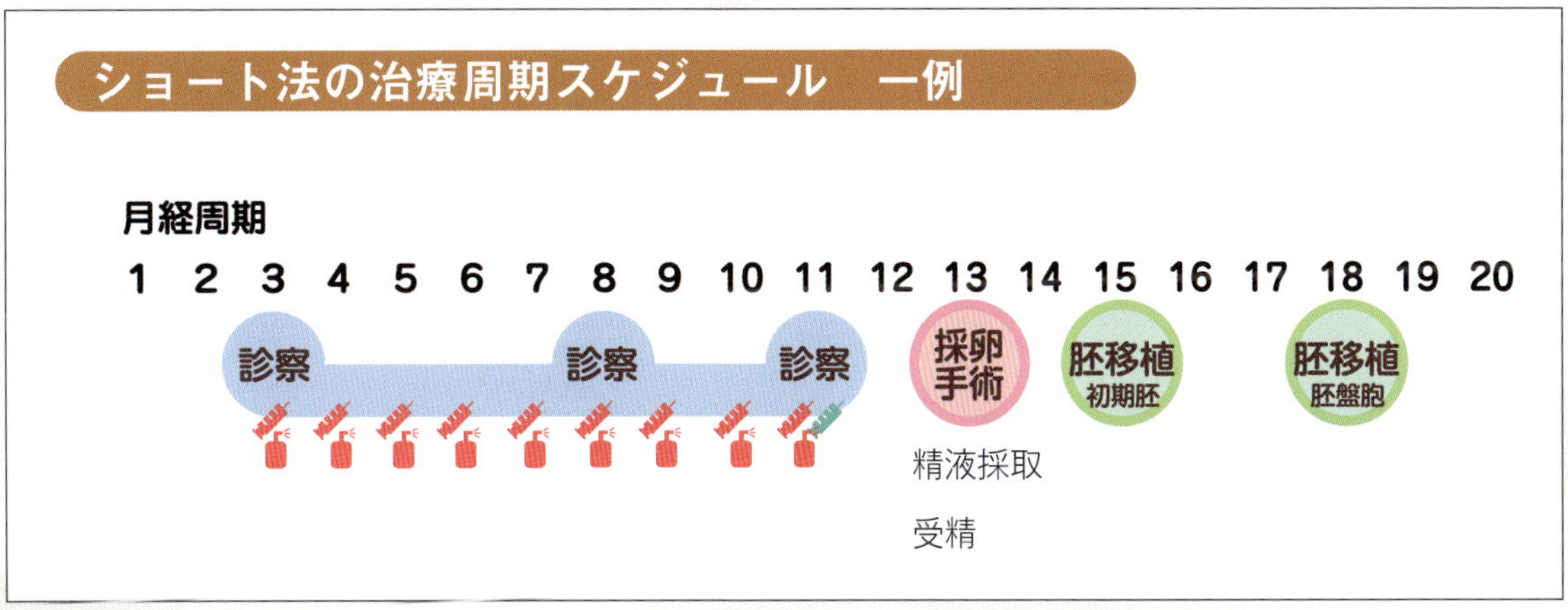

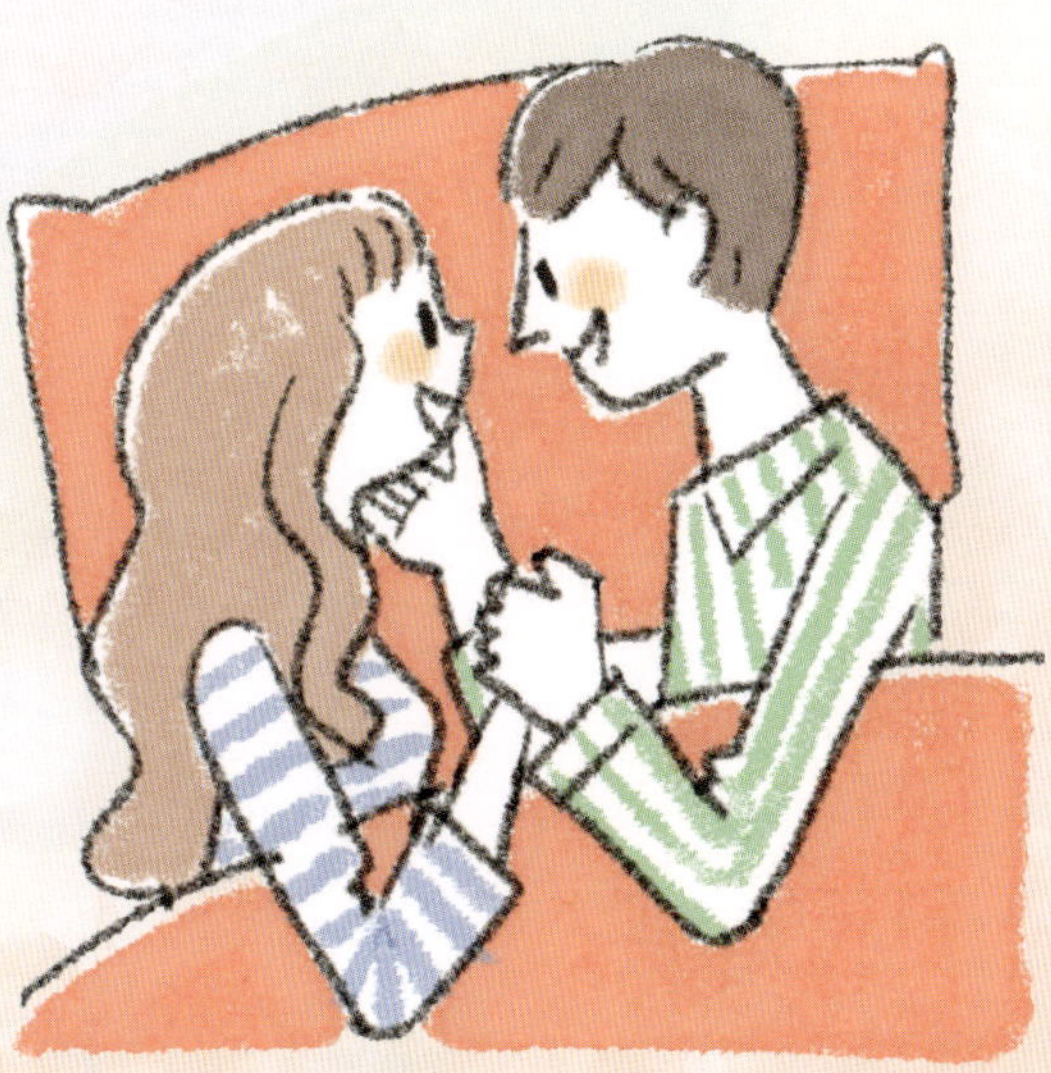

6-3 調節卵胞刺激法2

＊ロング法の治療周期

採卵周期の前周期である黄体中期の月経21日目頃が治療周期の開始です。この日から早期排卵の抑制のためのアゴニスト点鼻スプレーを開始し、翌周期（採卵周期）の採卵手術日が決定するまで続けます。採卵周期前から下垂体ホルモンを完全に抑制することで、採卵周期の卵胞発育が均一になりやすく、また採卵時期のコントロールもしやすくなります。

排卵誘発剤は、採卵周期の月経周期3日目頃から連日行い、これ以降は、ショート法と同じスケジュールになります。

また、アゴニスト点鼻スプレーや注射薬を採卵周期の4～6カ月前から始めるウルトラロング法があります。完全にFSHやLHの分泌を抑制することを目的とし、子宮内膜症や子宮筋腫がある方の改善も見込めます。ただ、子宮内膜症や子宮筋腫があっても、卵巣機能が低下している方には適しません。

＊ランダムスタート法

ランダムスタート法は、これまでの常識を覆す排卵誘発方法で、月経周期のいつからでも排卵誘発を開始することができます。

自然な月経周期では、通常5ミリほどに成長した卵胞がスタートラインに並びFSHに反応して成長を始め、LHに反応して成熟して排卵を迎えます。しかし、卵胞は月経周期に関係なく、日々、FSHに対して反応できる大きさに成長する卵胞もあります。本来、これらの卵胞は閉鎖してしまいますが、この卵胞に対して排卵誘発をすることで卵胞を成長させる方法がランダムスタート法です。

このランダムスタート法は、がん患者が将来の妊娠のために卵子を確保するための方法として始められました。一刻の猶予もない状況での排卵誘発になりますが、がん患者、またがんの既往のない方でも、これまでの排卵誘発法と有意差がないという、いくつかの研究論文もあり、卵胞の成熟、受精、着床にも問題がなかったと報告しています。国内でも、がんの既往のない方への体外受精治療周期にも導入され始めています。

月経周期に関係なく排卵誘発剤をスタートできることから、さまざまな治療施設で導入される排卵誘発法となるかもしれません。

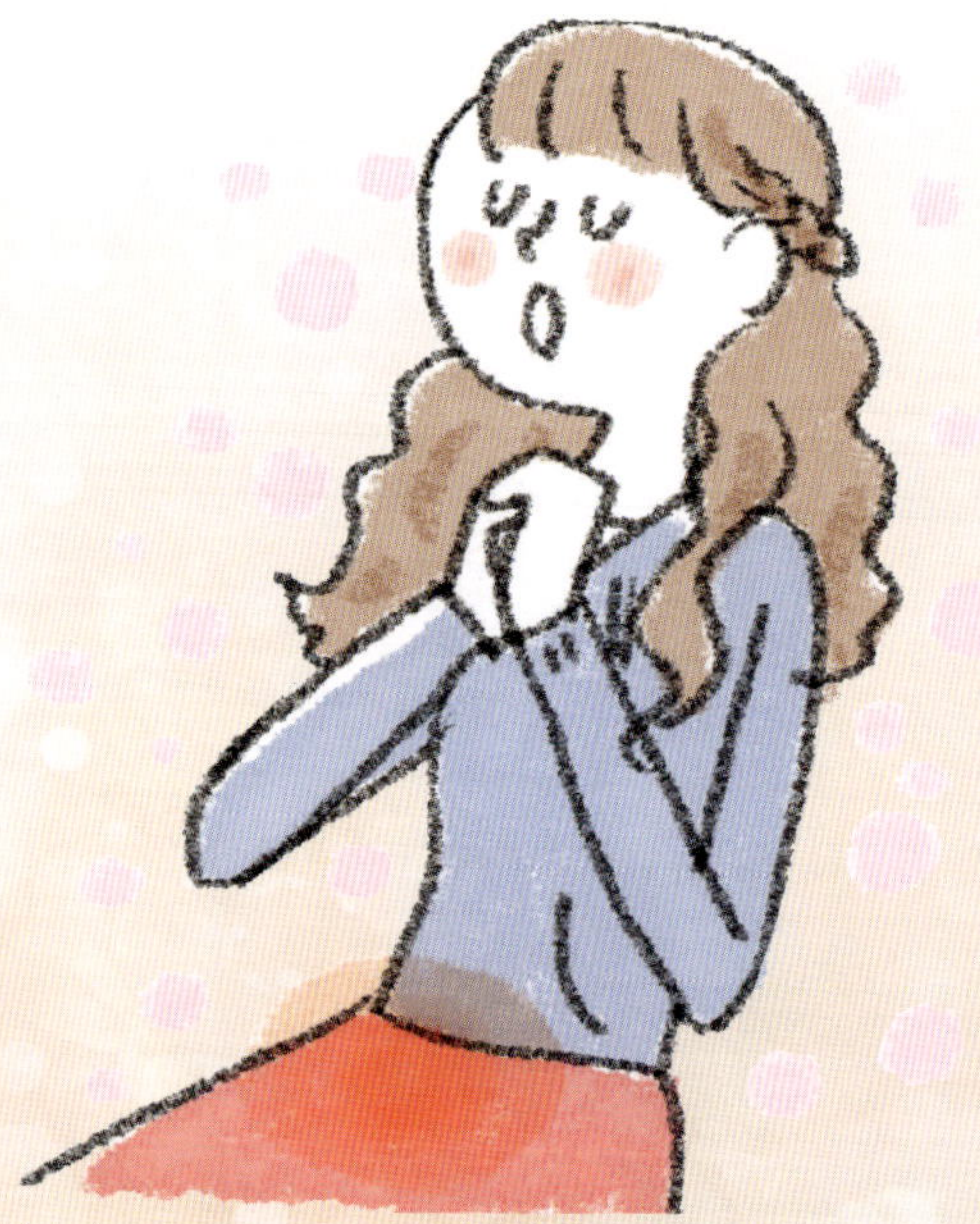

図20

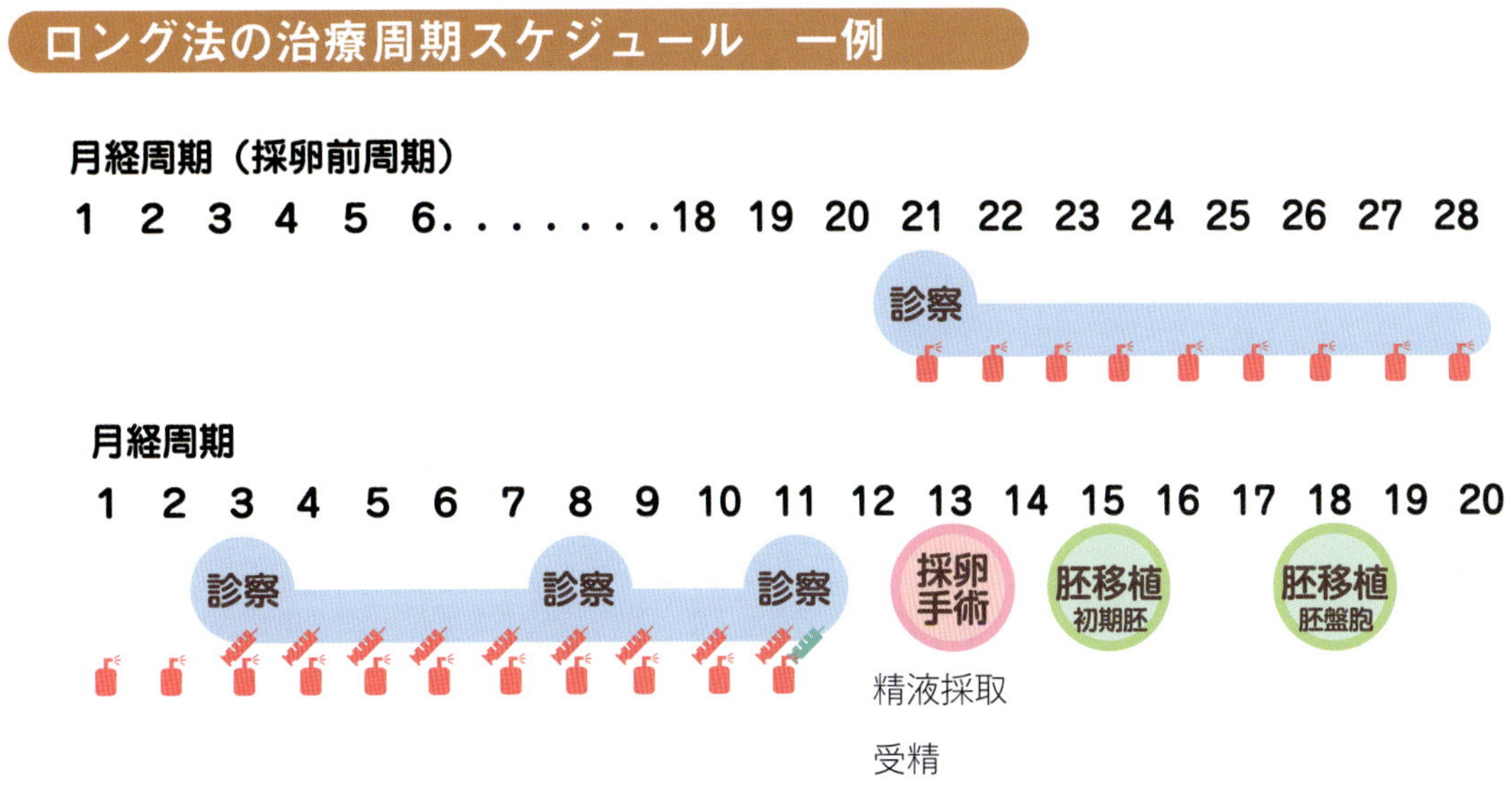

※１　診察日には、卵胞チェックやホルモン検査を行います。
※２　受精方法は、基本的に運動精子数で通常の媒精か顕微授精かが決まります。
※３　初期胚移植は受精２～３日目に行います。
※４　胚盤胞移植は受精５日目頃に行います。
※５　新鮮胚では移植せずに凍結することもあります。凍結は、胚のどの成長段階で行うかは医師の考えによって違いがあります。
※６　ショート法、ロング法の場合、OHSSが起こることがあります。その場合には、すべての胚を凍結することがほとんどです。
※７　胚移植後、黄体ホルモンを補充する薬を処方されます。

図21

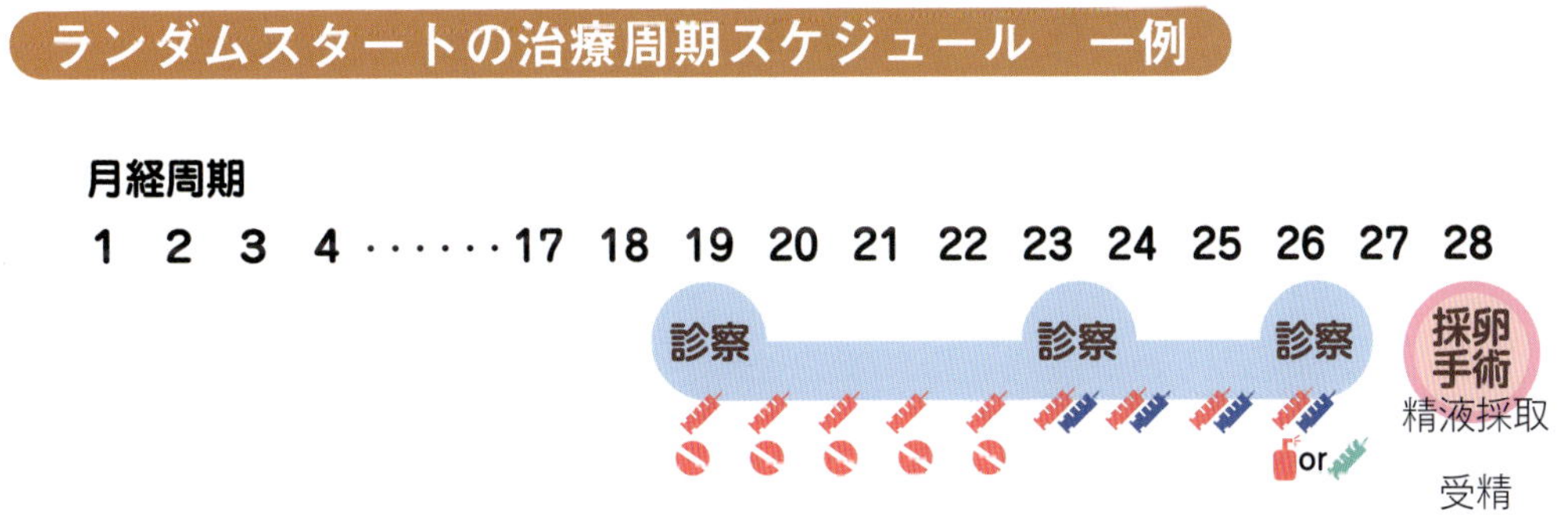
ランダムスタートの治療周期スケジュール　一例
月経周期
1 2 3 4 ・・・・・・17 18 19 20 21 22 23 24 25 26 27 28
診察
診察
診察
採卵手術
精液採取
受精
or

※１　ランダムスタート法は、月経周期のいつからでも開始することができます。
※２　独身のがん患者の場合には、卵子を凍結します。
※３　排卵誘発方法は、アンタゴニスト法と同じように進められることが多いようですが、低刺激周期法を行うこともできます。

アイコン

レトロゾール、
クロミフェン
HMG注射
FSH注射 など
アゴニスト
点鼻スプレー
HCG注射
アンタゴニスト注射

7 排卵誘発の心配事

7-1 卵巣のようす

自然な月経周期の卵巣の様子

自然な月経周期では、十数個から20個ほどの卵胞が採卵周期に入り、中でも一番大きく、ホルモンに対して反応の良かった1つが成長を続け、ほかの卵胞は成長を止めて退縮し、やがて体に吸収されていきます（閉鎖卵胞）。体外受精治療周期においても、排卵誘発を行わない完全自然周期や排卵をコントロールする薬をだけ使う自然周期においても同じように起こります。

ただ、採卵周期に入る卵胞数は、年齢とともに減少する傾向にあり、40歳を過ぎる頃から発育卵胞がすべて閉鎖してしまい、排卵に至らないという月経周期もでてきます。また、卵胞の中に卵子がない空胞も増えてくる傾向にあり、月経が順調にあっても、若い頃と同じというわけにはいかなくなります。

基本的には、自然な月経周期で排卵される卵子は1個で、排卵誘発を行わない完全自然周期と自然周期で採卵手術によって獲得できる卵子の数も1個です。逆に言えば、採卵手術によって獲得できる卵子が1個と予測できるケースには排卵誘発は行わないということにもなります。

卵巣の大きさは、通常時は直径2センチほどの楕円形をしています。おおよそ親指大ですが、排卵期の卵巣は、これよりも大きくなります。成熟卵胞も約20ミリあり、卵巣は約3センチほどの大きさになります。また排卵後、卵巣に残った卵胞が黄体になって卵巣の腫れに見えることがあります。これらは周期的なもので、次の月経が始まる頃には通常の大きさに戻ります。

排卵誘発周期の卵巣の様子

体外受精による低刺激周期法の場合、獲得する卵子は約3～5個を目標にしています。最大卵胞径が約16ミリ以上になって採卵手術日を決める頃になると、これと同程度の卵胞が3～5個卵巣にあることから、卵巣は通常よりも大きくなり、約4センチ以上になります。この低刺激周期法は、その周期に育つ卵胞の成長をサポートする方法で、どちらか片方の卵巣から採卵します。

調節卵巣刺激周期法は、両卵巣から7～10個程度の卵子獲得を目標とします。両方の卵巣はそれぞれ4～5センチ以上になります。

また、ＯＨＳＳを引き起こした場合、卵巣は8センチ以上に腫れ上がります。

排卵誘発後の黄体期の卵巣の様子

体外受精では、採卵手術の際に卵胞を針で刺し、卵胞液ごと卵子を回収します。卵巣に残った卵胞は、ＬＨの代わりとなるＨＣＧ注射やアゴニスト点鼻スプレーによって黄体化していきます。卵胞が十分成熟していることが、卵子の成熟にもつながり、また十分な黄体ホルモン（プロゲステロン）を分泌する黄体になることにもつながります。

新鮮胚移植（採卵した周期に胚

を移植する）をする場合、排卵誘発法によって黄体補充の方法に違いがあります。排卵誘発法の中でも、特にアゴニスト点鼻スプレーで早期排卵を抑制するショート法やロング法を行った場合と、アンタゴニスト法を行った場合は、黄体形成が十分でなく、プロゲステロンの分泌が低下する可能性があることから、黄体ホルモンの補充を行います。黄体補充については、注射薬、腟錠、飲み薬の順で効果が高いといわれていますが、通院負担の軽減にもつながり、注射薬との効果も同程度の腟錠が主流になってきているようです。近年、相次いで新しい腟錠、腟用カプセルが登場しています。

ただ、完全自然周期法や自然周期法、低刺激周期法では、採卵後の黄体補充は必ずしも必要とは限りません。その方のホルモン環境と低刺激周期法の場合は、排卵誘発剤に使用した注射薬の量と状況によって黄体補充の必要性の有無が変わります。

自然な月経周期の卵巣の様子＜超音波検査＞

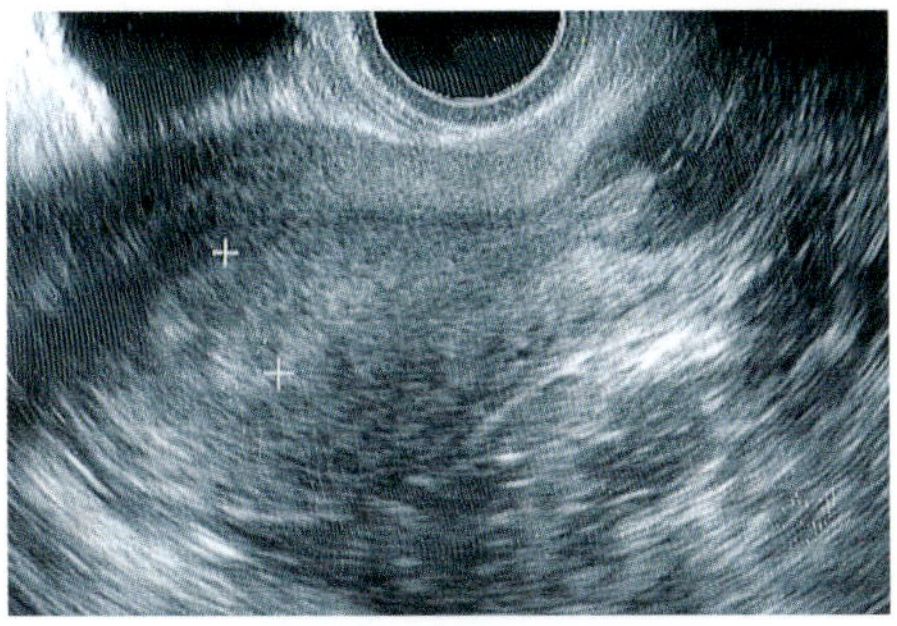

黄体期のエコー超音波検査画像

子宮内膜が厚くなっている

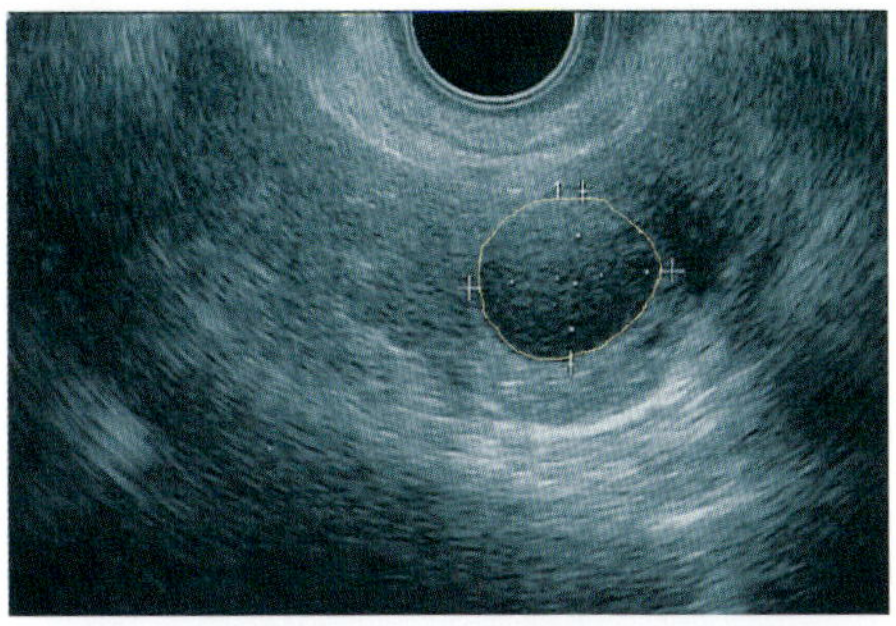

排卵真近のエコー超音波検査画像

大きく育った卵胞が見える

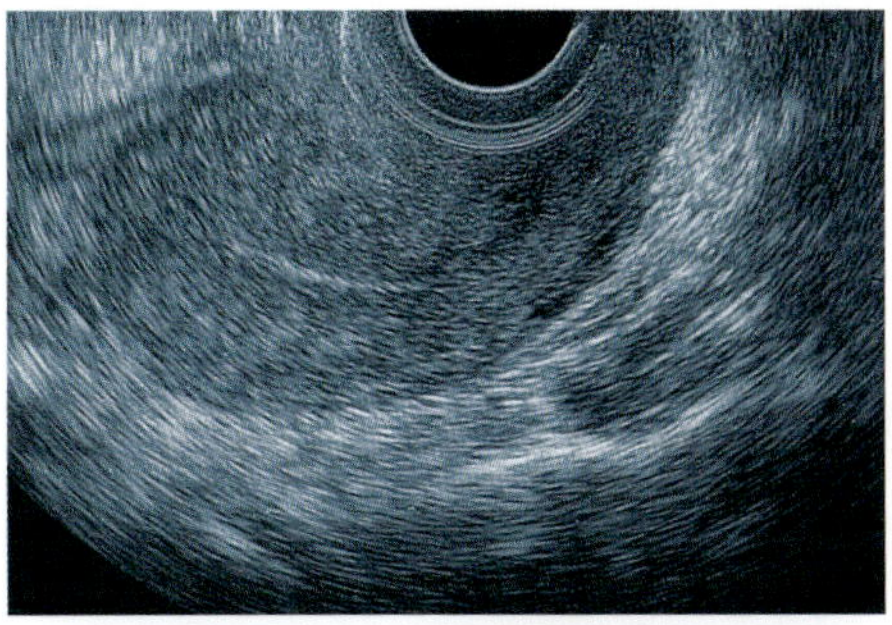

卵胞期のエコー超音波検査画像

子宮内膜（中央白い部分）
まだ薄くリップサインが見える

本誌『着床』、『女性のからだと卵子と不妊治療』より（画像協力：石塚産婦人科）

排卵誘発をした際の卵巣の様子

図22

調節卵巣刺激法

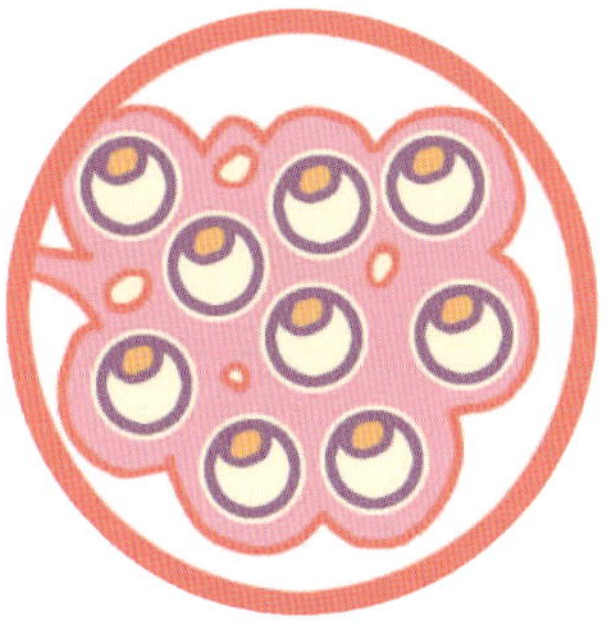

獲得予想卵子数
平均7〜10個程度

低刺激法

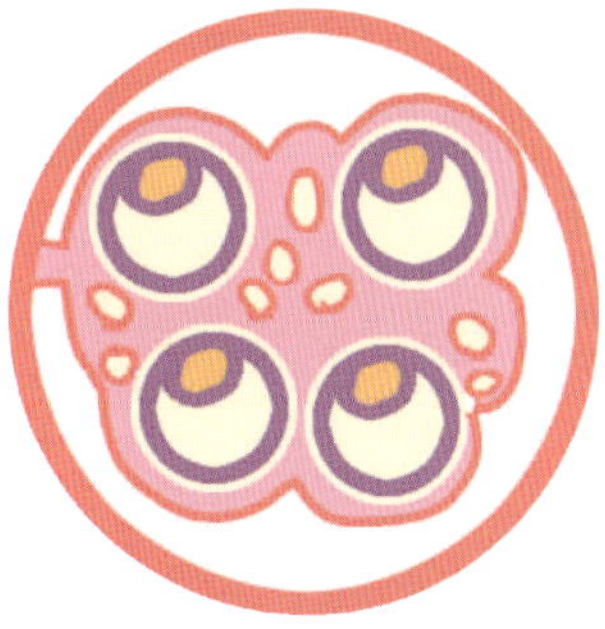

獲得予想卵子数
平均３〜５個程度

完全自然周期法

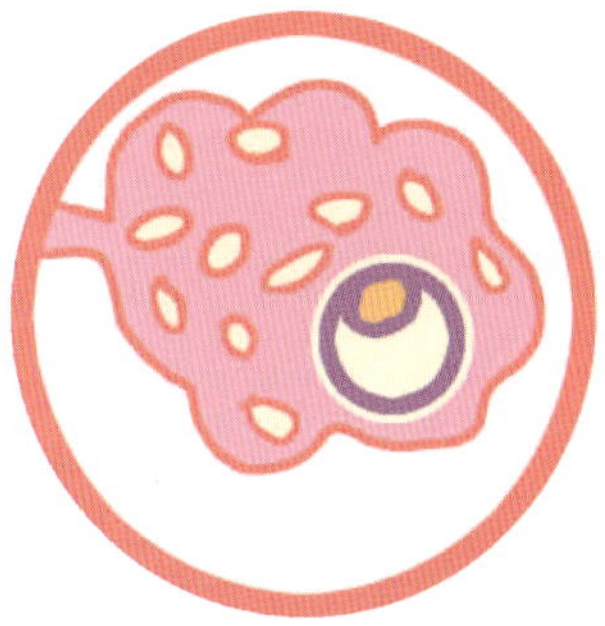

獲得予想卵子数
平均１個程度

7 排卵誘発の心配事

7-2 排卵誘発をしても卵胞が育たない

排卵障害が起こる要因は？

基本的に、排卵誘発が必要になるのは排卵障害がある場合です。排卵障害になる原因として、早発卵巣不全（POIまたはPOF：早発閉経）、無排卵月経、PCOS、高プロラクチン血症、甲状腺機能低下症、黄体化非破裂卵胞（LUF）、肥満や極度の痩せ、極端なダイエットなどがあげられます。これらについては、必要とする治療や改善できることを行ってから排卵誘発剤を始めることもあります。

＊早発卵巣不全（早期閉経）

早発卵巣不全は、年齢40歳未満で4～6ヶ月間の無月経期間(続発性・第2度無月経で第2次性徴がある)やFSH値が高く・E2値が低い場合をいいます。平均閉経年齢は約50歳ですが、加齢による閉経状態と違い治療によって月経が復活することもあります。治療は、ホルモン値を下げる薬やホルモンを補う薬などを使用します。

＊無排卵月経

無排卵月経は、月経はあっても排卵がなく、基礎体温は一相性になります。ホルモン検査やプロラクチン値の検査などから原因を探り、排卵誘発剤などで治療を行います。

＊多嚢胞生卵巣症候群（PCOS）

PCOSは、無月経、希発月経、無排卵月経のいずれかの月経異常があり、両側卵巣に多数の小卵胞が確認され、男性ホルモン値が高く、FSHの基礎値は正常であるがLHの基礎値が高いことが診断基準になります。また、AMH値が高いこともよく知られています。

「月経周期が長くなってきたり、不規則になってきた」「にきびが多い」「ヒゲやすね毛などが濃い」「肥満である」などの自覚症状から気がつく場合もあります。

にきびやヒゲなどは男性ホルモンが関係し、血糖値を下げるインスリンの働きが悪くになっていることが肥満に関係しているようです。肥満を解消することで排卵障害が改善する方もいますし、糖尿病の薬で血糖値を下げインスリンの過剰な分泌が抑えられることで、男性ホルモンも抑えられ排卵しやすくなる方もいます。

順調な排卵を伴う月経周期を回復させるためにも、クロミフェンなどの飲み薬での治療から始めますが、それでもなかなか排卵しない場合には、注射薬を使うこともあります。ただ、多くの卵胞が育つだけで排卵に至らないことや、卵巣が大きく腫れてしまうことがあります。また、一般不妊治療では、複数の卵子が排卵される場合に多胎妊娠やOHSSの重症化を避けるために治療周期をキャンセルさせることもあります。

排卵誘発剤を使っても思うように卵胞が育たない場合や排卵に至らない場合は、腹腔鏡下で左右の卵巣にそれぞれに15～20カ所程度の穴をレーザーか電気メスで開ける腹腔鏡下卵巣焼灼術を行うことで自然排卵が回復されることがあります。

＊高プロラクチン血症

プロラクチンは、母乳を作るために働くホルモンで、排卵を抑制する作用があります。妊娠、授乳期以外にプロラクチンの分泌が高いことから排卵が起こりにくくなるのが高プロラクチン血症で、原因がよくわからないことも多くありますが、脳の下垂体にできた腫瘍が原因になることもあります。そのためMRI検査を行い、腫瘍の有無を確認することもあります。

またプロラクチン値が高く、排卵障害がある場合には、高プロラクチン治療薬で改善することもあります。プロラクチン値が高くても、排卵障害がなければ、高プロラクチン血症の治療より不妊治療を優先させることも多くあります。

＊甲状腺機能低下症

甲状腺機能低下症は、甲状腺の働きが低下して甲状腺ホルモンが不足している状態で、橋本病が原因となって引き起こされることがあります。甲状腺ホルモンは、全身の臓器や細胞の働きを活発にするホルモンで、この分泌が不足することによって排卵障害につながることもあります。不妊治療を優先させるよりも、甲状腺機能低下症の治療をすることで排卵障害が改善することもあります。

＊黄体化非破裂卵胞（LUF）

黄体化非破裂卵胞（LUF）は、卵胞が成熟しても排卵が起こらず黄体化し、黄体ホルモンを分泌している状態で、月経周期初期の超音波検査とE2値から確認ができます。

こうした月経周期は誰しも起こることがありますが、黄体化非破裂卵胞が起こった周期は自然に消えるまで経過観察することが多いようです。また、黄体化非破裂卵胞に見えて、排卵後の黄体内に液体が貯留した黄体嚢胞（ルテイン嚢胞）である場合もあり、この場合には排卵誘発を始める前に針で穿刺して内容液を吸引することもあります。

排卵誘発しても卵胞が育たないのは？

その方の卵巣機能に対して、排卵誘発法や使う薬があっていなければ卵胞はなかなか育ちません。また、排卵誘発法や使う薬があっていても、なかなか育たないこともあります。

排卵誘発法はさまざまあり、使用する薬によっても作用する場所、効果に違いがあると同時に、人それぞれ現状の卵巣機能や基礎疾患、ホルモン環境、年齢などによって卵胞の育ち方に違いがあるので、どの方にも一律、同じように効果を示し、結果が出るわけではありません。

また、同じ薬を長期に渡って続けることで、効果が出にくくなることがあります。これは、どのような薬でもあることで、使い続けることで反応性が鈍くなるからです。

ある意味、排卵誘発法の効果は、卵巣機能次第という側面も持っているのです。そのため、同じ排卵誘発法を繰り返すのではなく、別の排卵誘発法、使用する薬の種類や量などを検討することが大切です。場合によっては、ピルや偽閉経療法などで卵巣を休ませ、排卵誘発をするための準備周期も大切になってくるでしょう。

そして、人と比べて考えないことです。さまざまな情報が飛び交う中、その情報に振り回されてしまうこともあるでしょう。年齢や似たような症状を持っていても、それぞれ違う反応、違う結果が出ます。人それぞれ、卵巣機能それぞれ、周期それぞれなのです。

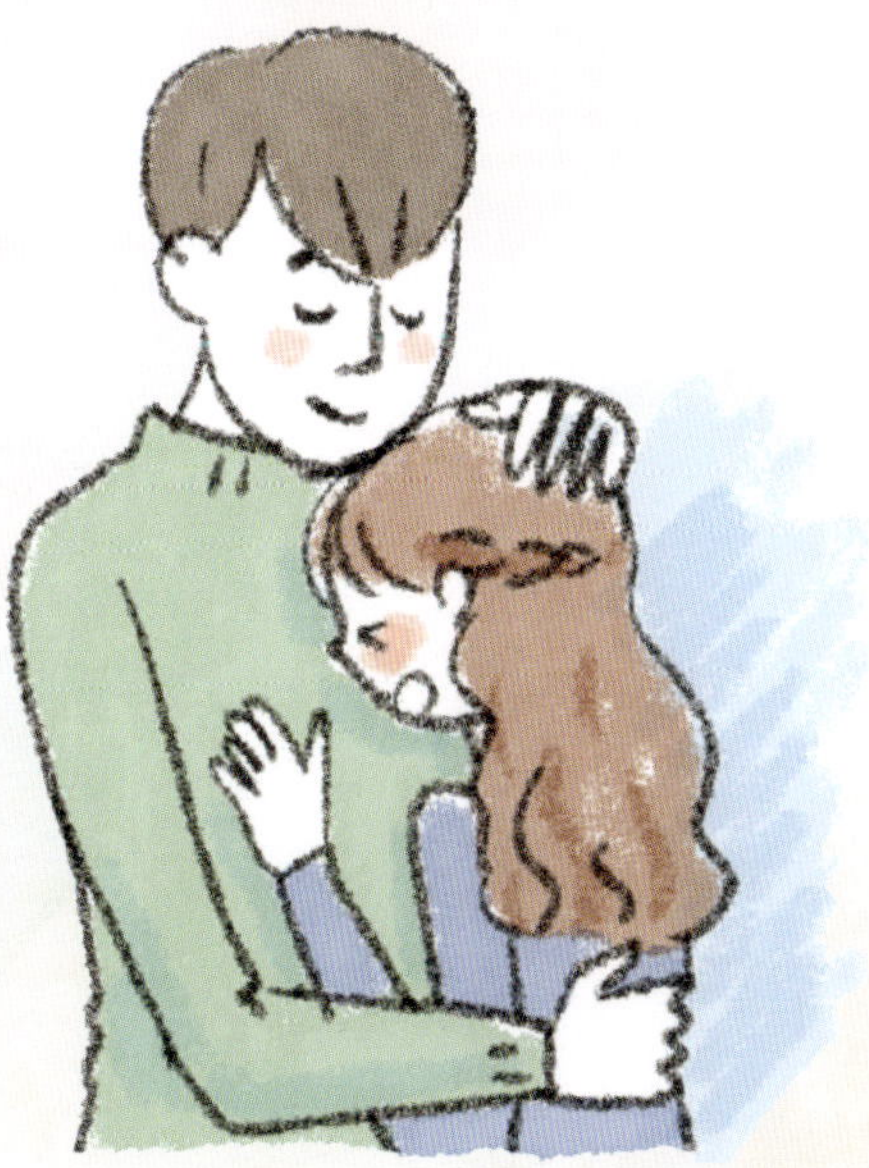

排卵誘発の疑問と不安

よくわからないと不安になるよね！

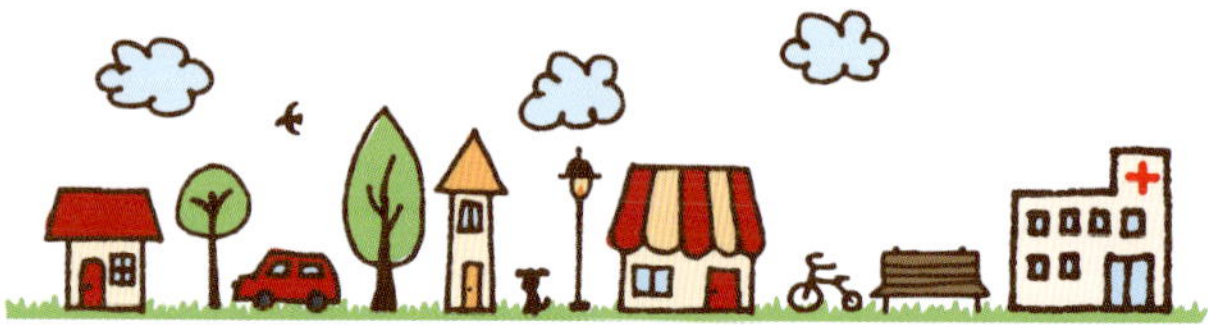

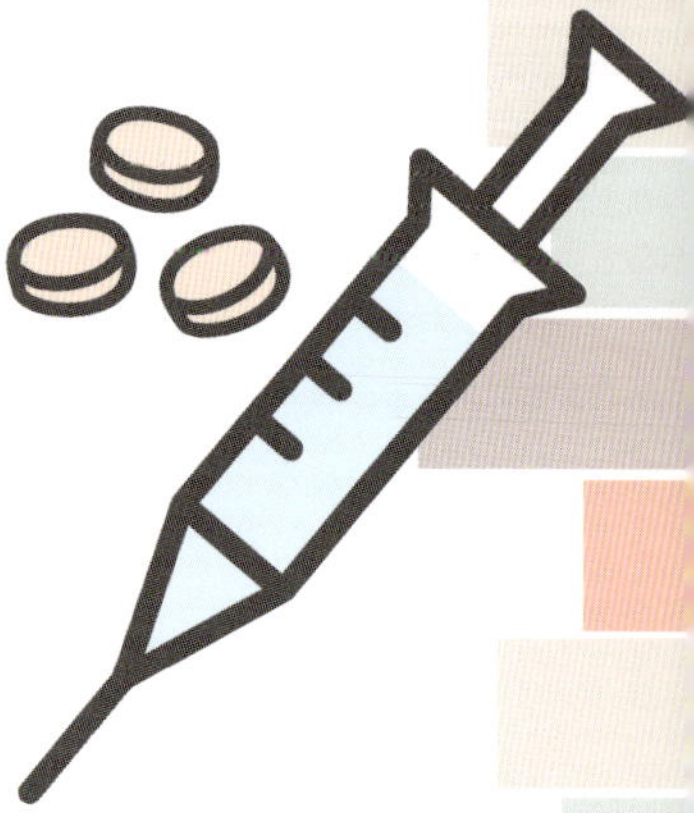

排卵誘発の飲み薬や注射薬で卵子の質は良くなるの？

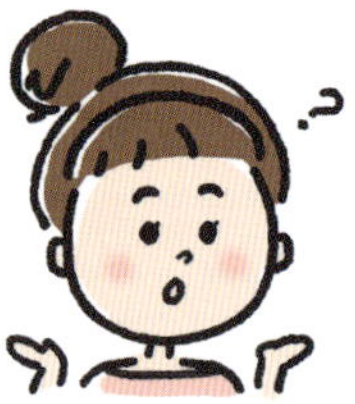

排卵誘発剤は卵子の質を良くするための薬ではなく、卵胞を育てるための薬です。

排卵誘発剤は、卵胞の成長のために働きますが、卵子の質はもともとあるもので、薬によって左右されることはありません。

卵子の質は、基本的に年齢に関係しています。排卵誘発をすることで卵胞を十分に成長、成熟させることで、質の良い卵子の入っている卵胞から卵子が排卵、または採卵できれば、その卵子は赤ちゃんにつながることができるでしょう。

卵胞が十分に成長することができなければ、質の良い卵子がその中にあっても赤ちゃんにつなげることができないのです。

今月経周期で育つ卵胞の中に、質の良い卵子があるかもしれません。十分に成長、成熟させることができる排卵誘発法は何かをよく検討して選択しましょう。

排卵誘発をすると卵巣がダメージを受けるのでは？

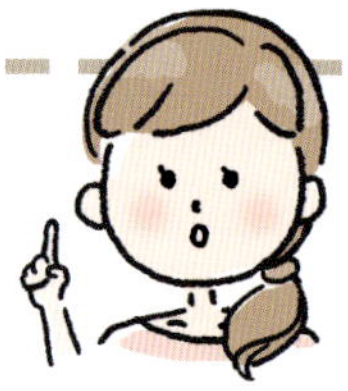

排卵誘発をすると卵巣が大きなダメージを受けるというのは、ひと昔前の話です。

多量の注射薬を長期間にわたって使い続けると卵巣が疲れてしまい、その後月経が乱れてしまうことがあります。ただ、このようなことが多く起こったのは、ひと昔前の体外受精です。着床率、妊娠率を上げるために多くの卵胞を育てる必要があり、そのためにたくさんの排卵誘発剤を使っていた頃は、その後に卵巣機能が低下してしまい、月経が止まってしまったという方もいました。それから、医療も進歩し、新しい薬も開発されました。これによって、個人に合った排卵誘発法を行うことで卵巣へダメージを与えるという心配は少なくなってきています。また、培養技術も上がってきたことで、必要以上に排卵誘発剤を使って卵巣を刺激することなく卵子を確保し、また移植胚も確保できるようになりました。そして、凍結技術も上がり、すべての胚を凍結することでＯＨＳＳの重症化も格段に減っています。

卵巣へのダメージは、その後の月経周期や更年期にも関わってきますが、自分にあった方法で排卵誘発をしていますので、必要以上に心配しなくても大丈夫でしょう。

排卵誘発方法を決める際には、よく医師と話し合って、自分にあった方法を選択しましょう。

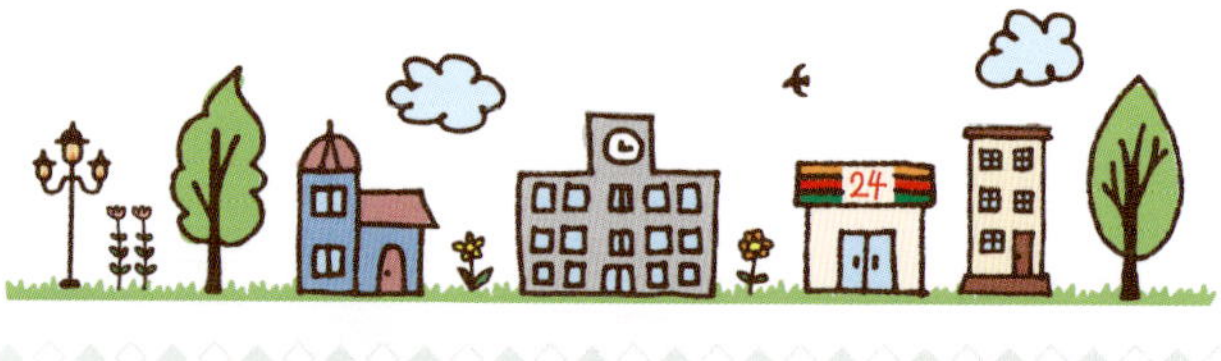

排卵誘発をすることで閉経が早まったりしないの？

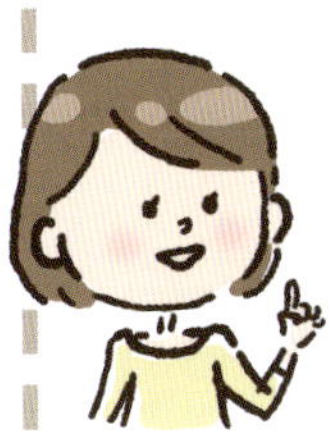

排卵誘発をすることで閉経が早まることはありません。

排卵誘発剤が作用するのは、排卵周期に入った卵胞です。自然な月経周期では、排卵周期に入った卵胞の中でも一番大きく、またホルモンに対して反応の良かった卵胞が大きくなり卵子が排卵されます。その他の卵胞は閉鎖しますが、排卵誘発を行う月経周期の初期から卵胞を育てるための薬を使うことで閉鎖するはずだった卵胞も育てることができます。

まだ排卵周期に入る前の卵胞は、月経周期に起こるホルモン変化に反応して成長することがないように、排卵誘発剤にも反応することはありません。ですから、排卵誘発剤によって卵胞を使い切ってしまい、閉経が早まるということはないのです。

排卵周期に入った卵胞は、月経周期初期の超音波検査で、その数を確認することができます。一般的には十数個といわれていますが、年齢とともに少なくなっていきます。この月経周期初期に確認できる卵胞が排卵誘発によって育てることができる卵胞で、これ以上の数の卵子を確保することは基本的にはありません。

卵胞は、何もしなくても１カ月に１０００個ほどのスピードでなくなってしまいます。平均閉経年齢は約50歳で、これは排卵誘発をしても、しなくても、すべての人に同じような年齢に起こります。

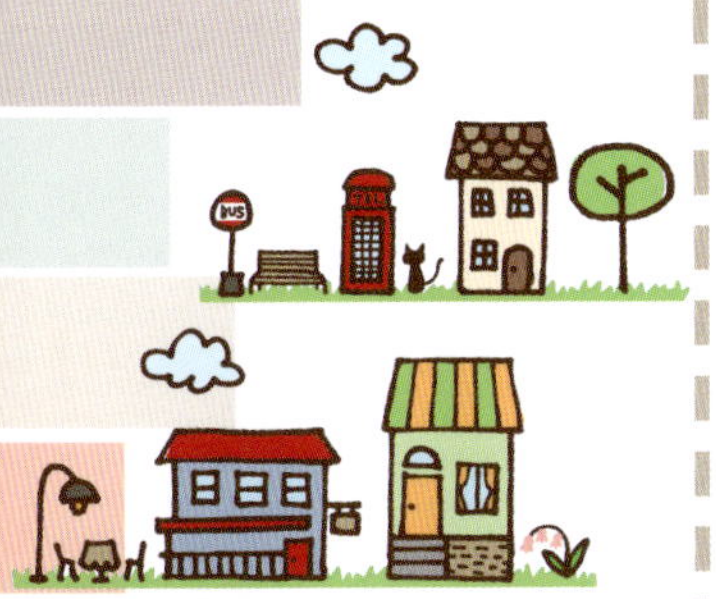

排卵誘発剤を使うと乳がんになりやすいって、ほんと？

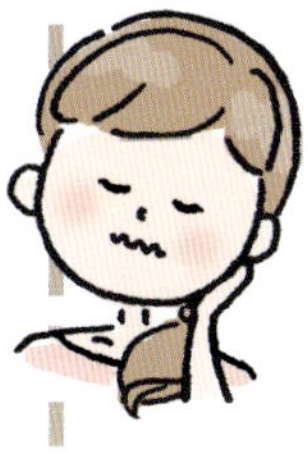

排卵誘発剤と乳がんリスクの増加は関係がないという報告がほとんどです。

体外受精による排卵誘発剤によって、ガンになるのではないか？と心配される方は、実は少なくありません。これまでも排卵誘発剤の使用によって女性の乳がんリスクが増加がするのではないかいわれてきました。しかし、研究結果のほとんどで相関関係はみられないと報告しています。

ただ、日本乳癌学会の乳癌診療ガイドラインでは、不妊治療が乳癌発症リスクを増加させるかどうかは結論付けられず、エビデンスグレードは証拠不十分だとしています。

この中で、２０１０年Breast Cancer Res Treat（※１）で発表したメタアナリシス（複数の研究の結果を統合し分析した結果）では関連は認めないとしていますが、薬剤別の研究報告の中にＨＭＧを６カ月以上投与したケースやクロミフェンを長期投与や大量投与したケースではリスクが上がる可能性があると報告する研究があるとしています。ただ、ＨＭＧを６カ月以上連続で投与することは現在の不妊治療では考えられず、クロミフェンについても子宮内膜が薄くなるという副作用があることから長期投与もあまり考えられません。

ただ、妊娠することなく不妊治療を終えることになると、エストロゲンが分泌される期間が長くなる（月経回数が多い）ため乳がんリスクが上がります。初経年齢が早い、閉経年齢が遅い、また出産回数が少ない、授乳期間が短い、親族に乳がん経験者がいるなどもリスク因子としてあげられます。何にしても、健康のために１年に一度は乳がん検診を受けましょう。

※1　Breast Cancer Res Treat. 2010 Nov;124(1):13-26.

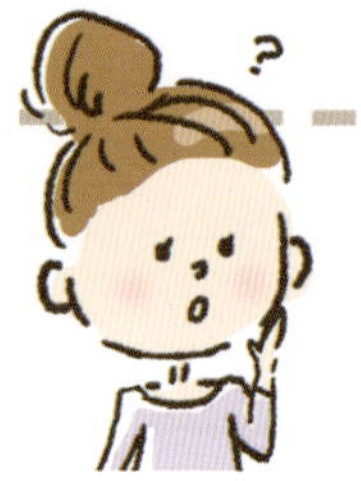

排卵誘発剤に頼っていて大丈夫？
だんだん薬の量を増やさないとならなくなるのでは？

クロミフェンは長期服用で耐性ができることがあります。

排卵誘発剤の中でもクロミフェンなどは長期に服用することで耐性ができ、薬の量を増やさないと卵胞の成長が不十分になることがあります。

例えば、一般不妊治療であれば、１日１錠／５日間の処方で十分な成長が見られない場合には、翌周期には１日２錠／５日間などになることもあるでしょう。また、クロミフェンには、子宮頸管粘液や子宮内膜が薄くなるという副作用があることから６周期以上続けて行うことはなく、その前にHMGなどの注射薬に切り替えて排卵誘発を行うことになるでしょう。

体外受精の場合には、その方の卵巣機能などに合わせて排卵誘発を行います。選択した排卵誘発法で採卵周期を始めますが、卵胞の発育が不十分な場合には、注射薬の量を増やしたり、ＦＳＨ注射薬からHMG注射薬に切り替えるなどして見直しをしながら卵胞の成長を診ていきます。

ＰＣＯＳの方の場合には、卵胞の成長が選択した排卵誘発法で十分に育たないこともあります。

また、卵巣機能が低下している場合も、思うように卵胞が育たないことがあります。この場合、月経初期のＦＳＨの基礎値　（月経３日目頃の値）を十分に下げるための準備周期が採卵周期前に必要になることもあります。

卵巣機能が良く、ＡＭＨ値が高い方は、たくさんの薬を使わなくても卵胞が育ってくるでしょう。

注射薬も多量に長期間使用すると反応が鈍くなることがありますが、極端な使い方をしなければ心配ないでしょう。今では、そんな極端な使い方をすることは、まずないと思います。

一般不妊治療でも、体外受精でも、卵巣の反応にはその方の個性もあり、どの方法がよいのか、どの薬が合っているのかは、実際に治療を始めてみなくてはわからないこともあります。

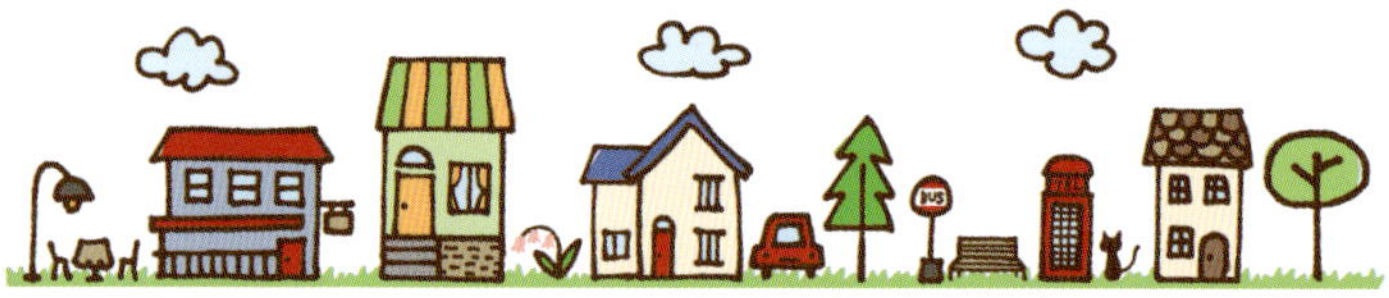

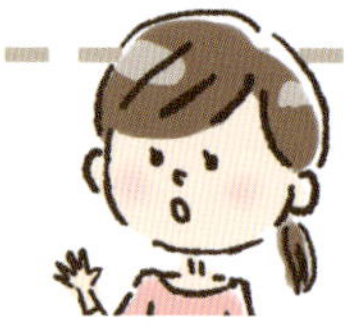

FSH が高いと排卵誘発できないの？

**ＦＳＨが高いことは、卵巣機能が低下していることを示しています。
値によっては、排卵誘発ができないこともあります。**

月経周期初期のＦＳＨの基礎値が高い方に、HMG注射薬などをしても卵胞が育たないことがあります。

自然な月経周期では、卵胞期にＦＳＨが分泌されるため、ＦＳＨ値は上昇していきます。このＦＳＨを分泌させ続けるのが飲み薬で、脳からのＦＳＨを休ませて直接卵巣にＦＳＨを届けるのが注射薬です。

薬を使うことでＦＳＨ値が上昇しますが、ＦＳＨの基礎値が高いということは、すでに薬を使っているのと同じような状態のため、それ以上ＦＳＨを注射薬で届けても卵巣が反応できない、あるいは鈍いわけです。

ＦＳＨの基礎値は、３～10mIU/mlを正常値としている治療施設が多く、これを超えていると卵巣機能が低下してきていることが考えられます。また、ＦＳＨ値が12mIU/ml以上になると妊娠率が低下することがわかっています。

排卵周期、または採卵周期前にピルを服用するなどして卵巣を休ませてＦＳＨ値を下げることが可能であれば行いますが、これも難しいほど卵巣機能が低下している場合には、薬を使わずに卵胞の成長を見守ることになるでしょう。

排卵誘発法の選択は、ＦＳＨの基礎値だけで決めるものではなく、ＬＨ値やＡＭＨ値、採卵周期初期に確認できる卵胞の数などで最終的に決定をしていきます。

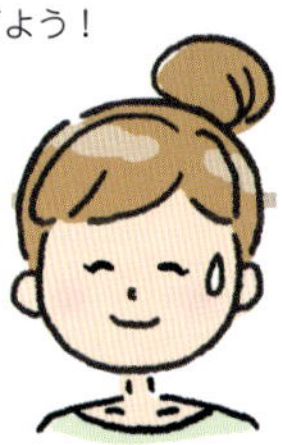

副作用が心配。排卵誘発をしないと治療はできないの？漢方薬でなんとかならないの？

副作用は、どのような薬にもあります。大切なのは、薬の作用と効果を理解することです。

排卵誘発剤に限らず、どのような薬にも副作用はあります。漢方薬には副作用がないと考えている方もいますが、漢方薬にも副作用はあります。副作用の頻度や症状については、薬によって、また個人によって違いがありますが、不妊治療で妊娠を望む場合、排卵があること、採卵手術で卵子を確保することは絶対に必要なことです。

まずは、排卵誘発剤がなぜ必要で、どのように作用し、どのような効果があるのかを理解することが大切です。副作用はもちろん心配ですが、必要な薬を必要なだけ、きちんと使って卵胞を育てましょう。

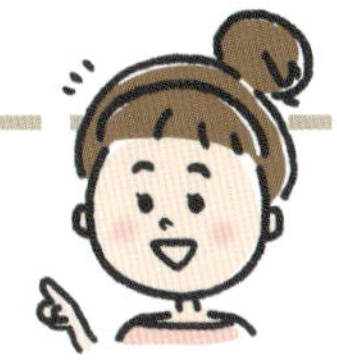

排卵誘発剤で太るってホント？

排卵誘発剤で太るという報告はありません。

排卵誘発剤で太るという報告はありません。ただ、月経周期の中でも卵胞期と黄体期では分泌されるホルモンの関係から体に出る症状に違いがあります。

プロゲステロン（黄体ホルモン）が分泌される黄体期は、受精後の胚が成長し、子宮へ着床していく時期にあたります。この時期は、栄養を蓄えようとするため、水分だけでなくほかの栄養の排出も抑えられます。また、食欲が増進することもあります。個人差はありますが、このために体重が増加したり、むくみが生じたりすることもあります。

排卵誘発剤を使うことで、この作用が少し強く出る方もいるかもしれませんが、周期的な問題なので月経が訪れ、卵胞期が始まれば解消されるはずです。

不妊治療をしているとストレスから甘いものを多く食べたり、いつもより食事量が増えることがあるかもしれません。食生活を見直すことで、体重管理ができるでしょう。

また、卵巣を強く刺激したことで卵巣が腫れて腹水が溜まることがあります。急にお腹が大きくなったり、いつもすんなり履けるスカートやパンツがきついと感じたら注意が必要です。医師の診察を受けましょう。

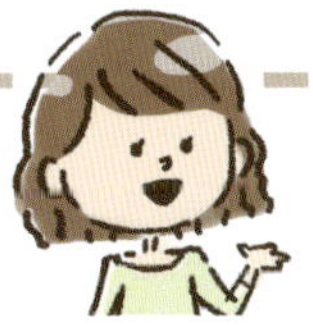

風邪をひいてしまいました。排卵誘発をしていますが、風邪薬は飲んでもいい？

排卵誘発中に風邪薬を飲んでも、問題はありません。

体外受精の場合、採卵手術の前日に抗生物質を服用することもあるくらいですから、排卵前、または採卵手術前に風邪薬などを飲んでも問題ありません。

注意が必要なのは、妊娠が成立する頃の妊娠４～７週頃の妊娠初期で、この頃は、赤ちゃんのいろいろな臓器が作られる時期になります。ただ、自然妊娠の場合、妊娠に気が付かずに風邪薬を飲んだり、鎮痛剤を飲んだりすることもある時期です。服用したことで不安や心配になる方もいますが、実際に赤ちゃんに影響がある薬は多くありません。

風邪をこじらせて長引かせてしまうことの方がよくありません。採卵手術日に熱が引かずにキャンセルになることの方が辛くありませんか。

心配な方は、主治医に風邪薬を処方してもらうか、市販薬を確認してもらいましょう。

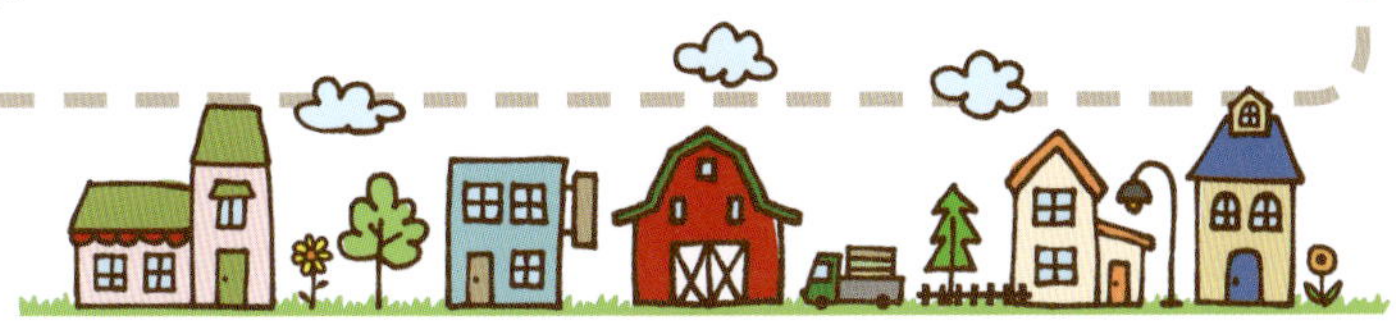

NEW CLINIC 訪問

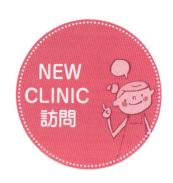

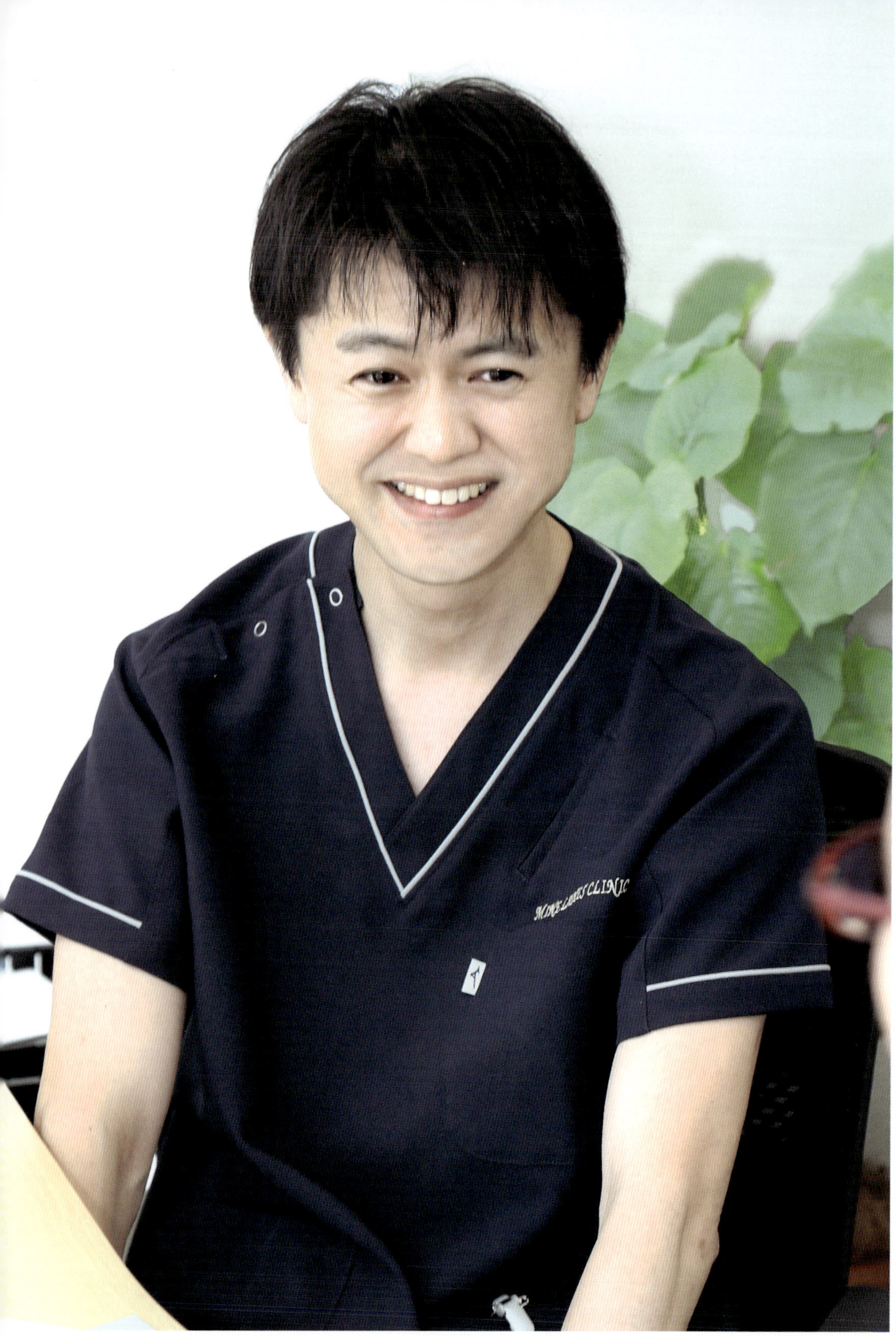

自由が丘の新しいクリニックは、不妊症も不育症も診ています！

東京都・目黒区

峯レディースクリニック

院長　峯 克也　医師

取材：i-wishママになりたいスタッフ

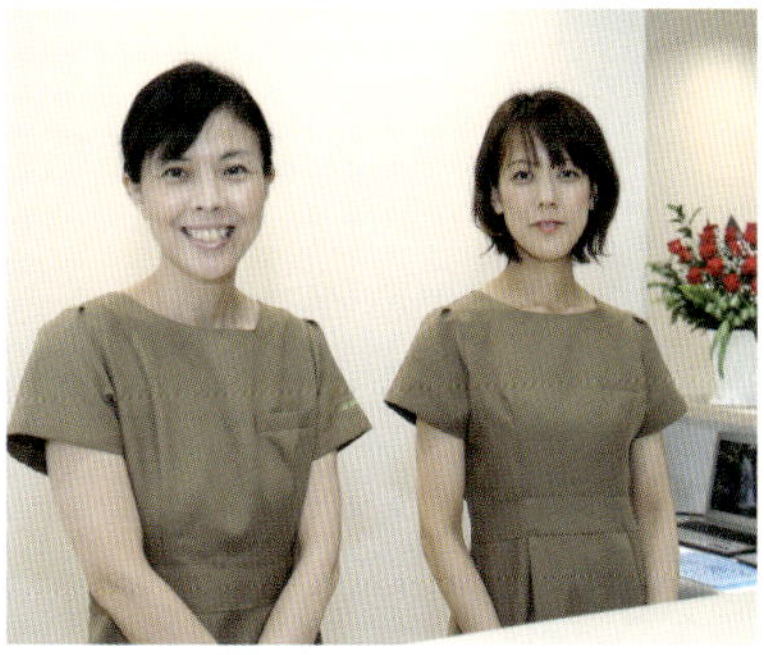

受付

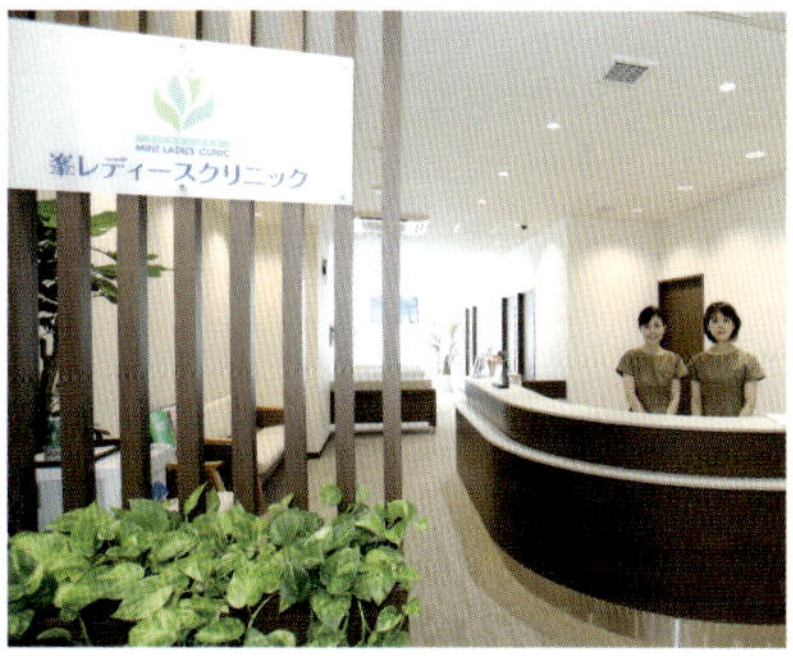

エントランス

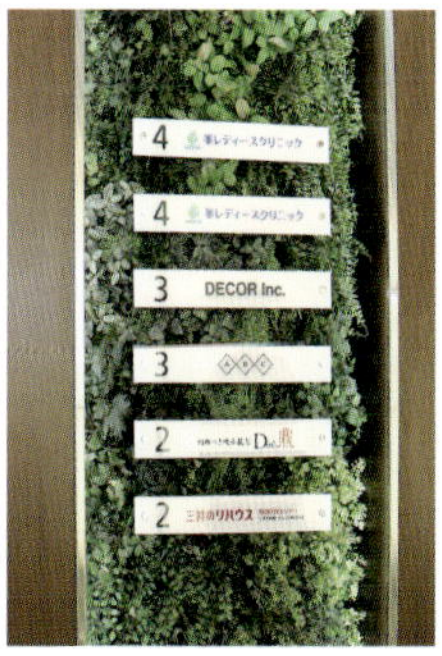

1F案内プレート

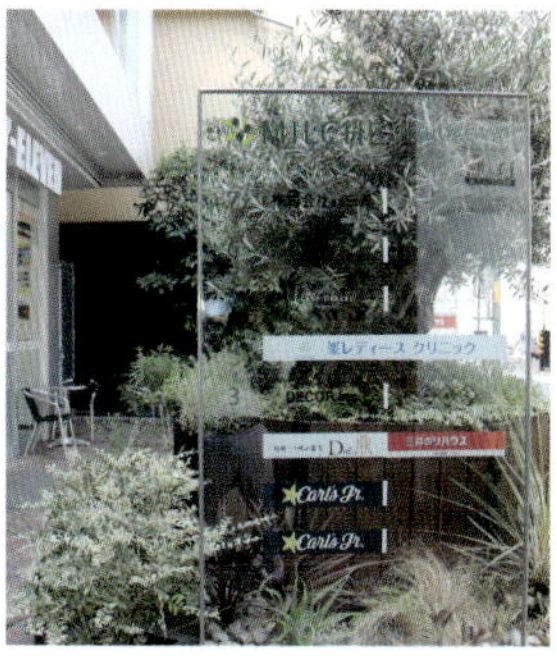

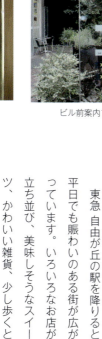

ビル前案内プレート

笑顔と元気の街 自由が丘に開院

東急 自由が丘の駅を降りると、平日でも賑わいのある街が広がっています。いろいろなお店が立ち並び、美味しそうなスイーツ、かわいい雑貨、少し歩くと「イタリアのヴェネチアみたい！」と声を上げそうなショッピングモールもあります。

この多くの人が行き交う笑顔と元気の街 自由が丘に峯レディースクリニックがあります。

「治療に通うご夫婦が、『今日は帰りにランチしていこう』とか『クリニックに行く前に、ちょっとだけ気になっているお店を覗いてみようか』など、通院にプラスされる楽しみになればいいなと思っています。

不妊治療や不育症治療には、辛いこともありますから」

そう話す峯先生の笑顔からは、「大丈夫、一緒に歩いていこう」という強くて優しい思いが伝わってきます。

赤ちゃんを授かるために、夫婦の力だけではどうしようもないこともあります。それには、妊娠できない不妊症と、妊娠が維持できない不育症があり、また、その両方を抱えて悩むご夫婦もいます。

これまでも不妊症、不育症のどちらであっても、また両方があっても、さまざまな観点とたくさんの引き出しを持って多くのご夫婦の治療に当たってきた峯先生にお話をうかがいました。

私の道のりと 新しいクリニック

私はこれまで、大学病院で生殖医療を行ってきました。父も兄も産婦人科医で、母も助産師だったことや、また先輩の産婦人科医の仕事ぶりを見て、私も自然に産婦人科医への道を歩むようになりました。

当初は、周産期はもちろんのこと、腫瘍なども診てきましたが、勤めていた大学病院では、生殖医療専門外来の立ち上げに関わることになりました。

大学病院ですので、人工授精や体外受精も私が勤務する前よりもちろん行っておりました。しかしながら専門外来の立ち上げの前は、妊婦さんもいれば、更年期の女性もいるという状況で、不妊に悩まれている女性にとっては、あまり居心地のいい治療環境ではなかったと思います。診療を続ける中で不妊に悩む患者さんの辛い気持ちに応えることの大切さを知り、診療時間枠を特別に設けるなどして配慮しました。その後は改装もあり、生殖医療外来として妊婦さんたちと分けることができ、患者さんの治療環境を良くすることの大切さを学びました。

そして、日本医科大産婦人科教授の竹下俊行先生が不育症診療も専門とされていて、厚生労働省不育症研究班のメンバーであったことから、私も加えていただきました。そこで、さまざまな研究や調査に携わり、不育症治療に関することも教わり、多くの患者さんを診てきました。

導かれるようにして歩んできた道のりですが、新しいクリニックをオープンするにあたり、大変大きな糧になっています。

峯レディースクリニックが 大切にしていること

いかなる状況、状態であっても子どもを望むご夫婦に寄り添

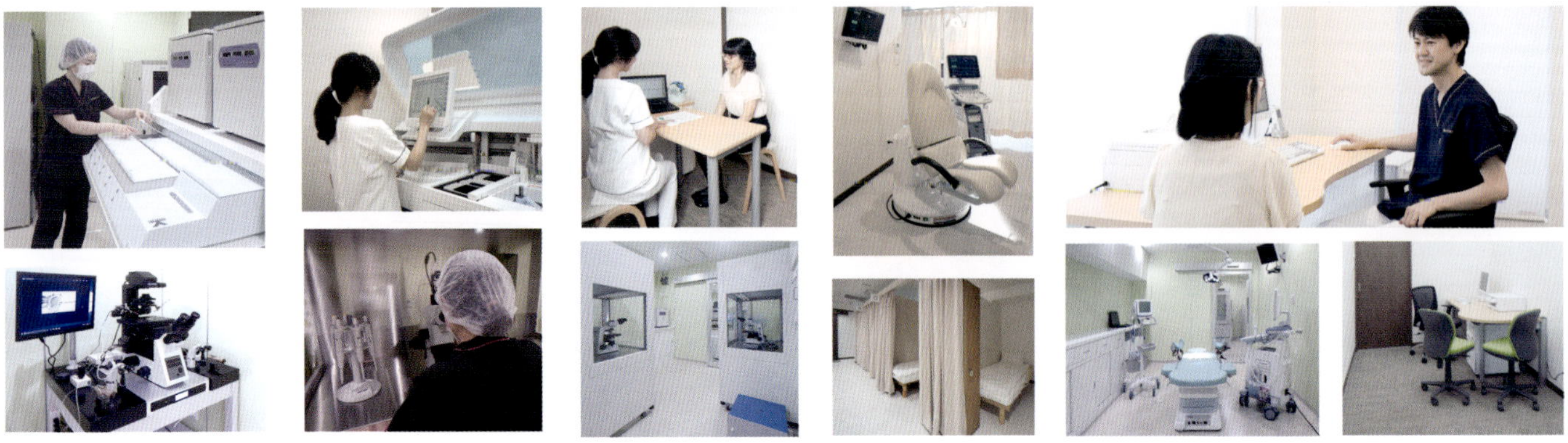

院内風景

い、声を聴きながら診療を進めていくことが基本だと考えています。

ご夫婦のプライベートの深い部分のお話を聞く必要がある時でも、「この先生なら」と安心していただけるように接することや環境を整えることに心がけています。ただ、医師と言えど男性ですので、話しにくいこともあるかと思います。そういった時には、相談室で看護師が対応するようにしています。また初診のとき、次の診察日には処置や検査があるといったときには看護師が必ず診察後にお話をするようにしています。看護師の中には不妊症看護認定看護師もおりますので、より専門的なケア、対応ができるかと思います。

不妊治療も不育症治療も残念な結果になることもありますが、そんなときこそいろいろな話をして、少しでも患者さまのお気持ちに寄り添えることができればと常に考えております。

不妊治療も不育症治療も

私は、幸いに不妊治療についても、不育症治療についてもトレーニングを受けることができました。また厚生労働省不育症研究班の調査や研究に携わることで、より専門的に、多角的に診ることができるようになりました。

例えば、何度も体外受精を繰り返すけれど、なかなか着床しない場合、不妊の観点から診るか、不育症の観点から診るかは、とても難しいものです。

年齢を重ねれば女性は妊娠しづらくなりますが、それが卵子の質が要因とは言い切れない場合もあります。私が携わった木場公園クリニックと日本医科大が共同で行った調査に不妊症の方に不育症のリスク因子があるかを調べたものがあります。不妊症の方でも、不育症のリスクを持った方は流産しやすいのではないかと考えていましたが、実際には不育症のリスク因子を持ちながら流産することなく妊娠をして出産をされている方も多くいました。

そのため、流産の経験がないのであれば、不育症のリスク因子を持っていても、あえて投薬などの治療は必要ないのではないかと言えるデータを得ています。

「流産したことはないけれど検査をしたら不育症のリスク因子があるから薬を」となりがちですが、やはり薬には副作用もありますし、赤ちゃんへの影響も完全には解明されていないので、科学的なデータをもとに得た知識を持ってその都度、説明していくことがまずは大事なことだと考えています。

ただ、重症の不育症の方は、妊娠すらできないのではないかという考えもあります。それゆえ、何度体外受精をしても妊娠ができないという場合、不妊症、不育症のどちらの観点から診たらいいのかは、大変難しい問題です。

体外受精説明会へお越しください

赤ちゃんを授かるための治療方法はさまざまあります。もちろん、体外受精ができる設備は整っていますし、培養士は卵子学会認定の生殖補助医療胚培養士です。だからといって体外受精がメインだということではなく、タイミング療法や人工授精などを行っています。

いきなり体外受精と言われても、ご夫婦の気持ちが追いつかないこともあり、上手くいかなかったら1つずつステップを上げていくという方法も大事だと考えています。

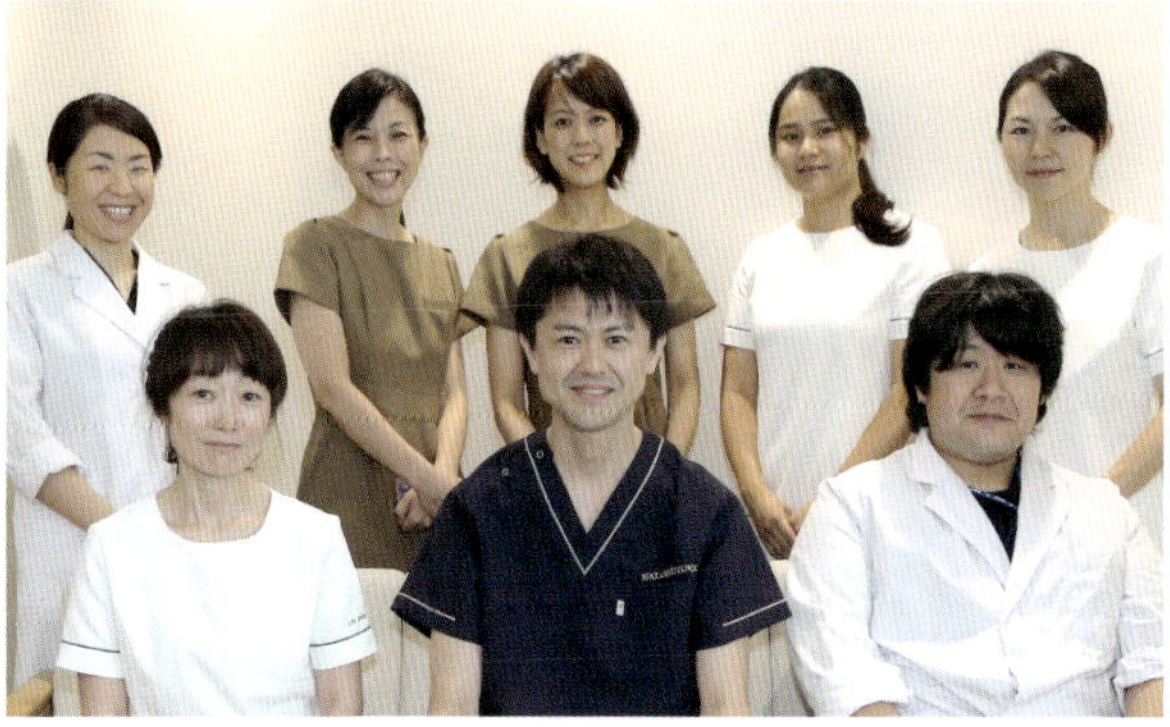

また、正確な情報や知識が必要ですから、妊娠や不妊原因、治療方法など大切なことを体外受精説明会でお話ししています。
とくに女性の年齢は、妊娠、出産に関して重要な要素となりますから、ライフプランを考える上でも、不妊治療を考える上でも、関係する情報を十分に提供したいと考えています。

スタッフも充実しています

不妊治療も不育症治療も、スタッフのチームワークは重要です。

先ほども言いましたが、胚培養士は2人とも経験者でベテランですし、看護師4人も患者さんへのケアもフォローもよく、不妊症看護認定看護師もおります。また、診察日の最初と最後に会うのは受付ですが、優しい笑顔で対応してくれています。

スタッフにも恵まれ、患者さんたちにいい環境で治療に取り組んでいただけるようお迎えします。

治療のゴールは安全な出産と家庭を作ること

不妊治療のゴールは、妊娠反応が陽性になることではなく、安全に出産して、家庭を作ることだと思います。不妊治療も不育症治療も、女性の負担が大きく、辛いこと、痛いことがあり、またいい結果ばかりではありません。ですから、夫婦で情報を共有し、特に旦那さんは奥さんを労って欲しいです。そして、頑張っていること、頑張ったことを2人で認め合って欲しいと思います。

そのためにも、ぜひ時間が合うときにはご夫婦で診察にいらしてください。

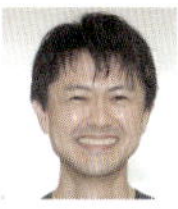

Dr.Mine Katsuya Plofile

峯レディースクリニック

峯 克也 院長

経歴

日本医科大学医学部卒業
日本医科大学大学院女性生殖発達病態学卒業
日本医科大学産婦人科学教室　病院講師・生殖医療主任歴任
日本医科大学産婦人科学教室　非常勤講師
厚生労働省研究班「不育治療に関する再評価と新たなる治療法の開発に関する研究」研究協力者
峯レディースクリニック院長

資格

医学博士／日本産科婦人科学会産婦人科専門医／日本生殖医学会生殖医療専門医／臨床遺伝専門医制度委員会臨床遺伝専門医／日本産科婦人科内視鏡学会技術認定医（腹腔鏡・子宮鏡）／東京都難病指定医／日本受精着床学会評議員

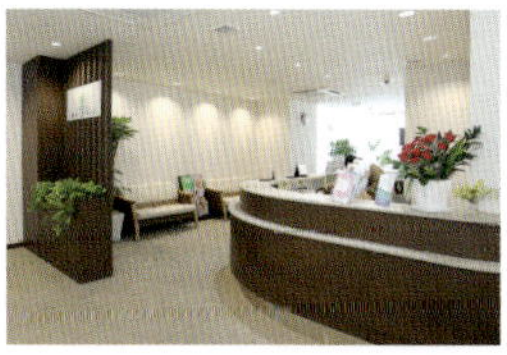

自由が丘
峯レディースクリニック

●私たちのクリニックは、お子様を望むご夫婦のより良き人生のために日々の努力を惜しみません。
そして、生殖医療を通して社会の繁栄に貢献することを目指しています。

峯レディースクリニック

電話番号. 03-5731-8161

診療科目／『不妊症治療全般』『不育症治療』『ブライダルチェック』『子宮がん検診』

診療受付／（月～土）AM／ 8:30～11:30
（月～木）PM／15:00～18:00

休 診 日／金、土、の午後　日、祝日
変更情報等、HPでの確認をお願いします。

http://mine-lc.jp/

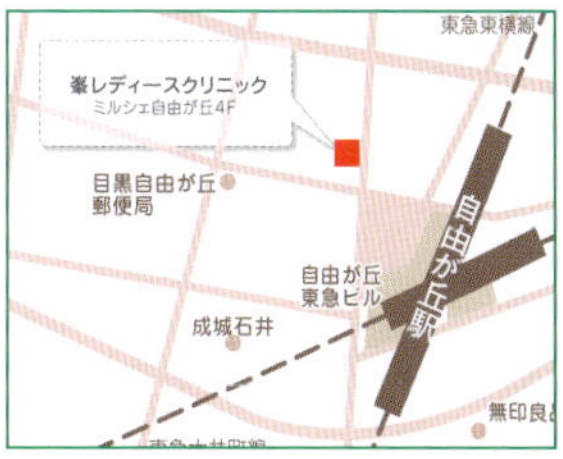

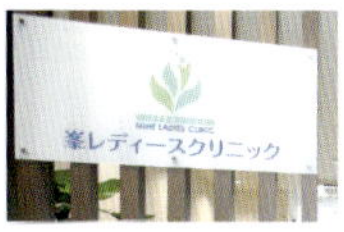

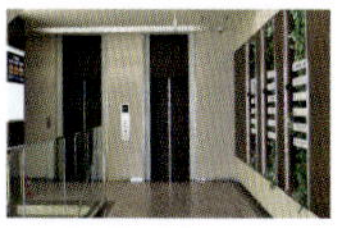

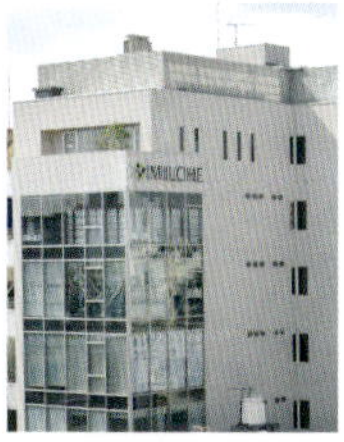

●〒152-0035　東京都目黒区自由が丘2-10-4
ミルシェ自由が丘4F

東急東横線、大井町線「自由が丘駅」徒歩30秒

NEW CLINIC 訪問

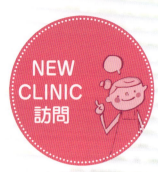

不妊症になるのを待たない医療対応と、子どもを望む夫婦への世界基準の医療

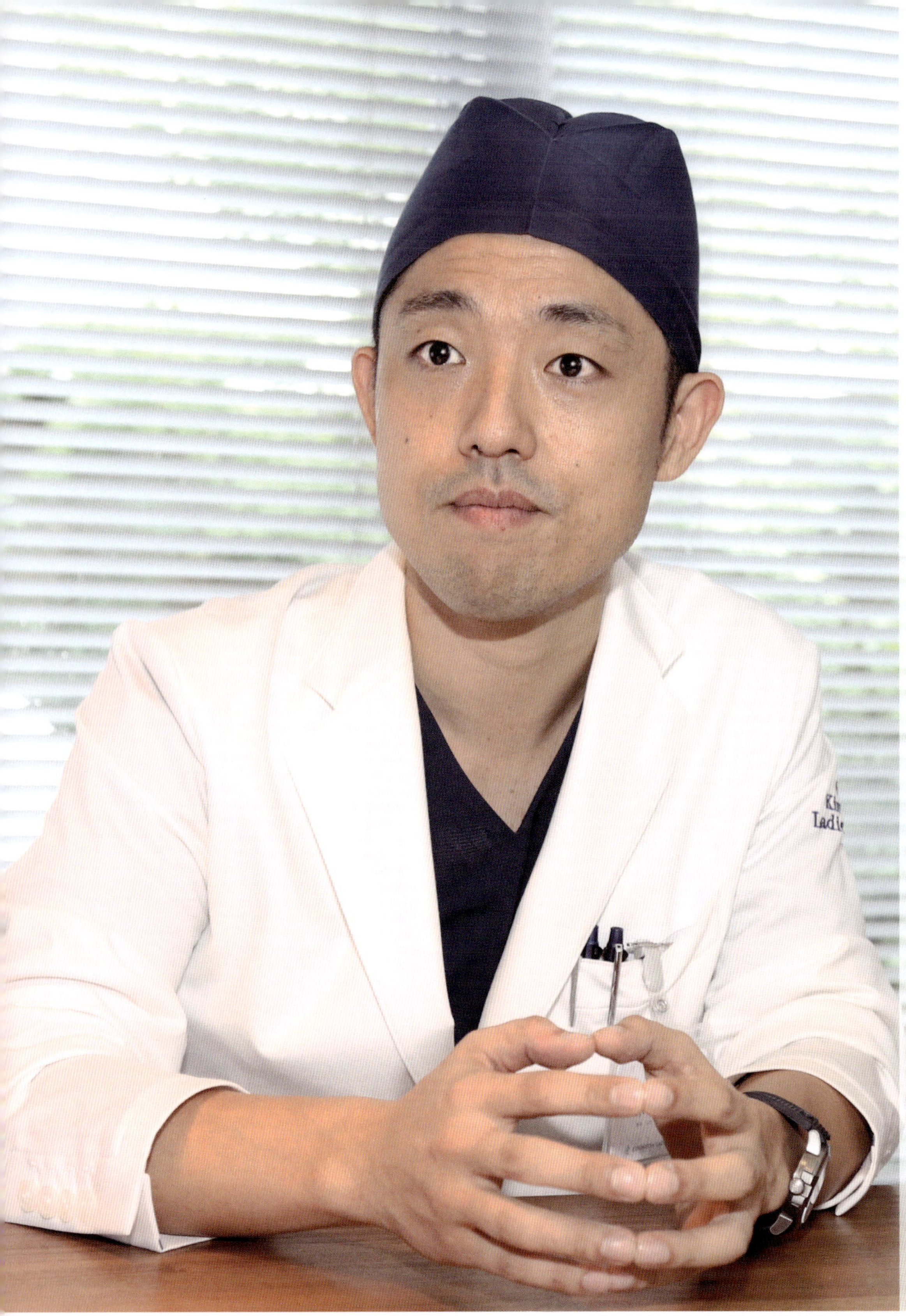

滋賀県・大津市

木下レディースクリニック

院長　木下 孝一医師

取材：i-wishママになりたいスタッフ

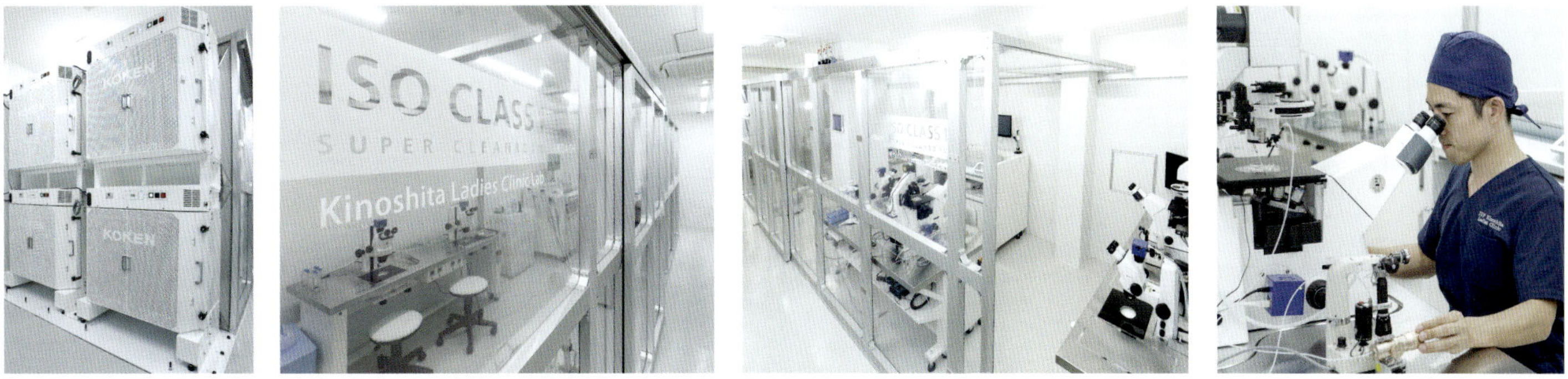

培養室は、世界でも例を見ないクラス１レベルのクリーンルーム

ISOクラス1という清潔な培養室（写真左から天井まで届く４機の空気濾過器、透き通って見渡せる培養室、濾過器へと気流が排出される開口部

大津の地で診療をしよう！

木下レディースクリニックは、滋賀県大津市打出浜にあります。琵琶湖がすぐそばに広がり、かつて景勝の地として枕草子で「浜は打出浜」と紹介される場所に、その前身となる木下産婦人科がありました。

院長の木下先生が生殖医療を志したのは、父親が産婦人科医であったこと、また父親と違った形で産婦人科医療に貢献したいと考えていたこと、そして、何より生殖医療に深い興味があったからだといいます。

大学卒業後は、最先端の生殖医療を学びたい、携わりたいと名古屋にある不妊治療クリニックで、日々、診療に没頭する日々でした。そんな中、週末には地元へ戻り、父の営む木下産婦人科で不妊外来を担当するようになり、その患者の多さに驚いたといいます。

半年ほどで患者さんはいっぱいになり、週末だけの外来では足りなくなってしまいました。また、一般不妊診療だけでは、患者さんの要望に応えられないこともあり、患者さんには、勤務先の名古屋のクリニックへきてもらうこともあったそうです。

「大津に帰ろう。

地方だから受けられない医療があるのは、おかしい。

都会だから受けられる医療があるのは、おかしい。

地方でも全国レベル、世界基準の医療が受けられるクリニックで患者さんを診よう」

そう考え、地元の皆さんに愛され、貢献してきた父親の木下産婦人科を引き継ぎ、2017年夏、木下レディースクリニックをスタートさせました。

木下先生にお話を伺いに行ったのは内覧会の翌日。お祝いの胡蝶蘭がずらっと並ぶ中で、熱い思いが体の中でひしめき合い、ほとばしっているような印象を受ける、次世代に通じるお話でした。

さっそく、ご紹介していきましょう。

不妊症にならないように

滋賀県の生涯未婚率（高い順）は、全国46位。女性の平均結婚年齢（高い順）は19位、女性が第一子を産む平均年齢（高い順）は11位です。つまり、結婚している人はどこよりも多いが、結婚年齢は高く、高年齢出産の割合も高い傾向にあり、不妊治療を必要とする人も潜在的に多い土俵にあったことが統計からもわかります。

女性は、年齢を重ねれば妊娠、出産が難しくなり、不妊症になる方も増えます。

そこで大切になってくるのが、女性が自分の体のことをよく知り、自分のライフプランを立てること。中でも妊娠や出産をどうしたいかを考えること。そのためにAMHセミナーを開いています。

対象は、すべての女性です。

未婚も、既婚も関係なく、不妊か、そうでないかも関係ありません。またお子さんがいる方も対象になります。

いつか結婚を考える時に、いつか出産を考える時に、また2人目や3人目のお子さんを考える時に、AMH検査がそのプラン作りの大事な情報として、きっかけや子づくりへのスイッチになってほしいと考えています。

それは何より「不妊症にならないように」「赤ちゃんができなくて困らないように」そう願う気持ちからです。例え、AMH値がゼロであっても、笑って

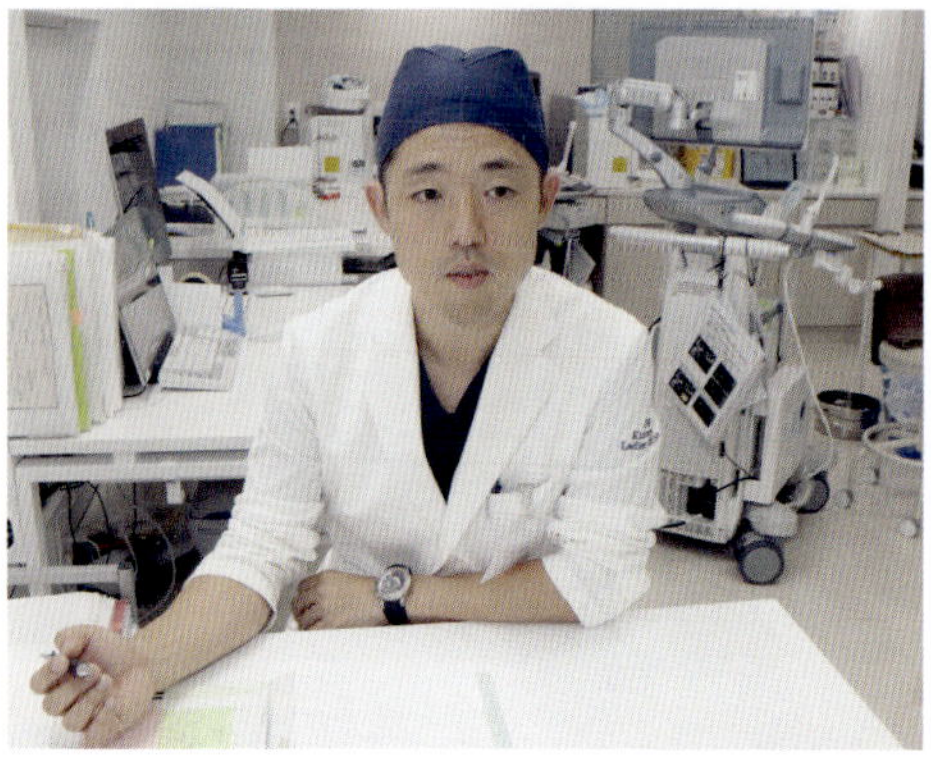

診察室には内診台と超音波診断装置を配置している

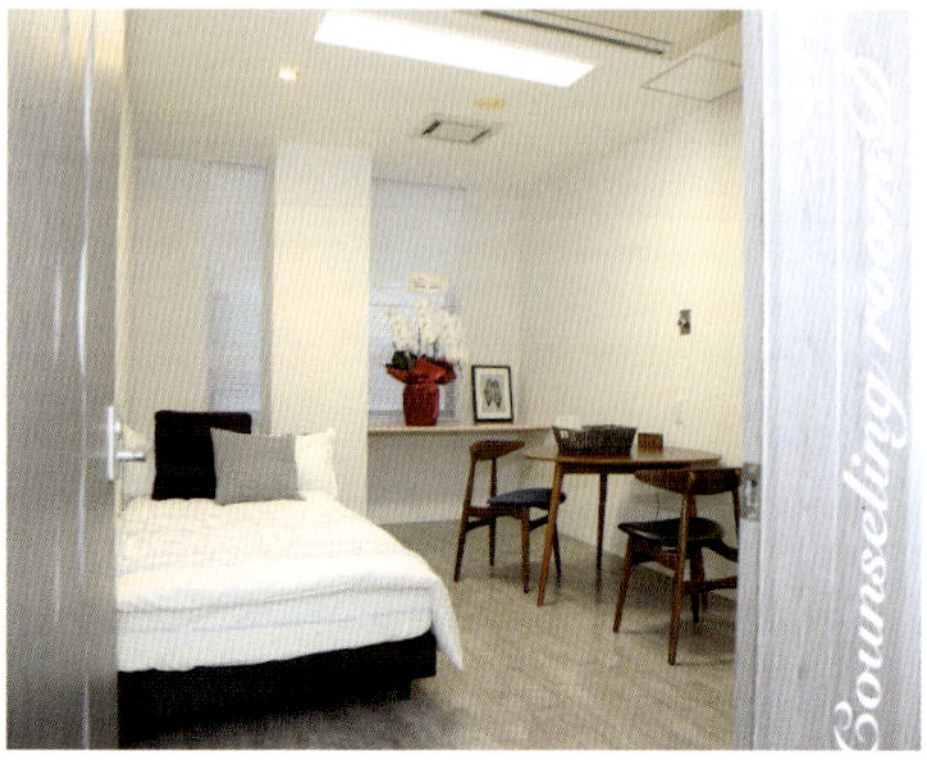

安静室は個室でゆったりとでき付添いもOK。採卵手術後は会計までできる

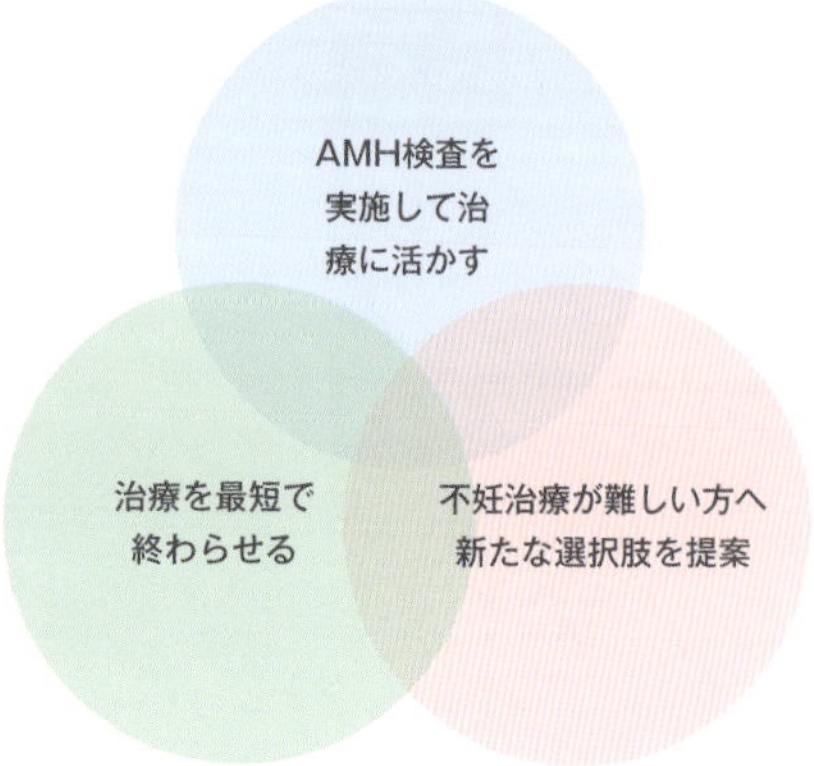
AMH検査を
実施して治
療に活かす
治療を最短で
終わらせる
不妊治療が難しい方へ
新たな選択肢を提案

治療で掲げた３つの方針

帰れるように説明をしています。ＡＭＨ値が低いことが強迫観念になってしまったら、元も子もありませんからね。ＡＭＨ値からわかることが、きっと不妊症になるのを待たない医療につながっていくものと考えています。

充実した診療を提供する

また、不妊治療を必要とするときには、全国レベル、世界基準の治療を受けていただけるように整えています。

患者さんご夫婦は、それぞれ年齢も違えば、生活環境も思いも違います。ご夫婦それぞれのニーズに応えるためには、医療レベルが充実していることが大前提で、それには設備面や治療に携わる医師、看護師、胚培養士の質の高さが重要です。私は、これまで多くの症例を扱うクリニックに勤めてきた経験から、多くのデータを持って診療に当たることができます。胚培養士も経験者がおりますし、看護師もベテラン揃いです。

特に培養室は、こだわって作りました。ＩＳＯクラス1レベル（1m^3当たりの空気中に0.1µm以上の粒子が10個以下）のクリーン度に保てるシステム（KOACH／興研株式会社）を導入し、培養室の壁は透明で、中をよく見渡すことができます。ここに、チリやホコリが入ったとしても気流の力で外部に排出され、清浄度を速やかに回復することができるため、入室時のシャワールームも必要なく、卵子や胚を扱うためのクリーンベンチも必要ありません。

作業効率もよく、ミスも起こりにくい環境ができました。

その他、診察室は診察台や超音波診断装置が配置された大きな部屋にあるなど、工夫も随所に見られます。一般的に多い診察室は小部屋タイプですが、自宅で言えばリビングのような大きな部屋とすることで開放感があり、看護師などスタッフも行き来しやすいなど、医療の作業空間を効率よく持ち合わせたスペースとなっています。

心の通ったプランが診療をより有意義に

不妊治療を必要とするご夫婦の共通の願いは「赤ちゃんを授かること」ですが、不妊治療は暗闇を歩くようだ。出口のないトンネルに入るようだといわれ、苦しく辛い思いをされる方も少なくありません。また、誰しも初めてのこと、初めての場所は緊張するものです。

そこで、初診では治療の経験の有無に関わらず、十分に話を聞くことから始めます。この初診カウンセリングは看護師が行い、その方の思いを聞きながら、どのようなプランを考えているかをお聞きします。

例えば、「今、33歳で、34歳には1人産みたい。できれば35歳には2人目の妊娠にチャレンジしたい」などです。子どもを授かるということを主軸にして、さまざまなことを一緒に考えていくのです。

「この年齢で1人目を授かるためには、○月頃までに出産を迎えたいね。そうなると、△月までに妊娠が成立しているといいね。

ということは、□月くらいには治療をスタートさせないとね」というように具体的になってきます。具体的なプランを立てることで、ご夫婦は自分たちの生活に関わる住居のこと、仕事の見通し、費用的なことなど全体的に考えて治療に取り掛かることができるでしょう。

患者さんご夫婦のプランを踏まえて、検査結果から治療プランを組むことで、さらに有意義で実用的になります。

目標は、より短い期間で、より少ない回数で子どもが授かることです。

心の通った医療を

私たちのクリニックには、患者さんに寄り添った治療が提供できるような独自の態勢があります。

1つは、一人ひとりにゆったりとした治療が受けられるよう、たっぷりとした診療時間を設けることです。そして、個室スタイルのカウンセリングルームや安静室を用意することで、他の患者さんを気にすることなくお話ができ、安静時間を過ごすことができること。

次に、わかりやすい説明です。

タブレット端末を使って採卵手術の様子や採取された卵胞液の中から卵子を探す検卵の様子などを動画で見ていただいたり、顕微授精など胚培養士の作業についても、すべての顕微鏡をWi-Fiでつなぎ、患者さんに見ていただくことが可能です。患者さんたちには、オープンな培養室に安心していただいています。

体外受精の大事なポイント 卵巣刺激法と胚移植

体外受精では、いくつかの大事なポイントがあり、中でも卵巣刺激法と胚移植法が大事です。体外受精で、もっとも患者さんが大変な思いをするのは、卵巣刺激から採卵手術になります。

私たちは、患者さんそれぞれの卵巣機能やＡＭＨ値などから最善の方法で、現時点での卵巣機能をできるだけ活かして成熟卵へ育て、多くの卵子を得るようにします。「採卵手術は、しんどい」と声を漏らす患者さんも少なくありませんから、辛い採卵手術は1回で、成熟した卵子が多く得られるようにすることが、負担も少ない、治療期間の短い、回数も少ない治療へとつながると考えています。

そして胚を凍結して、胚移植へと備えます。採卵した周期は、胚を移植して着床するのには適さない子宮環境や、ホルモン環境であることも多いため、採卵する周期は卵胞を成熟させて、成熟した卵子を得ることに徹します。

その後、胚移植周期には、よりよい環境で育てた良好胚を子宮へ戻すために、子宮環境やホルモン環境を整えることに徹底して胚移植をして妊娠を目指します。

スタッフみんなで

私たちスタッフは、患者さんご夫婦に赤ちゃんが授かるように、とにかく最善を尽くします。そして笑顔で治療を受けられるよう患者さんに寄り添ってまいります。

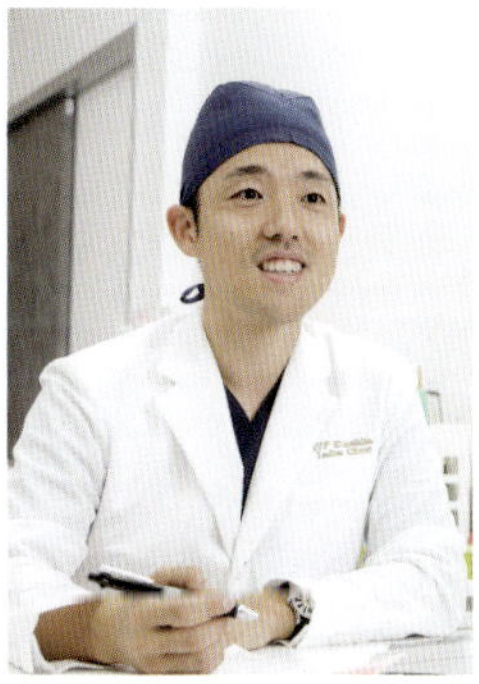

Dr.Kinoshita Kohichi Plofile

木下レディースクリニック

木下 孝一 院長

【経歴】

2009年　藤田保健衛生大学　産婦人科　助教
2010年　東京歯科大学市川総合病院　産婦人科　医師
2011年　藤田保健衛生大学　産婦人科　助教
2013年　浅田レディースクリニック　医師部長
2017年　浅田レディースクリニック　副院長
2017年　木下産婦人科　院長

日本産科婦人科学会専門医、母体保護法指定医師

【所属学会】

日本生殖医学会 / 日本受精着床学会 / 日本卵子学会 / 日本女性医学学会 / 日本抗加齢医学会

特定不妊治療指定医療機関

木下レディースクリニック

●私たちにできることすべてやります。皆様からのどんなご要望にも、治療経験と最新技術でお応えできるクリニックを開設しました。ぜひ、一人で悩まず当院で相談してみて下さい。

木下レディースクリニック

電話番号. 077-526-1451

診療科目／『不妊症治療全般』
『ブライダルチェック』『子宮がん検診』

診療受付／（月～土）AM／ 9:00~12:00
（月～木）PM／17:00~19:00

休 診 日／火・金・土の午後／日・祝
変更情報等、HPでの確認をお願いします。

http://ivf-kinoshita.com/

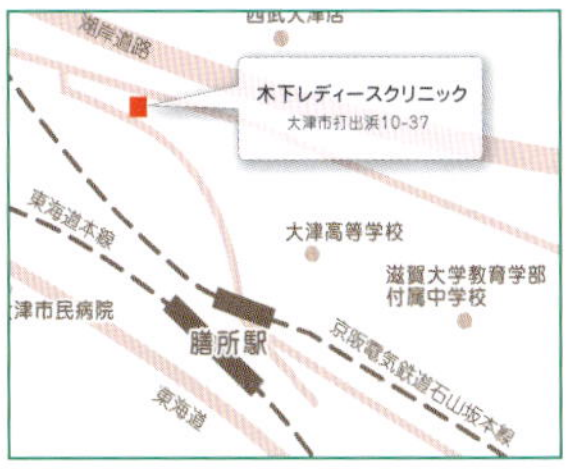

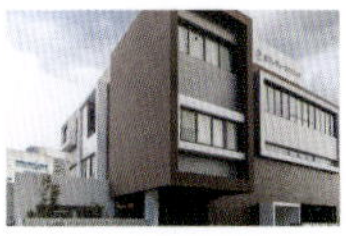

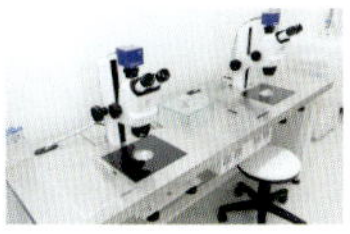

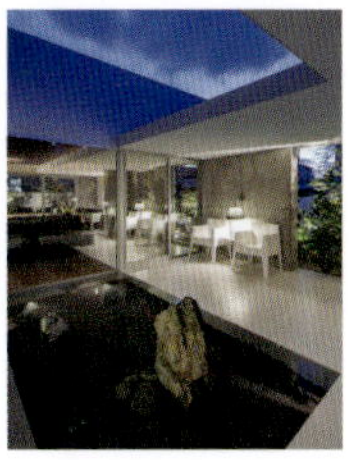

●〒520-0806 滋賀県大津市打出浜10-37

■電車で来られる方 膳所駅より徒歩５分
■車で来られる方 大津インターより車で５分

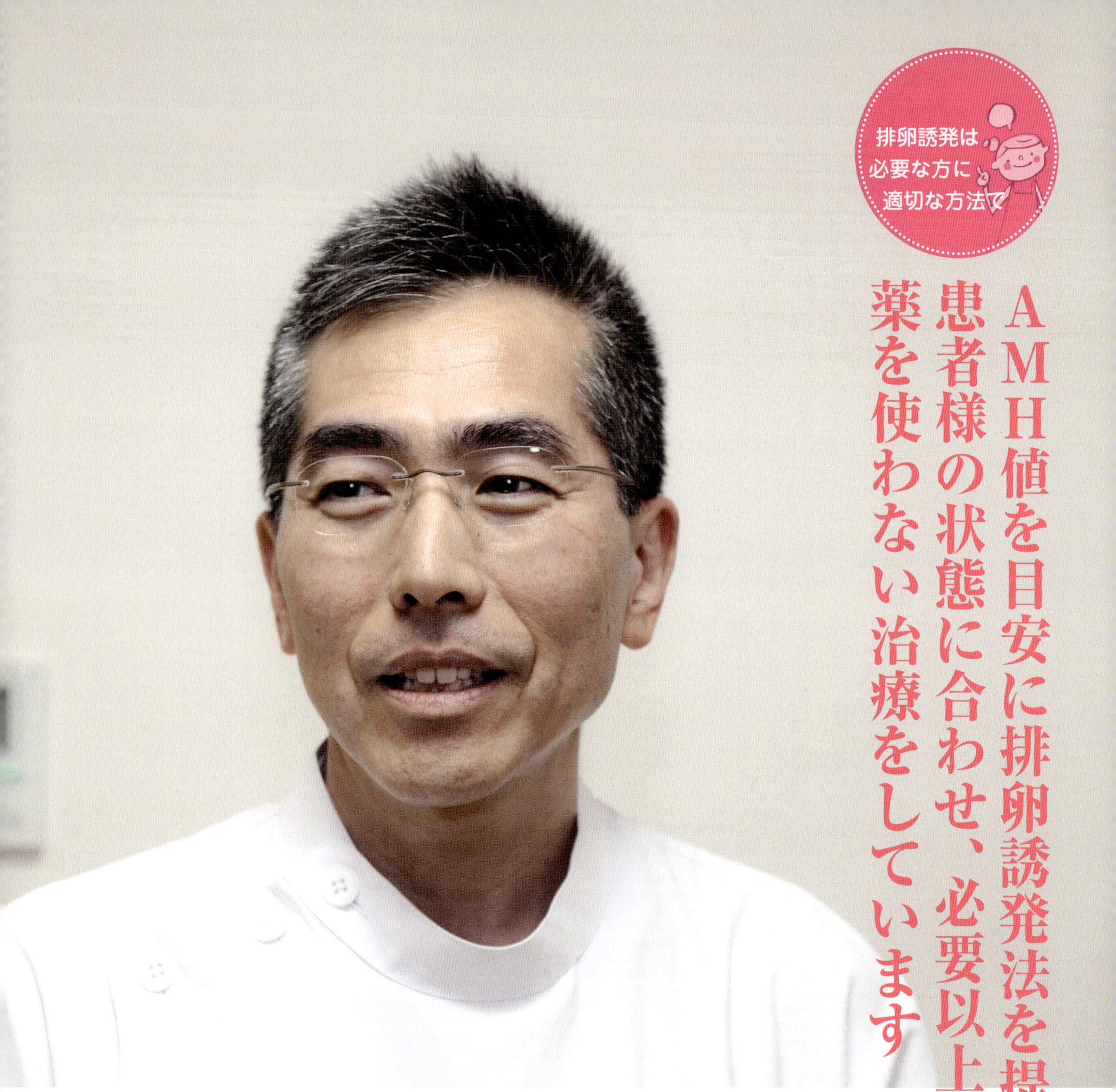

排卵誘発は
必要な方に
適切な方法で

AMH値を目安に排卵誘発法を提案 患者様の状態に合わせ、必要以上に 薬を使わない治療をしています

東京都・杉並区

荻窪病院・虹クリニック

院長　北村 誠司 医師

取材：i-wishママになりたい
スタッフ

虹クリニックの診療の流れ

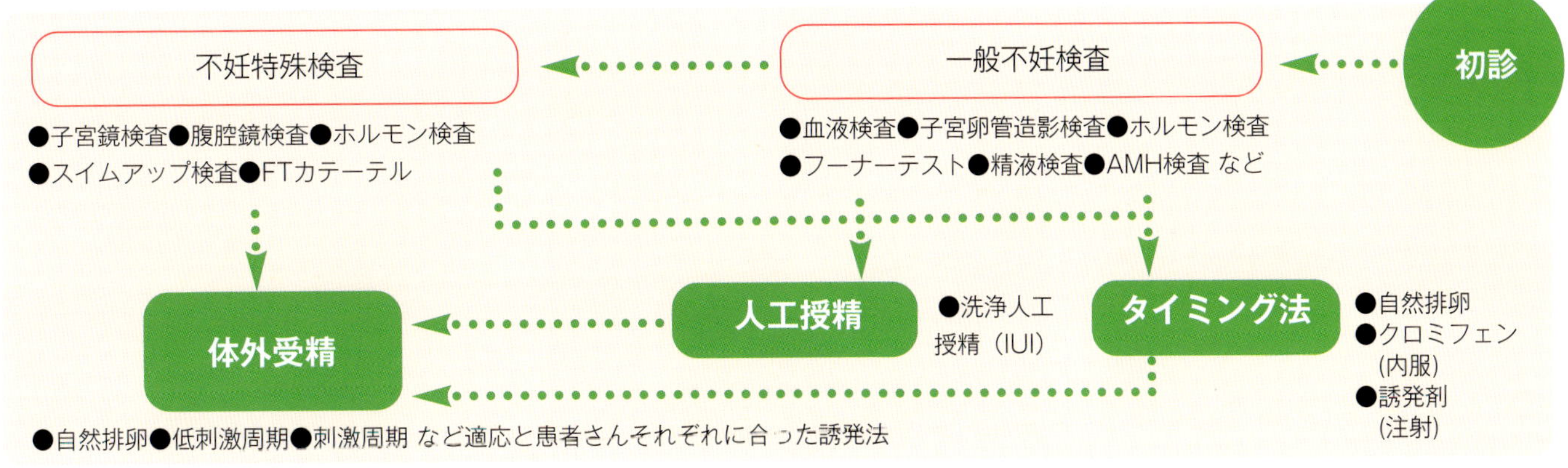

「不妊治療をするうえで排卵誘発はとても重要な行程のひとつです。ですから、何よりも安全であるべきです。そして、一人ひとりの状態に合った排卵誘発であってほしいですね」と、荻窪病院・虹クリニック院長の北村医師は言います。

院長自身が実施してきたのは、まさにそうした排卵誘発方法です。数多くの不妊治療、生殖医療を行ってきた北村医師からは、実績が裏付けるゆとりが感じられ、わかりやすく排卵誘発についての大事なポイントを話してくださいました。

虹クリニックは、東京の杉並区にある総合病院・荻窪病院の不妊治療専門の施設として、交通の便も良い中央線荻窪駅の近くに誕生しました。今から9年前のことです。

荻窪病院は、地域にとって欠かせない急性期病院で、歴史もあり、中規模ながら先進的な医療を行っている病院です。

男性不妊で名のある泌尿器科医の大橋医師がいることからご存知の方も多いことでしょう。

そして、開院から虹クリニックの院長として務めてきたのが北村医師です。不妊治療に関しては体外受精が始まった頃から一線で活躍しているベテランドクターです。

それは治療にもあらわれています。

多胎が多く起きてしまう不妊治療ではいけません

不妊治療における誘発方法で心配なことの1つに多胎の問題があります。

多胎とは、双子や三つ子などの複数胎児の妊娠のことを言い、本来は一人の胎児を育てるようにできている子宮に負担がかかり、女性にとっては大きなリスクを背負うことになる危険の高い妊娠です。もちろん、胎児にとっても成長が心配されます。

排卵誘発は、不妊治療で排卵に問題がある時や、体外受精時に移植胚の数を確保するために多くの卵胞を育て複数の卵子を採取するのに行います。

いっとき、体外受精で妊娠率を高めようと複数胚移植を行う施設が多くあったことから多胎の発生が相次ぎました。そのためお母さんと赤ちゃんの安全が脅かされ、また、周産期医療を圧迫して問題となったことから、1つの胚を移植する単一胚移植を原則とすると学会から発表があり、これによって体外受精による多胎の発生は少なくなりました。

ただ、施設によっては一般不妊の診療で誘発剤を使用することもあり、それが多胎を起こす原因として懸念されています。

基本的に、私のクリニックでは一般不妊治療において排卵誘発は行いません。排卵が遅れるということであれば排卵誘発をしますが、月経周期において排卵が通常に起きているのであれば薬を使う必要はないと考えています。

一般不妊治療での誘発剤の使用は、多胎の可能性が出てきますからね。体外受精なら胚を1つ移植することで多胎を予防できますが、一般不妊の診療では排卵や受精は自然に任せることになり、管理まではできません。そのため多胎のリスクが指摘され、多胎が減らないという現状があります。その原因には、一般不妊治療における誘発剤の使用があるものと考えます。

『卵が4個育ったから治療周期をキャンセルしましょう』ではなく、4個も育たないようにすることが大事！

一般不妊治療で誘発を行った場合、例えば「卵が4個育ったから、この周期の治療をキャンセルしましょう」というケースがあります。

多嚢胞性卵巣症候群（PCO

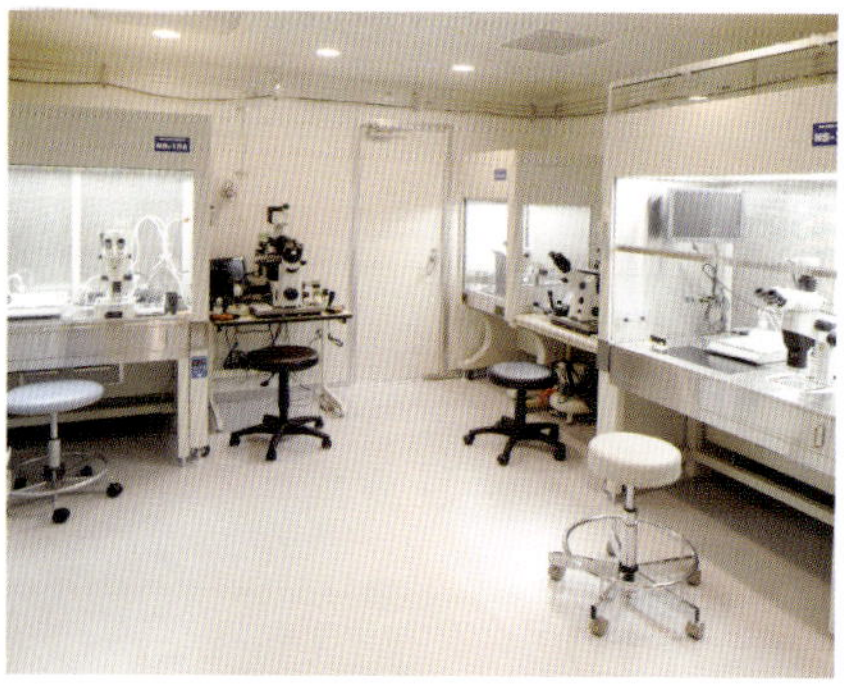

培養室

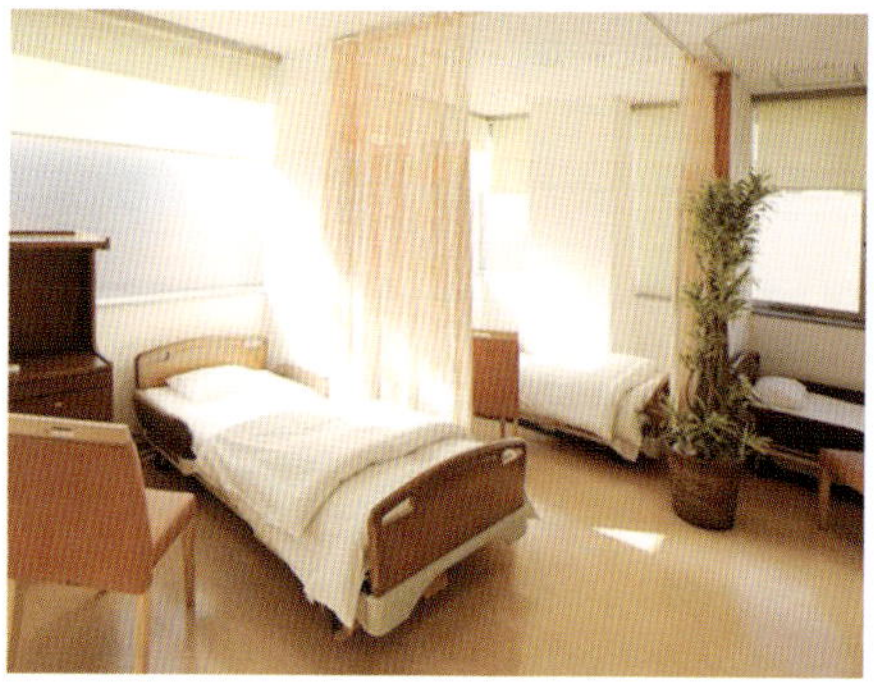

安静室

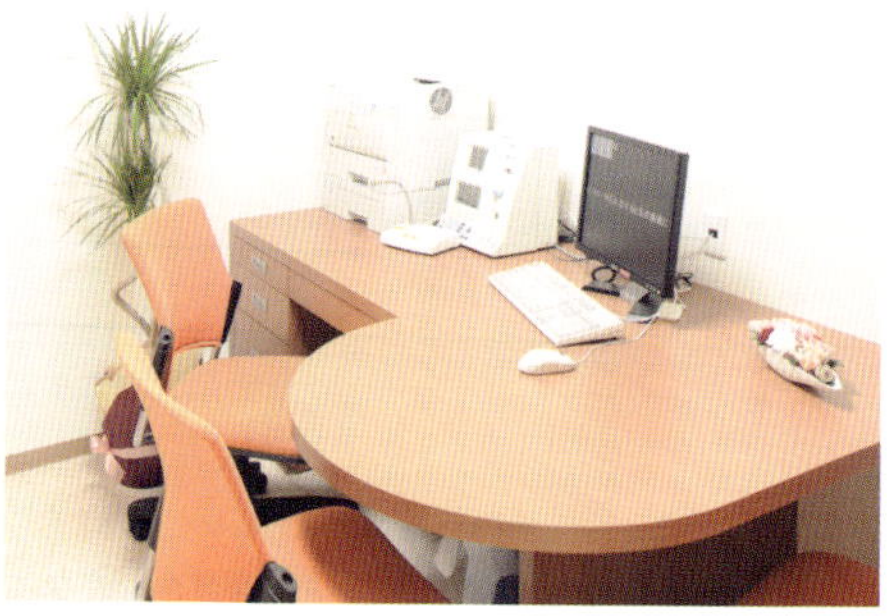

診察室

S）のように管理の難しい方の場合でも、排卵誘発剤が少ないと卵が育たず、量が多いとたくさんの卵が育ってしまいキャンセルとなり、結局、体外受精に進むこともあります。

体外受精であれば排卵誘発剤を使っても移植胚を1個にすることができますが、一般不妊治療ではそうはいきません。ですから、薬剤使用は、より慎重に判断したいということ。そして卵がたくさん育ったからキャンセルするということではなく、そもそも複数の卵が育たないよう学会などがリーダーシップをとってガイドラインを示されたらいいですね。

AMHの値を参考に、刺激の有無や刺激方法を提案するのが、ここでの体外受精の方法

体外受精をする際には、抗ミューラー管ホルモン（AMH）の値を見ます。

当院では1.2以上4未満だとアンタゴニスト法を選択します。

アンタゴニスト法で結果が出なかったらロング法、それでも上手くいかないときはショート法を選択することもあります。アンタゴニスト法を第一選択にしているのは、ロング法やショート法よりも良い卵子が採れる確率が高く、妊娠率も高いからです。

AMHの値が4以上の場合はアンタゴニスト法は採用せず、ロング法やショート法を、6以上ならクロミフェンを使った低刺激法なども考え調整しています。

逆に1.2未満の場合は、レトロゾールなどの薬を使った低刺激法を行うこともありますし、排卵誘発剤を使わない方法を採用することもあります。

ただし、AMHの値が変化することもあります。大切なのは、患者さんそれぞれに考慮すべきということです。

やはり、少しでも安全に治療したいですからね。

これまでの卵巣刺激の結果などを参考にしながら、基本的には必要以上に薬を使わないように調整しています。

お伝えする治療法はあくまでもご提案。ご希望に応じて治療を調節することも

AMHの値が1.6でアンタゴニスト法の使用をお勧めしても「クロミフェンを使いたい」と低刺激法を希望される方もいます。その場合は一度、クロミフェンを使用した低刺激法でトライしてみます。

こちらの診療方針を説明はしますが、患者さんのご希望があれば無理強いはしません。

そのせいか患者さんからは、「前のクリニックでは治療方法を選べなかったけれど、ここは選べる」とよくいわれます。

「当院はショート法をしているから、ショート法で卵を育てますね」というように、クリニックのお勧め＝治療という施設も少なくないようです。

薬で卵を育てているなら年に数回AMHをチェック

若い方で排卵がきちんとある方はAMHの値を測定する必要はないでしょう。年齢が上がり、薬で卵を育てている方はできれば1年に数回は測定するのが望ましいですね。

AMHの検査は健康保険の適用外なので料金が高いのがネックですが、検査会社へ外注せずに、治療施設内で測定できるところなら、少しは医療費も抑えられるでしょう。

また、今後、さらに普及していけば、費用的にも今より利用しやすくなるのではないでしょうか。

AMHの値だけでは判断に困るケースも

そうはいっても、不妊治療はそう簡単ではありません。排卵誘発で他に難しいこととして、AMHの値で括れないケースがあることです。

たとえばAMHの値でいえば、刺激法を採用すれば8個くらいの卵が育ってもいいのに、実際は採卵できなかったという方もまれにいます。

AMHを参考にするからこそ、このようなケースでは、逆に何を基準に判断したらいいのか難しいですね。

高齢だからといってすぐに顕微授精を選択する…本当にその選択で大丈夫？

体外受精をした場合の受精率は顕微授精で80％、体外受精で70％くらいです。ですから、採卵できれば受精までは到達すると考えています。

顕微授精のほうが受精率は若干高いので、時々、顕微授精をしてほしいと希望されるご夫婦もいらっしゃいます。ですが、体外受精で受精可能なら体外受精をしたほうがいいでしょう。体外受精にも顕微授精にもリスクはありますが、顕微授精のほうがリスクは高まります。となれば、体外受精で受精可能な方が顕微授精をするのはお勧めできません。

高齢だからという理由だけで顕微授精を選択するケースも多いようですが、これも当院ではしていません。顕微授精は、顕微授精でなければ受精が難しい方のみに、実施しています。

40歳以上の治療は時間との勝負、卵巣刺激も臨機応変に

では、気になる40歳以上で妊娠を目指す時ですが、このようなケースでは時間との勝負となります。

たとえばFSHの値が高いためにカウフマン療法（月経周期に起こるホルモン変化を薬を用いて再現する方法）で調整をすると、この1周期は妊娠の機会を逃すことになります。

40歳以上になれば、1周期1周期が貴重で、1周期も無駄にできません。ですから、最初から低刺激を選択したり、カウフマン療法はせずに卵巣刺激をするなど臨機応変に対応します。

やはり、患者さんの状態に合わせた卵巣刺激をして卵を育てることが大切ですね。

説明会で聞けるドクターの生のお話

虹クリニックでは、説明会を実施しています。ホームページでもご案内していますが、私が詳しくご説明いたしますので、妊活時のご夫婦には、とても参考になると思います。

まずは説明会に足を運んでいただき、不妊治療について知っていただけたらと思います。

説明会には、ぜひご夫婦でいらしゃってください。そして、夫婦で妊娠や不妊治療に関する情報を共有して治療に臨んでいただきたいと思います。

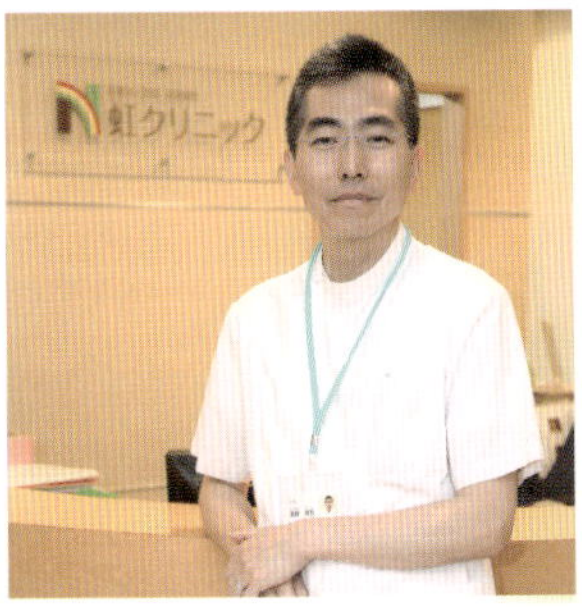

北村 誠司 医師 プロフィール

Dr. Kitamura Seiji Plofile

1987年　慶應義塾大学医学部卒業
1990年　同大学産婦人科ＩＶＦチームに入る
1993年　荻窪病院に入職　同部長を経て、
2008年　虹クリニック開設

- 医学博士　・日本産科婦人科学会専門医
- 日本生殖医学会 生殖医療専門医
- 日本産婦人科内視鏡学会 子宮鏡技術認定医

医療法人財団 荻窪病院
虹クリニック

●私たちクリニックは、日本で４番目の体外受精児出産例を持ち、内視鏡手術でも実績のある荻窪病院のサテライトで、生殖医療を専門に行うクリニックです。私たちは、こどもを授かりたい皆さまの「虹の架け橋」になれるよう、全てにおいてベストを尽くします。

虹クリニック
電話番号. 03-5335-6577
診療科目／『高度生殖医療』『一般不妊治療』
診療時間／（月火木）9:00～12:00　13:30～19:00
（　水　）9:00～12:00　15:00～17:00
（　金　）9:00～12:00　14:00～19:00
（　土　）9:00～12:00（第2･4･5）13:30～17:00
休診日／日・祝日 変更情報等は、HPで確認をお願いします。
http://www.ogikubo-ivf.jp

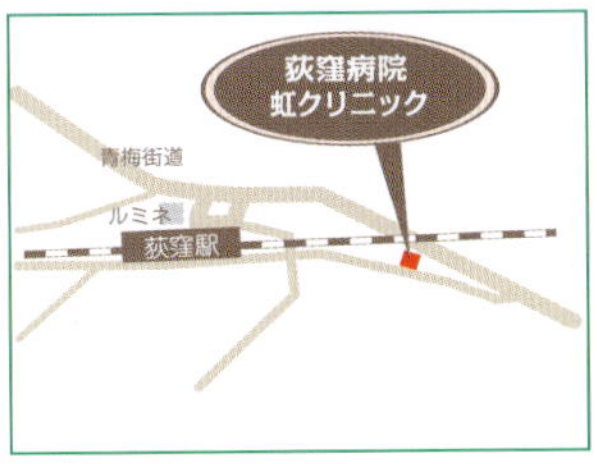

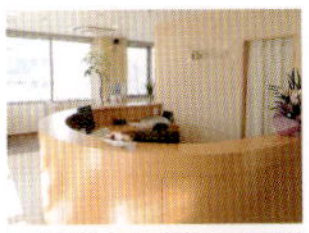

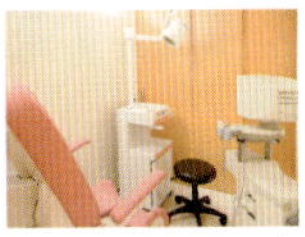

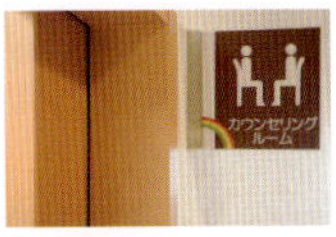

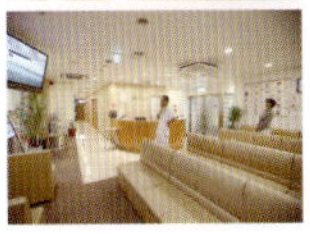

●〒167-0051　東京都杉並区荻窪4-32-2
東洋時計ビル8階/9階

JR　中央線荻窪駅　南口より徒歩5分
地下鉄　丸の内線荻窪駅　南口より徒歩5分

体外受精実施施設
特別アンケート2017
体外受精の現状調査から

誘発方法と使用薬剤について

『誘発方法の種類と割合』

体外受精の治療周期では、実際にどのような治療周期がどのくらいの割合で実施されているのでしょう？　不妊治療情報センターの調査では、①ロング法、②ショート法、③アンタゴニスト法、④低刺激法、⑤自然周期法、⑥完全自然周期法、⑦その他の7つの方法別割合を左グラフのように伝えています。

結果としては、アンタゴニスト法が1番多く、低刺激、ショート法、ロング法と続き、自然周期法、完全自然周期、その他でした。比較的偏りのないことから、各クリニックにおいても、採卵に向けては、選択肢も増え、患者さんに合った誘発法での対応がされているものと考えられます。ただし、クリニックによって実施のない方法もあるため、誘発方法を確認しながら病院選びをするのも良いでしょう。

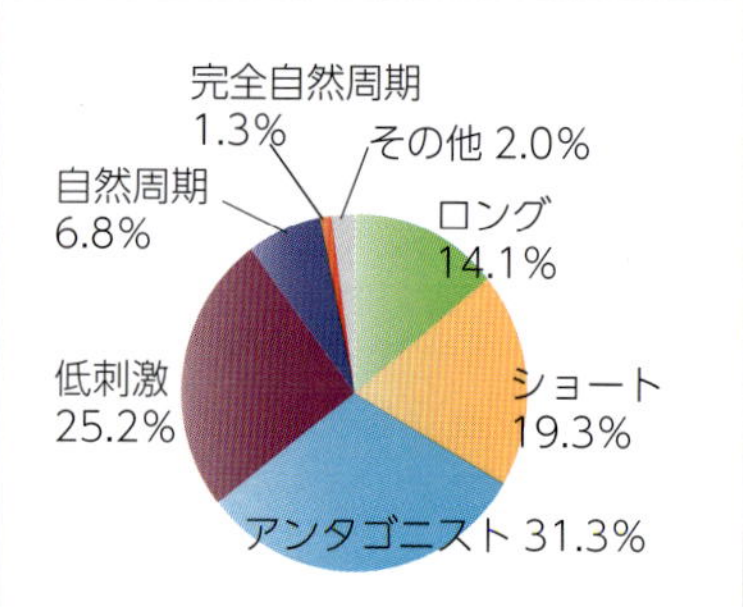

アンタゴニスト法	31.3%
低刺激周期法	25.2%
ショート法	19.3%
ロング法	14.1%
自然周期法	6.8%
完全自然周期法	2.0%
その他	1.3%

使用薬剤

採卵に向けて使用されている、卵胞発育、排卵抑制、卵胞の成熟と排卵を促す薬剤。

錠剤タイプ
注射タイプ
吸引タイプ

卵胞を育てる薬剤

シクロフェニル
セキソビット

クロミフェン
クロミッド
クエン酸クロミフェン
クエン酸塩錠「F」
セロフェン など

レトロゾール
フェマーラ

アナストロゾール
アリミデックス

hMG
hMG フジ
hMG テイゾー
フェリング
hMG コーワ

FSH
フォルリモン P
ゴナピュール

recFSH
ゴナール F
フォリスチム

排卵を抑制する薬

GnRH アゴニスト
スプレキュア
ブセレキュア
ナサニール
ナファレリール
イトレリン など

GnRH アンタゴニスト
ガニレスト
セトロタイド
セトロレニックス

卵胞の成熟と排卵を促す薬

hCG
hCG モチダ
hCG フジ
ゴナトロピン
プレグニール
ゲストロン など

GnRH アゴニスト
スプレキュア
ブセレキュア
ナサニール
ナファレリール
イトレリン など

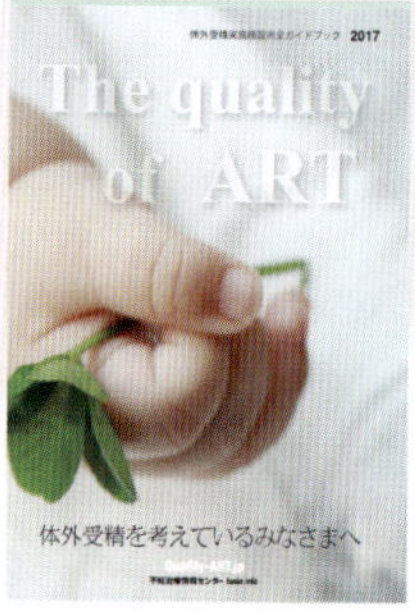

不妊治療情報センター（www.funin.info）では、毎年ART登録施設（体外受精実施施設）にアンケート調査を実施し、回答を1冊の本にまとめ、産婦人科窓口等への啓発配布を行っています。2017年調査では、155施設からの回答がありました。

不妊治療情報センター・funin.info

誘発方法の判断は？

体外受精を前に、治療施設では、排卵誘発方法をどのように決めているのでしょう？ また、その判断材料は何でしょう？

調査では、ＦＳＨなどのホルモン値、ＡＭＨ値、患者年齢、今までの治療歴、夫婦の希望、その他の6つから、主な3つを選択してもらいました。結果、今までの治療歴、患者年齢、ＦＳＨなどのホルモン値、ＡＭＨ値、夫婦の希望、その他の順となりました。

グラフを多い順に示しましたが、夫婦の希望以外は万遍なく判断材料としていることがわかります。

その他では、ＡＣＦ（胞状卵胞数）、院内の方針、超音波所見、医師の経験などがありました。

不妊治療は、治療が検査の役目を持つこともあり、妊娠が成立しなかった場合、どこに問題があったのかを検証し、確認、検討することが、次回の治療方法の判断材料となって活かされます。

そのため、検査値などと並んで、治療歴が1番大切なことになっているのでしょう。

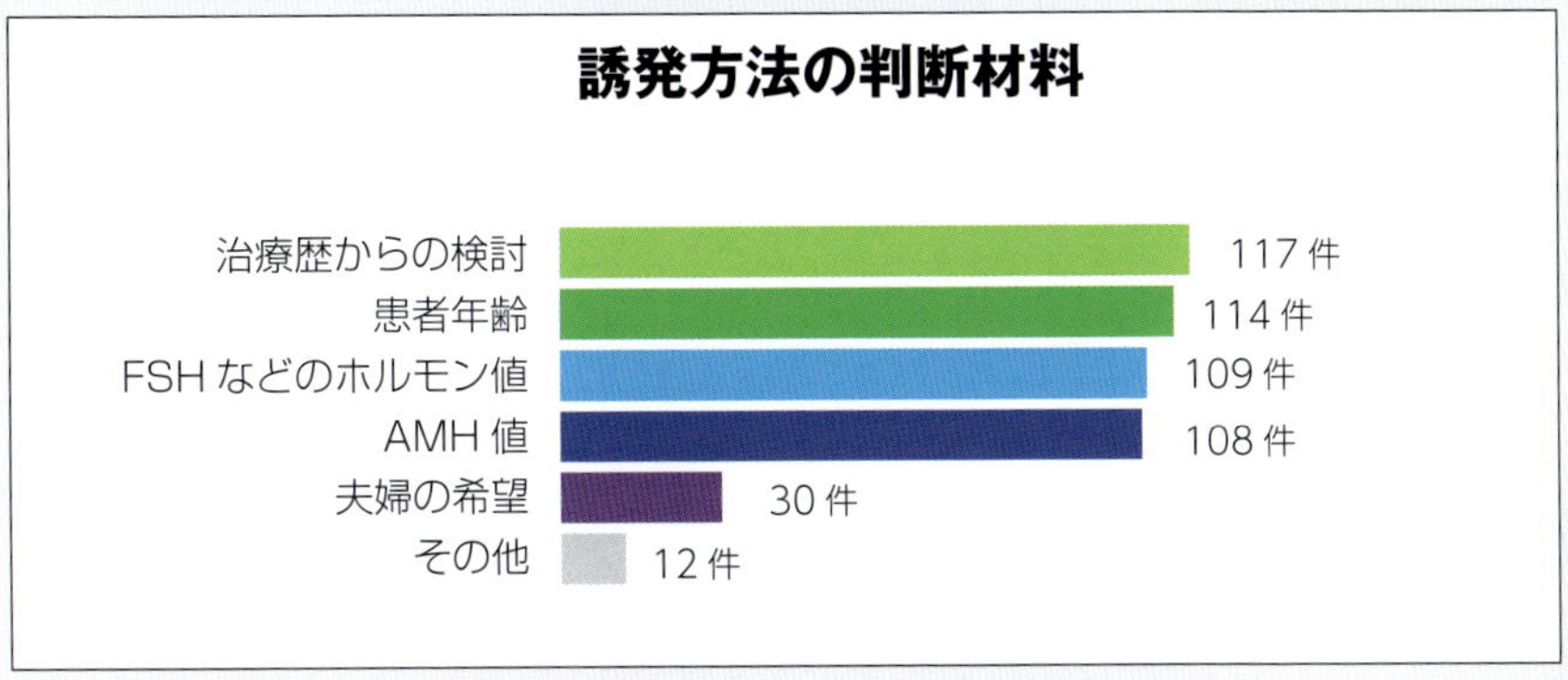

ＯＨＳＳの発症はどのくらい？

排卵誘発を行うときの注意として、卵巣過剰刺激症候群（ＯＨＳＳ）があります。この症状は強い刺激を行う際に起きやすく、回避のためには患者さんの卵巣の状態を確認しながら、薬剤の量を調整したり誘発法を変える、または治療周期をキャンセルするなどの対応をすることもあります。

程度にもよりますが、採卵に向けては軽い症状のＯＨＳＳであれば覚悟している状況もあるようですが、重症化すると血栓症になりやすく、これが要因となって脳梗塞や心筋梗塞を引き起こす可能性や、妊娠が成立するとさらに重症化する傾向があるようです。

とくにロング法やショート法などの刺激周期法では、これを回避することが大切になってきます。

排卵誘発をする以上、卵巣の腫れは多少なりとも起こると言われる反面、入院加療を必要とするケースは、ＧｎＲＨアンタゴニストの登場や排卵誘発方法の工夫からかなり減少傾向にあり、今回の調査でも、治療や入院を必要とする発症は、142施設の平均で1.5％でした。

低いところは0％。最も高いところで30％。さすがにこの30％の数値というのは気になりますが、その施設でも症状は軽度であることを祈ります。

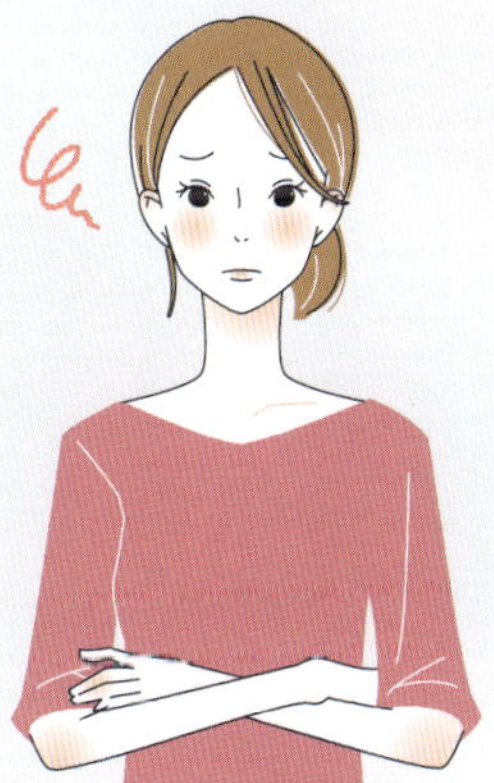

治療・入院を擁する OHSSの発症率

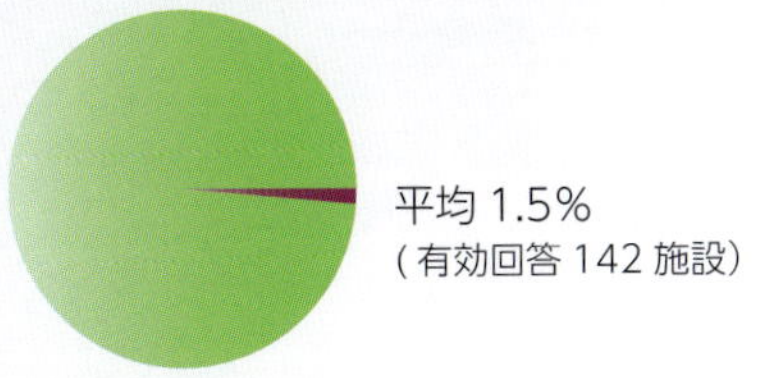

誘発時に実施していること

卵巣機能低下が考えられ、排卵誘発剤を使用しても卵巣が思うように反応しないことがあります。その場合、排卵誘発を始める前に治療周期を休ませて、高くなっているFSHの基礎値を下げ、正常値に近づけて卵巣機能を回復させる方法をとることがあります。

その代表的な方法としてカウフマン療法とホルモン療法をあげ、実施数を調べたところ、カウフマン療法のほうが若干多いものの、ホルモン療法と比べて特に有意差はないようでした。

両者を合わせると75施設になり、特になしが66施設という状況からは、治療周期を休むことへの判断のあり方に差があるのでは？と予想されます。

＊カウフマン療法は、女性の自然な月経周期にあるホルモン環境を薬によってコントロールする方法で服薬が完了すると月経が起こるようになります。

＊ホルモン療法は、低用量や中用量のピルで排卵を止め、月経を止める方法で服薬を終えると再び月経が訪れます。

以上において、卵巣機能低下のあるケースに対する誘発方法については、今後さらに詳しく調査をしてみたいと考えています。

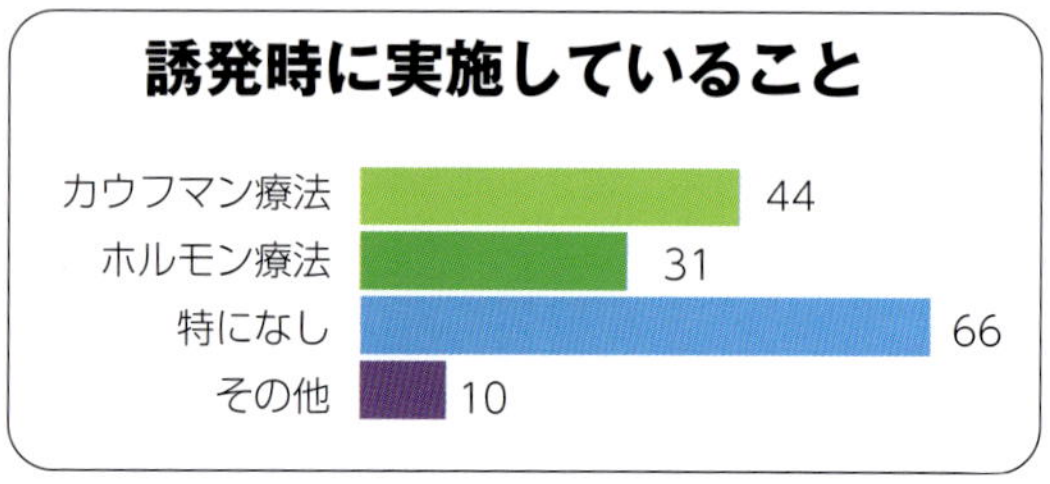

採卵までの卵胞計測

続いて、採卵までの卵胞計測や採卵時のようすを調査結果から紹介しておきます。

採卵は不妊治療施設で行われるものです。医療行為での手術ですから行われる時には、スタッフも必要です。そのため、採卵のタイミングもできるだけスタッフの確保ができる日時に設定できれば、それに越したこともないでしょう。

また、排卵が起きてしまってからでは採卵ができませんから、気も使うことでしょう。

●採卵の決定基準

採卵の決定基準としては、卵胞計測とホルモン値が関係します。卵胞計測のみから採卵手術日を決定するとの回答が57件、ホルモン値のみという施設が3件。両方行っている施設は82件ありました。これらは誘発方法とも関係してくるでしょう。

採卵までに行う卵胞計測では、エコー検査による計測回数の平均は3〜4回で、一方のホルモン値検査の平均は2〜3回でした。

通院日には、これら検査が行われることを覚えておきましょう。

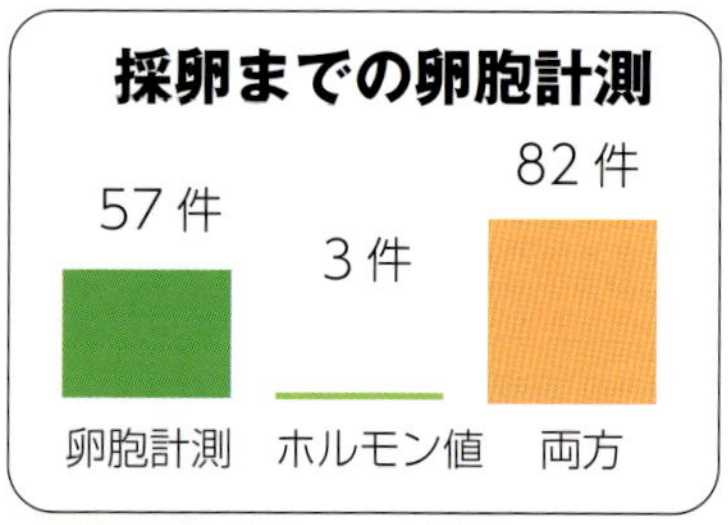

●麻酔について

採卵の手術では、麻酔を使用する施設が136施設あり、無麻酔で行う施設が16施設でした。使用する場合の内訳は全身麻酔が全体の54％、局所麻酔が29％、噴霧は2％で、鎮痛剤は15％でした。また、基本を無麻酔で行う施設でも、患者さんが痛みへの不安から麻酔や痛み止めを希望する場合には、応じているようです。

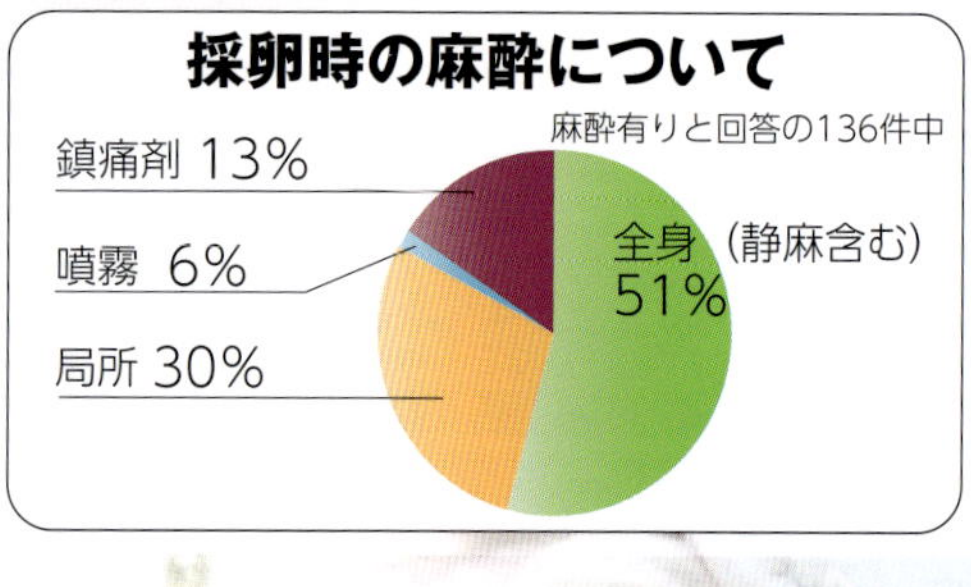

採卵時、すでに排卵して卵子が確保できないケース

本来であれば、自然にいつ起こるかわからない排卵です。それを治療周期では調節して採卵をするのですから、スケジュールを組んでも、既に排卵済みとなってしまうケースも起きてしまうようです。その場合、患者さんにとっては、その周期の治療続行はキャンセルとなり、とても残念なことです。

では、一体どのくらいの頻度でそれが起きているのでしょう?

採卵100件あたりでの質問に、1〜4件とする施設回答が61%で、5件以上が24%ありました。1件未満が6%で、0件とする施設が9%でした。つまり、91%の施設では確実に起きているというのが現状です。

頻度としては過度に心配することはないかもしれませんが、治療周期に望みをかける患者さんにとっては酷な話でもあります。

排卵済みのケースが起きやすい治療法としては早期排卵を抑制しない低刺激・自然周期と完全自然周期とされ、それらの治療法を多く使う施設ではよりしっかりした対応を設けているようですが、治療法に限らず、起こらないよう注意は必要のようです。

採卵時、すでに排卵して卵子が確保できなかったケース

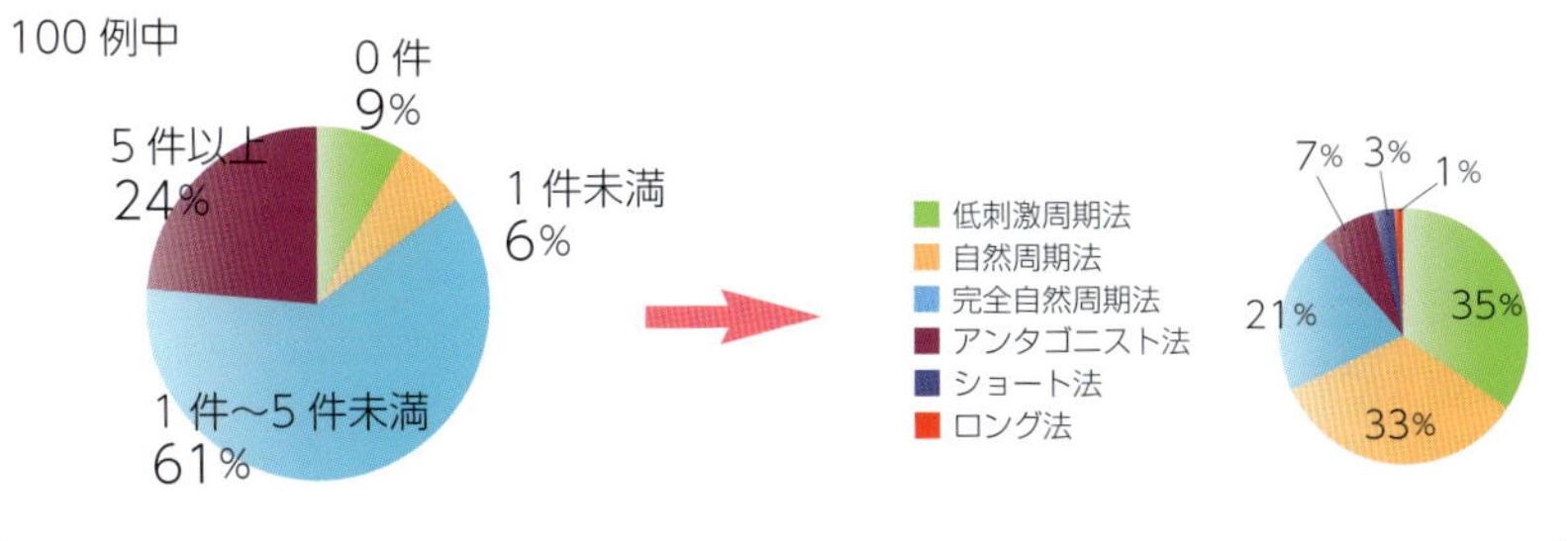

●採卵時に排卵済みのケースが多い年齢層は？

排卵済みで採卵時に卵子が確保できないケースについては、40歳以上に多いとの回答が59%と多く、次に多いのは年齢に関係ないとする37%でした。

年齢が高くなれば薬への反応が鈍くなり、排卵誘発を低刺激・自然周期や完全自然周期とすることも多く、またホルモン値の変動予測が立てにくいことも理由にあるようです。

また、年齢に関係ないとする37%の施設からは、排卵済みのケースが（率は少なくとも）広い年齢層で起きている一面が見え、どのように起きているかが気になるところです。

体外受精の治療で、採卵時に排卵済みということで卵子が採れなくなるのは、今まで、採卵に向けて、『元気な卵子を育てよう！』と準備、期待していた気持ちからもショックは大きく、排卵済みという結果で、患者さんによっては『死んでしまいたい』と表現をするほどです。

本誌では、82ページからの相談コーナーで過去の相談を紹介していますが、その中にも、排卵済みのケースはよくありますから、やはり診療はぜひ慎重に、そして説明やケアもお願いしたいものです。

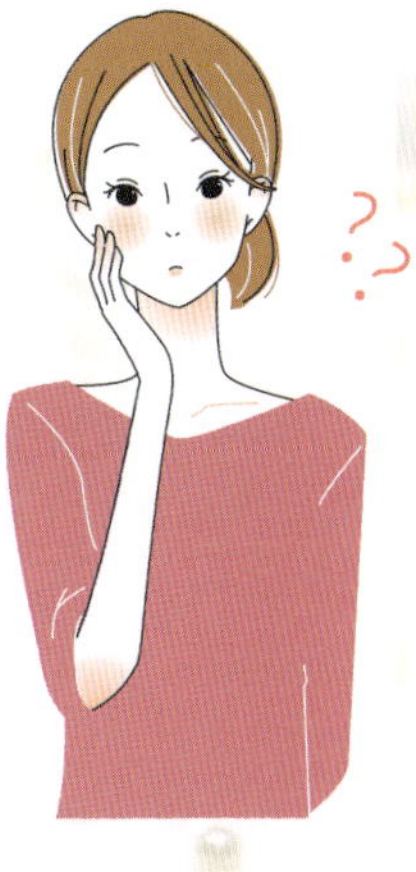

誘発時に排卵済みのケースが多い年代

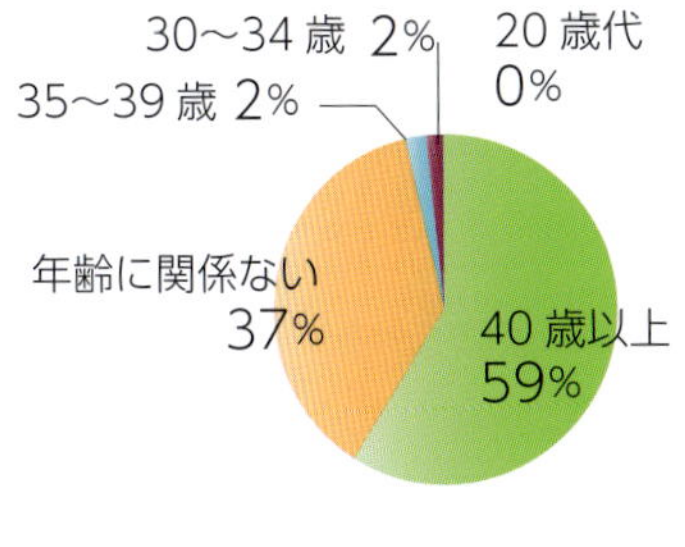

Check!

アンケートからわかった！

先生たちが考えている排卵誘発のこと！

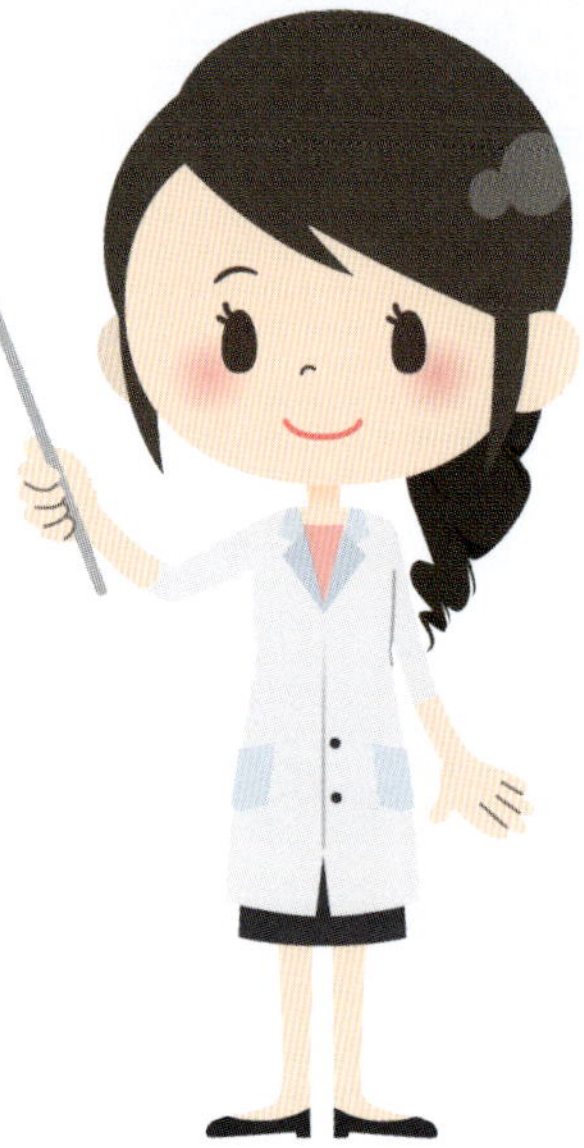

21人のドクターコメント

不妊治療では、卵子をどう育てるかは重要なポイントです。
なぜなら、卵子がなければ妊娠は叶わないからです。
日々、赤ちゃんを望むご夫婦の診療を行う先生方。
いったい、どのように考えて、どのように判断しているのでしょう。
いろいろな排卵誘発方法はあるけれど、先生によって、
選択する方法や考えにも違いはあるのでしょうか。

1 クリニック間で誘発方法の違いはあるのか？

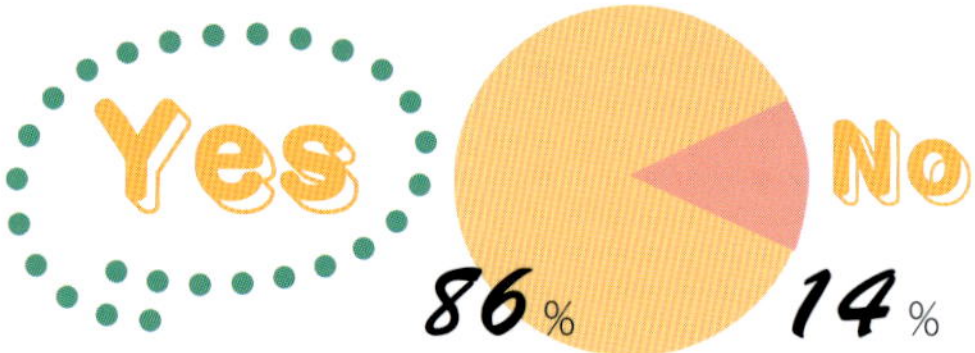

- ▶かなり違いがある…………9
- ▶違いがある…………………9
- ▶あまり違わない……………3

2 理想とする誘発方法は？

集まったそれぞれのコメントからは、先生がどこに注目して排卵誘発に臨んでいるか、それぞれの違いやポイントが見え、とてもよい参考になります。

3 誘発方法の現状について

「誘発方法の現状について」では、先生方それぞれの考えなどがさらにわかり、また誘発の難しさなどもわかります。どのような方にも、同じように効果がある、効果が出るという方法はなく、その方一人ひとりに合った方法を探すことは容易いことではないということもわかります。

アンケートに回答をいただいた病院・クリニック

アンケートへのご協力ありがとうございました。

蕙愛レディースクリニック
広島HARTクリニック
髙橋産婦人科
ときわ台レディースクリニック
馬車道レディスクリニック
兵庫医科大学病院生殖医療センター
長岡レディースクリニック
すこやかレディースクリニック
IVF大阪クリニック
慶愛病院
みなとみらい夢クリニック
操レディスホスピタル
峯レディースクリニック
福田ウイメンズクリニック
松本レディースクリニック
いがらしクリニック
山下湘南夢クリニック
とくおかレディースクリニック
奥村レディースクリニック
IVF詠田クリニック

1件 無記名

アンケート到着順

体外受精を実施している施設へ排卵誘発に関するアンケートを行いました。対象は、不妊治療情報センター（フニンインフォ）のWEBで紹介しているドクターの皆様方です。結果、21施設からの回答があり、率直なコメントをいただくことができました。

排卵誘発方法は、大きく分けて調節卵巣刺激法と低刺激法があります。そして、調節卵巣刺激法にはアンタゴニスト法、ショート法、ロング法などがあり、低刺激法に低刺激周期法、自然周期法などがあります。

それぞれの方法には、薬を開始する時期や使う薬などのプロトコールはありますが、実際に行っている方法については、医師によってかなり違いがあるようです。

その違いについて、医師はどう考え、どう感じているのでしょう。

アンケートの❶の結果からも、誘発方法の違いについては、病院・クリニック間で「かなり違いがある」という回答が多くありました。また、この違いや誘発方法について感じていることは、❷「理想とする誘発方法は？」と❸「誘発方法の現状について」の記述回答から知ることができます。

とくに、体外受精における誘発方法での薬の使い方、確保する卵子の数などは、さまざまな意見があり、疑問もありました。

実際に先生方の生の声や本音からは、現状が見てとれるようです。

その中で「自然周期と高刺激周期の2極化が進んでいる」という声があるように、低刺激周期法や自然周期法のみを行う病院・クリニックと、調節卵巣刺激法を第一選択とするところの考え方にはそれぞれに深いものがあるようです。

ただ、現状を見れば患者さんの年齢が上がるにつれて、調節卵巣刺激法が難しくなってきます。そのためどこの病院・クリニックでも、低刺激法が以前よりも多くなってきています。

ここでは、参考に同センター発行の『体外受精を考えているみなさまへ』（体外受精実施施設完全ガイドブック２０１７）より、誘発方法比較のグラフ（下）も取入れて紹介します。

1 クリニック間で誘発方法の違いはあるのか？

Yes 86％

No 14％

86％のドクターがクリニック間で「排卵誘発方法に違いがある」と回答しています。また、そのうちの半数が『かなり違いがある』との回答です。この状況から、患者の受ける治療上の損得はないのでしょうか？ また、成績に差がでるようなことはないのでしょうか。気になります。

調査18施設にみる排卵誘発法の違い（方法の色でそれぞれのグラフを見て行くと特徴がわかります）

クリニックが実施している誘発方法を割合で示したグラフです（体外受精実施施設完全ガイドブック2017より引用）

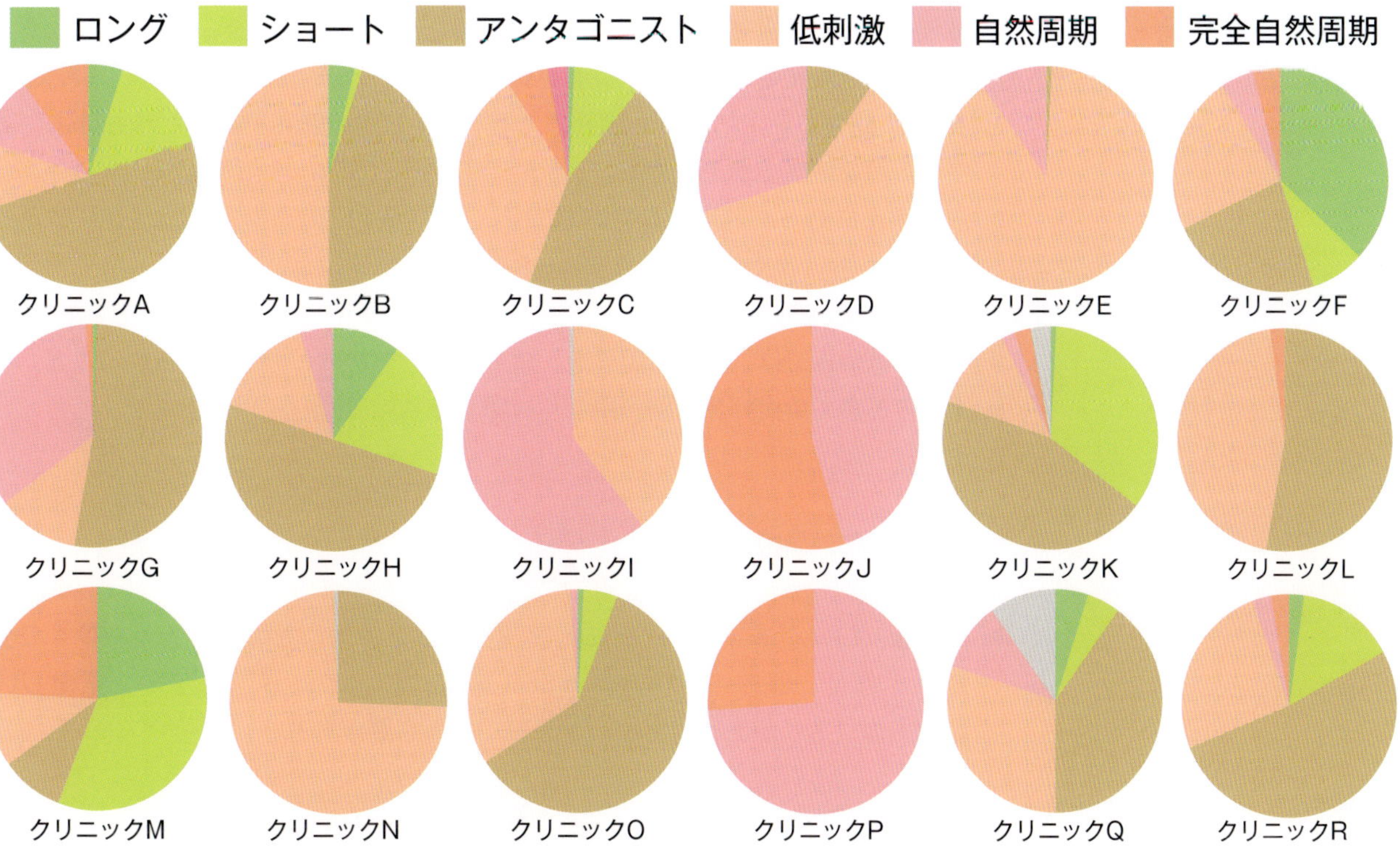

2 理想とする誘発方法は？

一般不妊治療では？

- 副作用無し。1個の卵胞が発達し、1個排卵し、単胎妊娠できること。
- 「単一排卵」「単胎妊娠」の成立が目標。
- 十分な子宮内膜厚と頚管分泌を伴った上で自然なLHサージ後に起こる単一卵胞による排卵。

もちろん、これは理想とすることへの意見ですが、
それは同時に、現実的な自身の診療スタイルであったり
今後の課題となっていることでもあるようです。

そして、患者さんにとっては
よりしっかりした治療を受ける上での材料になります。
やがては、妊娠出産に結びつく指標にもつながっていくとよいですね。

患者さんに合った方法で！

- AMH、FSH、E2、胞状卵胞数によって決めています。
- 年齢、ホルモン値、卵巣年齢など考慮し、患者一人一人に合った排卵誘発方法を周期ごとに計画する。
- 年齢と卵巣機能によって誘発方法を選ぶ。
- 良質な卵を確保できる方法で、身体的、経済的負担が少ないもの、個人個人に合わせた誘発が理想的。
- 成熟卵子をつくる。

負担や副作用、リスクの少ない方法で！

- もちろん最短で妊娠に至る方法です。患者様の卵巣機能に併せた誘発方法を選択し、かつ複数の方法が選択しうるなら、より負担が少なく副作用のリスクの低いものを選択すべきであると考えます。
- 質の良い卵が採れて、副作用のない方法。

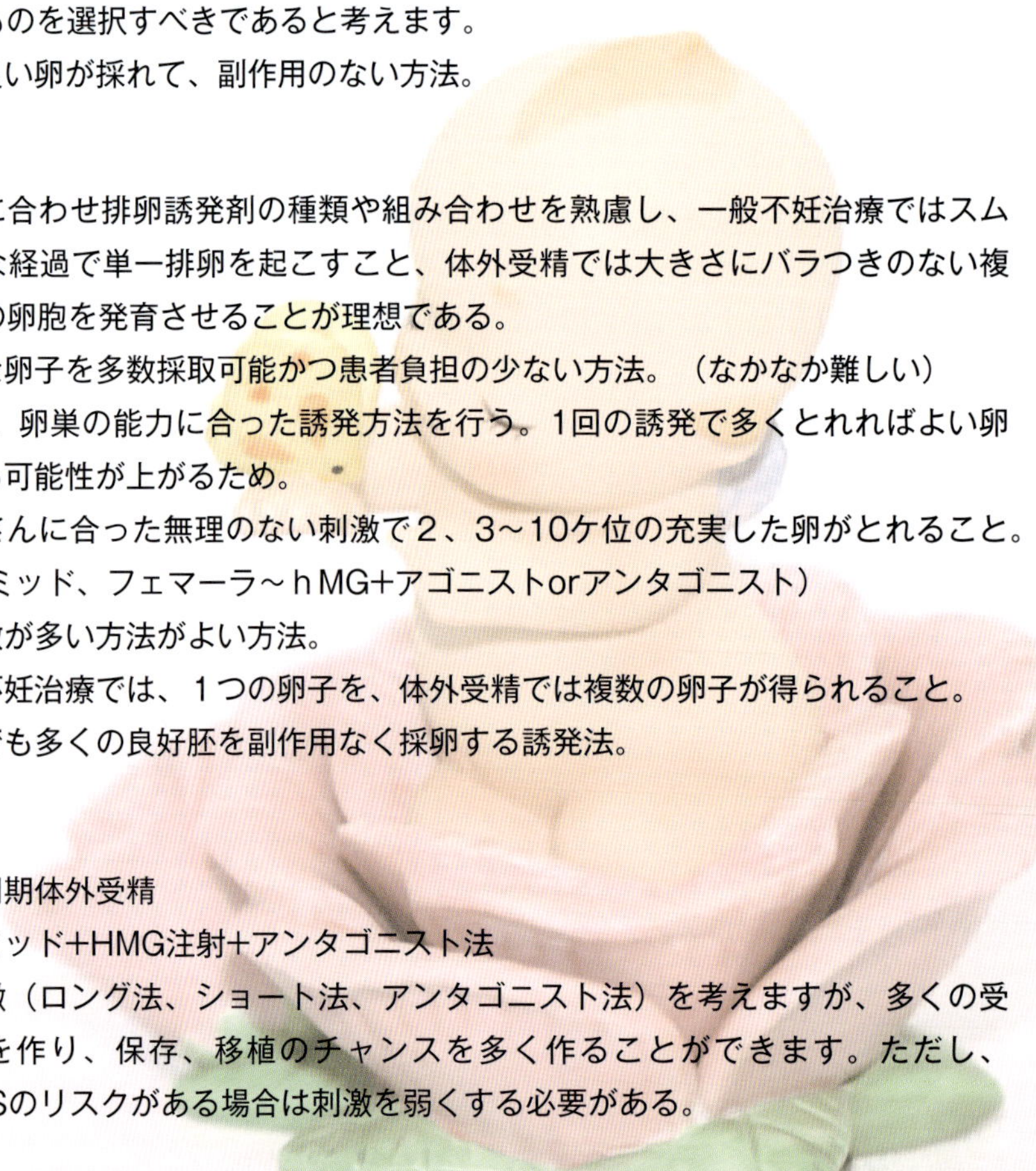

患者さんに合ってることも、
副作用が少ないことも大事！
でも、数も大事！

- 患者に合わせ排卵誘発剤の種類や組み合わせを熟慮し、一般不妊治療ではスムースな経過で単一排卵を起こすこと、体外受精では大きさにバラつきのない複数個の卵胞を発育させることが理想である。
- 良質な卵子を多数採取可能かつ患者負担の少ない方法。（なかなか難しい）
- AMH、卵巣の能力に合った誘発方法を行う。1回の誘発で多くとれればよい卵が残る可能性が上がるため。
- 患者さんに合った無理のない刺激で2、3～10ケ位の充実した卵がとれること。（クロミッド、フェマーラ～hMG+アゴニストorアンタゴニスト）
- 採卵数が多い方法がよい方法。
- 一般不妊治療では、１つの卵子を、体外受精では複数の卵子が得られること。
- １つでも多くの良好胚を副作用なく採卵する誘発法。

この方法がいい！

- 自然周期体外受精
- クロミッド+HMG注射+アンタゴニスト法
- 高刺激（ロング法、ショート法、アンタゴニスト法）を考えますが、多くの受精卵を作り、保存、移植のチャンスを多く作ることができます。ただし、OHSSのリスクがある場合は刺激を弱くする必要がある。

3 誘発方法の現状について

排卵誘発方法には難しい面がある。
だから、まだまだ方法については考える。
困っても、考えは色々あっても、患者さんのために！

難しい…

- 第1回目からできるだけ良い結果を出すのが難しい。
- 治療を受ける患者さんの卵巣機能は同じではないため、誘発を行う際にはその評価が難しい。
- 尿由来のHMG製剤と遺伝子組み換えの合成FSH製剤との価格にかなりの差があり、効果にバラつきなく不純物が含まれない合成FSH製剤が使いづらい現状にある。体外受精より一般不妊治療での多胎妊娠や卵巣過剰刺激症候群の発生をいかに抑えるのかが課題である。

排卵誘発方法を考える

- その方のその周期に合わせた誘発法が望ましい。なるべく1回で結果をだすのが理想。
- 用途でいろいろ違う。IVF、IUI、SEXで異なる。
- 低刺激、高刺激ともにそれぞれ良いところがあると思います。画一的に当てはめるのでなく、患者様の卵巣機能やライフスタイルに応じて使い分けるべきであると考えます。
- 最近、OHSSのリスクを避けるため、中刺激（クロミッドにｈMG隔日）（あえて中刺激と呼ばせていただきます）が多くなってきている傾向があります。低刺激だと採卵数が少ない。高刺激だとOHSSのリスクがある。その中間の治療（刺激）です。

ちょっと困ってます

- PickUp障害が想定される場合、積極的な追排卵刺激を行っている。
  「排卵周期（卵巣刺激法）のある不妊女性」への多発排卵の回避への意識の違いがあると思います。「無排卵の不妊女性」への排卵誘発は生殖医療専門医以外は多胎やOHSSなどのリスクを伴うと考えます。
- 複数個の卵子を採るメリット、デメリットを考慮して誘発すべきであると思う。
- いろいろな薬剤が出ているので、選択肢は増えている。症例毎ベストな方法を選択できるとよいが、患者さんも忙しく十分な観察、フォローができる通院ができない方が多く、その分不十分だったり過剰だったりするケースがある。

医師によって考えはいろいろ

- 自然周期と高刺激周期の２極化が進んでいる。
- 当院では基本的に刺激周期（ｈMG投与）としているが、低刺激でも症例により行っている。低刺激のみで行う施設の方針には異論はないが、ｈMG（FSH)使用を否定するようなことは止めていただきたい。
- 施設間及びドクター間によって排卵誘発法に対する考え方に違いがあるのは当然であるが、やみくもに多くの卵子を得るために過剰な排卵誘発を行うことは卵巣への侵襲が大きく、その後の卵巣機能の回復や過剰刺激による血栓症などのリスクを考えると、好ましくないと考えられる。当院では低刺激を主に行っており、誘発剤の乱用は慎んでいる。
- 年齢や卵巣予備能によって違うと思うが、最近の流れとして自然周期法やクロミッドのみなどのマイルド法が多用され過ぎているのが心配される。
- IVF治療を受けられている方の年齢層が上昇している現在、過排卵な治療は身体的、経済的負担を強いることになると考えている。今後も自然周期体外受精は更なる発展をしていくこととなる。

ママなり
話題の窓
最新情報

着床に適した時期をしっかり診る検査・ERA

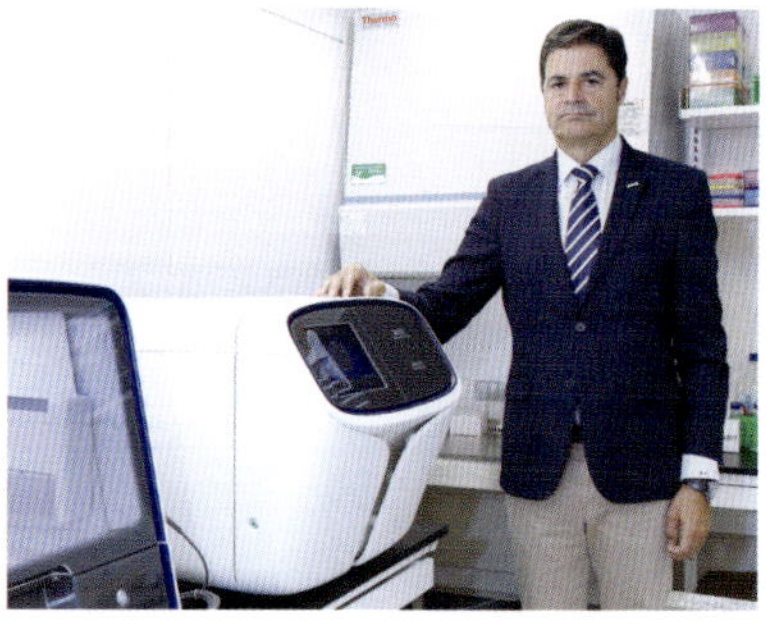

Igenomix.S.L.　アイジェノミクス CEO
(David Jimenez Moreno)

不妊治療で、大切な胚をしっかり妊娠に結びつけるために貢献したい!

「体外受精で子どもを授かるためには、2つの重要な要素があります。1つは胚でもう1つが着床環境です。過去25年間、胚の研究に目が向いていましたが、私たちは着床環境についての研究を12年前から始め、子宮内膜組織の分析をすることでERA検査を開発しました。私たちの願いは、治療される多くのご夫婦に子どもを授かって欲しい。そのために貢献したいのです」

と、来日したERA検査会社であるアイジェノミクス社 CEOのデビッド・ヒメネス氏は話します。

実は、この春にアジア全域をカバーすることを目的にアイジェノミクス・ジャパンが東京に設立されました。今後、様々な有効な検査を進める計画があるとのことですから、期待に胸膨らみます。

確かに、いくら胚の質が良くても着床しないのであれば、それは残念なことです。

通常、着床のタイミングは排卵からの経過日数、ホルモンの補充状況、そして胚の成長を合わせ、子宮内膜の厚さと黄体ホルモン値などから判断され、また、『子宮内膜には**着床の窓が開かれる**とされる着床時期』があるといわれています。

治療周期においては、この時期に移植日を合わせることが必要です。

この着床に適した時期は厳密には個人差があり、その指標として応えるように発表されたのがERA検査なのです。

このERA検査は、実際の治療現場ではどのように取入れられているのでしょうか。国内で一番多くの症例を持つ京野アートクリニック高輪の京野廣一先生にお話を伺いました。

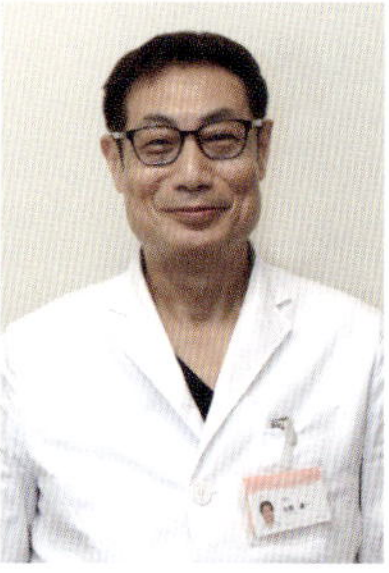

京野アートクリニック高輪
理事長　京野 廣一　医師

ERA検査を導入したきっかけ

私がERA検査を知ったのは、2014年にドイツで行われたESHRE（ヨーロッパ生殖医学会）での発表で、大変興味を持ちました。生殖医療の中でも、着床に関しては神の領域ともいわれ、未だ解明されていないこともあります。

胚移植は、移植胚のグレード、移植する位置や手技、子宮内膜の厚さ、ホルモン環境、そして移植日の決定など、さまざまなポイントがあります。ですが、これらのポイントをしっかり押さえて、何度良好胚を移植しても着床しない方がいらっしゃるのです。

そこに発表されたのがこのERA検査でしたから、とても興味深く、さらに詳しく知りたいと、実施しているスペインにある検査会社 アイジェノミクスまで行きました。

ERA検査を導入後の実績はいかがですか?

ERA検査は、良好胚を2回以上

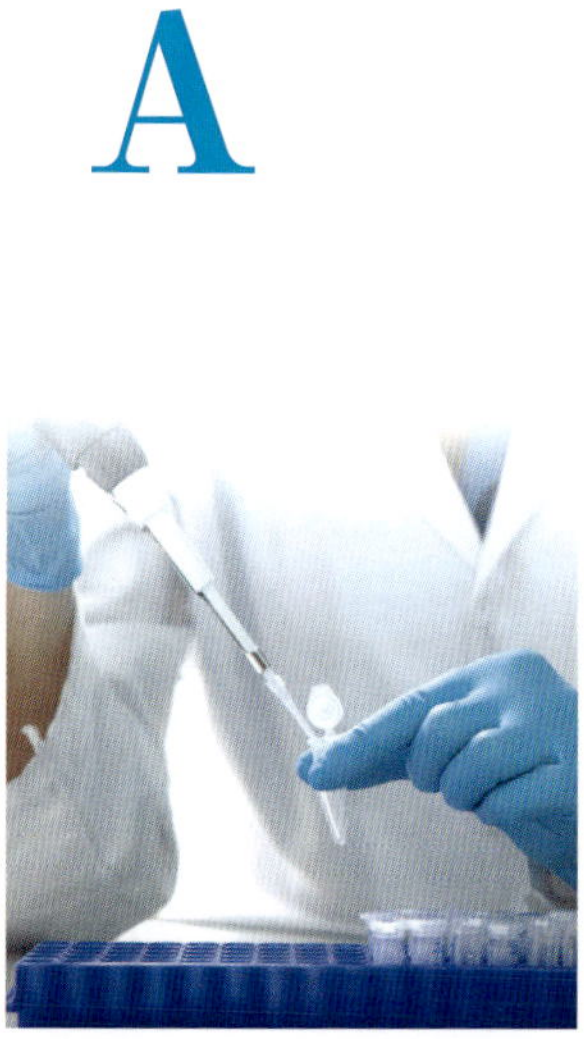

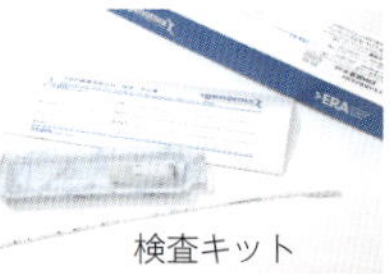

検査キット

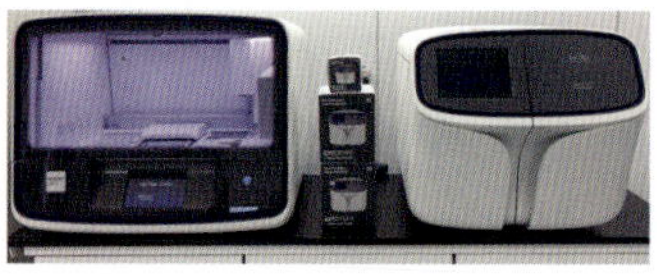

NGS

2017年10月から日本国内に設置されたラボとスペイン本社との共同で様々な検査を実施することが可能になるとのこと。

例えば、胚盤胞を今月15日に移植する治療計画の３人の場合

今月15日の胚移植に向け、３人の女性がERA検査をした結果からわかったスケジュール

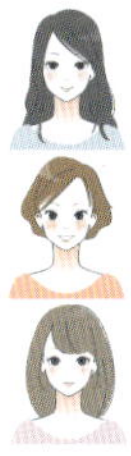

	ERA検査 初回 検査日（P＋5）	２回目検査 1回目で指定された再検日	着床に適した日	黄体ホルモン剤 投与の開始日（凍結融解胚移植）
Aさん	Receptive	→	P＋5	移植の5日前 今月10日から 黄体ホルモン開始
Bさん	Non-Receptive ▶再検日 P＋4	Receptive	P＋4	移植の4日前 今月11日から 黄体ホルモン開始
Cさん	Non-Receptive ▶再検日 P＋7	Receptive	P＋7	移植の7日前 今月8日から 黄体ホルモン開始

※D3の初期胚を移植する場合、AさんであればP＋３が移植日になり、P＋５には初期胚は胚盤胞となり透明帯から脱出し、着床する日と考えます。黄体ホルモン剤を投与する開始日は同じです。

● 黄体ホルモン剤開始日

Sun	Mon	Tue	Wed	Thu	Fri	Sat
					1	2
3	4	5	6	7	8 Cさん	9
10 Aさん	11 Bさん	12	13	14	15 胚移植	16
17	18	19	20	21	22	23
24	25	26	27	28	29	30

※15日の移植に向け、ERA検査を元に、Aさん、Bさん、Cさんの黄体ホルモン剤の投与開始日が決まりました。

移植しても着床しなかった方を対象に実施しています。

検査方法は、黄体ホルモンを投与開始後5日目（P＋5）に子宮内膜からピペールという専用器具で組織を採取し、その細胞の遺伝子発現をみます。

この時期の子宮内膜は、胚盤胞が子宮へ到達する時期に相当し、着床の窓が開かれていると考えられる時期です。そして、この採取した子宮内膜にある236個の着床に関わる遺伝子について調べ、その方のP＋5が着床に適した時期かを確認します。着床に適した時期であれば「Receptive（受容期）」、着床時期から外れていれば「Non-Receptive（非受容期）」という結果が出ます。

当院でも、これまで約200症例の検査を行ってきましたが、何度良好胚を移植しても着床しないという方の約3割にP＋5の子宮内膜が胚を受け入れないNon-Receptiveであるという結果が出ています。

これは、ESHREやその後のASRM（アメリカ生殖医学会）での発表と同様の結果です。

P＋5が胚移植日として適していないNon-Receptiveという結果の場合、遺伝子の発現具合からみて、もう1日前がReceptiveだろう（P＋4）、またはもう2日くらい後がReceptive（P＋7）だろうなどの結果も併記されてきます。これに従って再検査をすることでReceptiveを特定することができます。

当院でも検査結果で、P＋4やP＋7がReceptiveだったという患者さんもいらっしゃって、この結果を踏まえて胚移植をしたことでP＋5がNon-Receptiveだった患者さんの約半数の割合で妊娠が成立しています。

海外からの検査依頼でさらに顕著な結果が！

海外で卵子提供を受けられていた方で、何度も胚移植をしているのに妊娠が成立しないことから、ERA検査のみを当院で実施した方がいます。日本と違ってPGS（染色体検査を行い、染色体の異常、正常をスクリーニングする）を受けての胚移植ですから、胚の質に問題はなく、妊娠しないことに首をかしげるしかありませんでした。

当院でのERA検査の結果、この方はP＋5がNon-Receptiveだったことがわかり、指示通り一日遅らせて再検査した結果、この方の着床に適した時期を見つけることができました。

そして、その後の卵子提供によって、この方の着床に適した時期にPUSを行った胚を移植することで、妊娠することができました。

このように胚の質がよくても、胚移植と着床時期がズレていることで妊娠が叶わないケースもあるのです。

こういった症例に対して、ERA検査は大変有効だと考えています。検査結果が、ホルモン周期や年齢に左右されず、3年程度は有効といわれている点もいいですね。

特に生殖医療の専門施設では、1つでも多くの選択肢を持つことで、通院されている患者さん夫婦それぞれに適した治療を提供することが可能となります。

また、解明されていないことが1つずつ解き明かされ、その症例を蓄積し、共有することができれば、治療施設の枠を超え、さらに多くの不妊に悩まれているご夫婦の願いを叶えることにつながるものと考えます。

ERA Endometrial Receptivity Analysis 子宮内膜着床能検査

igenomix PIONEERS IN REPRODUCTIVE GENETICS

ホームページ：www.igenomix.com

株式会社アイジェノミクス・ジャパン
東京都中央区日本橋人形町2-7-10 エル人形町 4F
TEL：03-6667-0456

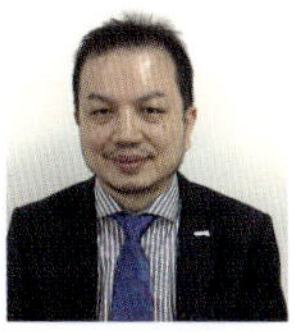

株式会社アイジェノミクス・ジャパン
日本法人代表 張博文

5年目 木婚式
観葉植物を置こう！
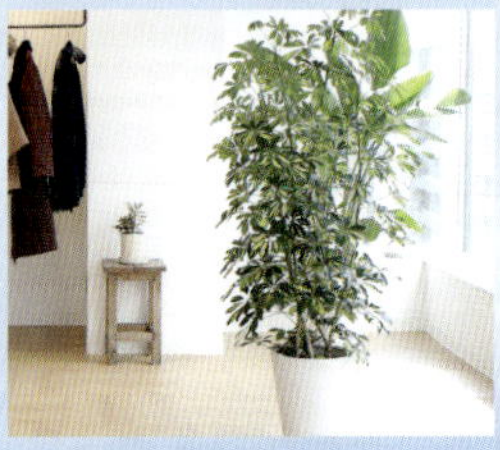

4年目 花婚式
花を飾って食事をしよう！
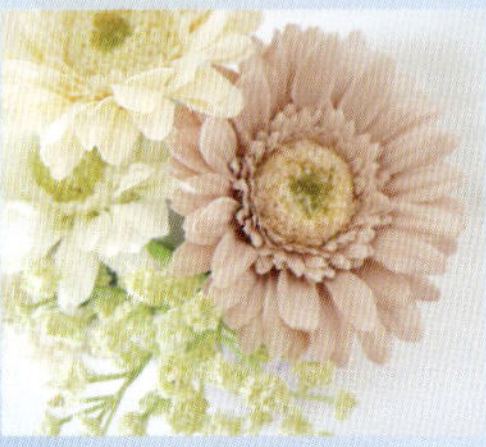

3年目 革婚式
革の小銭入れをお揃いで！
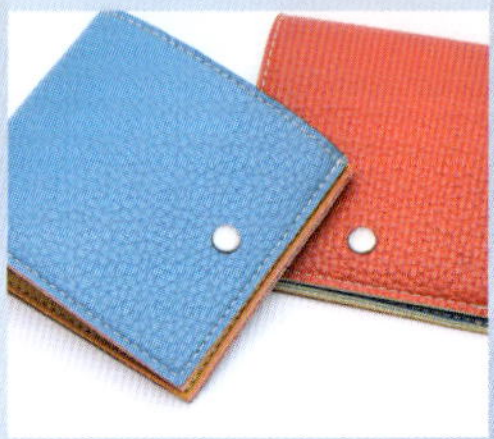

2年目 綿婚式
木綿のハンカチを贈ろう！
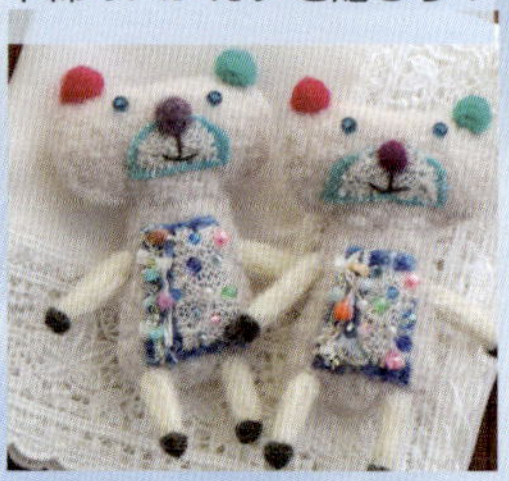

1年目 紙婚式
結婚式の写真で乾杯！
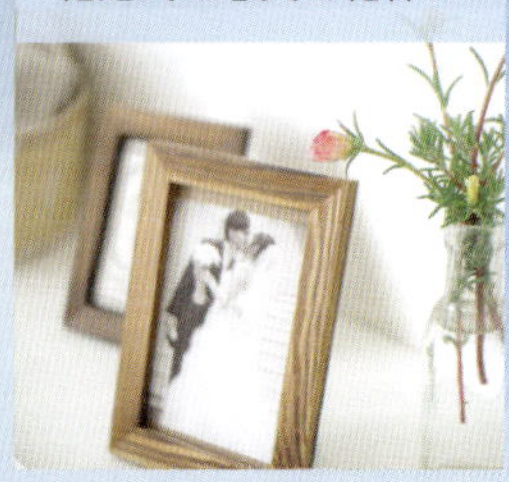

結婚記念日を祝ってますか？

結婚したのは、どれくらい前になりますか？ 毎年、結婚記念日のお祝いをしていますか？

「もちろん、毎年お祝いしてます！」というご夫婦もいれば、「最初の頃は、２人で食事に行ったり、プレゼントを贈りあったりしていたんだけど…、ここ最近はお互い忙しくて」というご夫婦もいることでしょう。

結婚記念日は、１年目から70年目まであるのだそうです。

結婚70年と言ったら、人生のほとんどを一緒に過ごしているということですが、そんなに長い間、夫婦がお互いに元気で生きていることが素晴らしいですよね。

結婚記念日は、結婚した頃に立ち戻って「一緒に暮らせるようになったね。幸せだね」を愛を確かめ合う日。重ねてきた年月をいたわり、これからもよろしくね！と絆を深める日。そして、ご主人に、奥様に感謝をする日です。

次の結婚記念日には、どうお祝いをしましょうか。

それから、自分たち夫婦だけでなく、夫婦の先輩としてご両親の結婚記念日もお祝いしましょう。

「私たちが出会ったのも、お父さんとお母さんが結婚したからだよね」

「ありがとう」そう感謝を込めて。

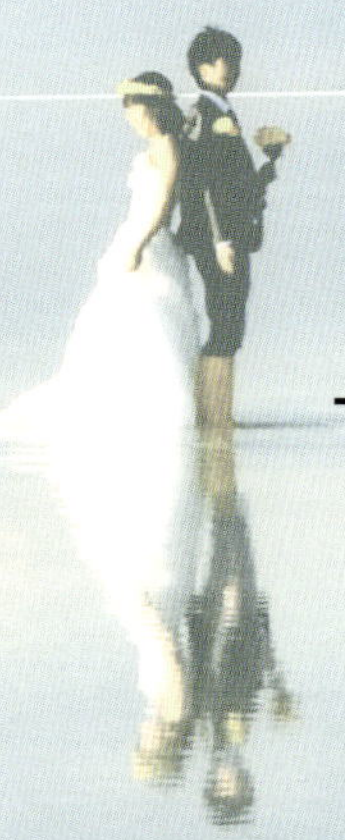

The wedding anniversary

祝
IWAU

25年目 銀婚式
銀食器とディナーで祝おう！

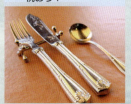

30年目 真珠婚式
私は指輪、あなたはネクタイピン！
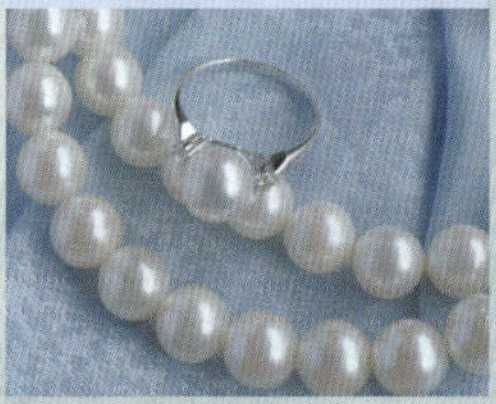

35年目 珊瑚婚式
珊瑚の海へ旅行へ行こう！
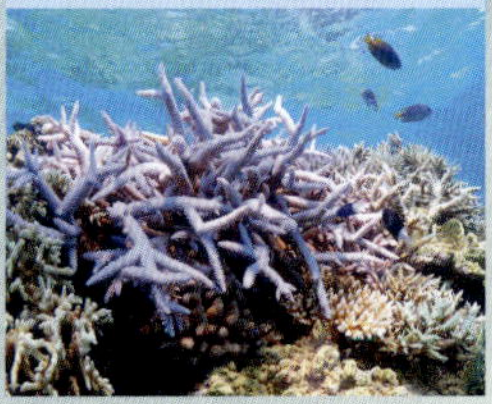

40年目 ルビー婚式
ルビーを贈ろう！
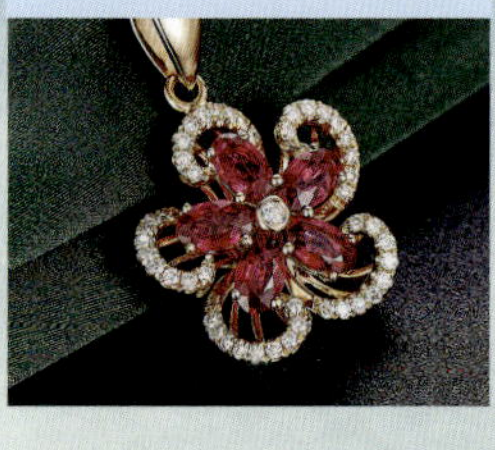

45年目 サファイア婚式
もう一度、左の薬指に指輪を贈ろう！
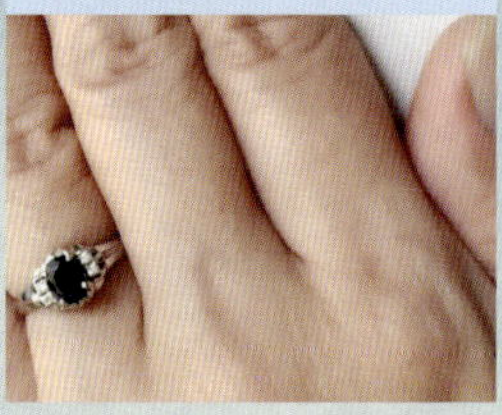

6年目 鉄婚式
スキレットで美味しく！

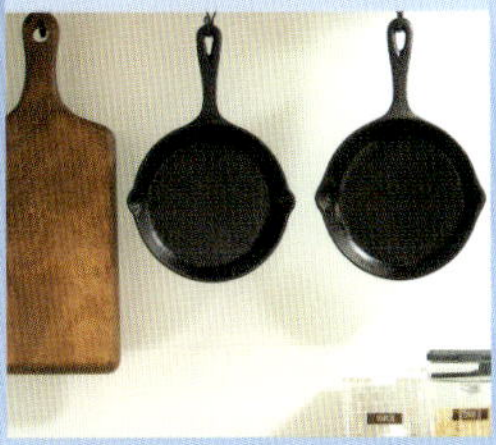

7年目 銅婚式
銅のカギのアクセサリーを根付にして！

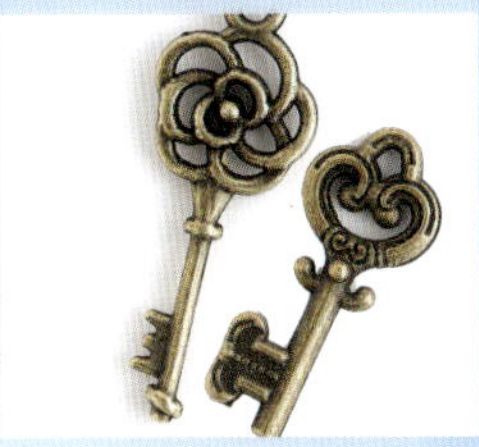

8年目 青銅婚式
ブロンズ像を観に美術館巡りをしよう！

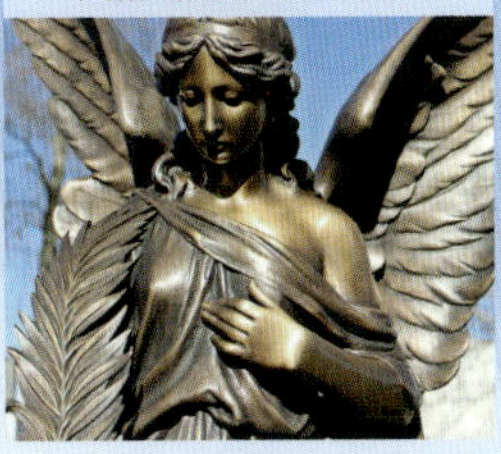

9年目 陶器婚式
2人で使える陶器を一緒に探しに行こう！

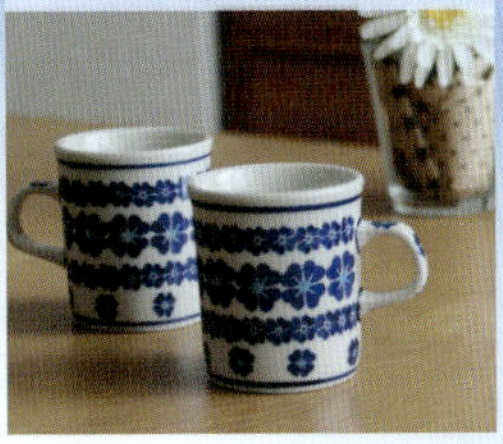

10年目 錫婚式
リビングに錫の置物を飾ってみよう！

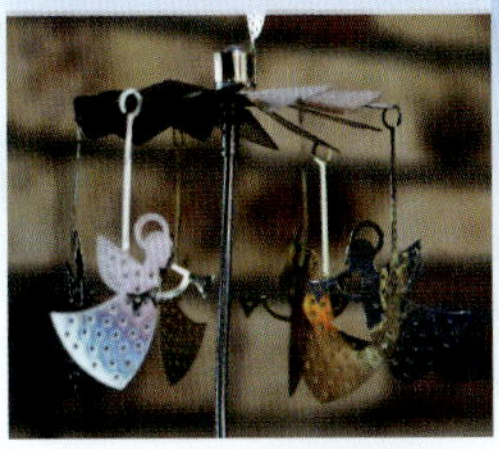

11年目 鋼鉄婚式
2人でDIYを楽しもう！

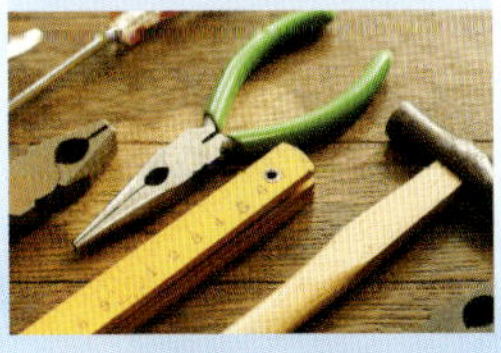

12年目 絹婚式
絹のスカーフは、男女問わずかっこいい！

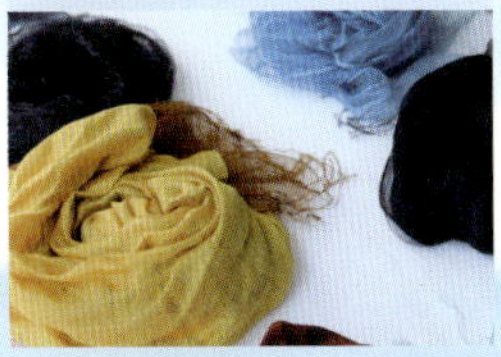

13年目 レース婚式
レースを編んでみよう！

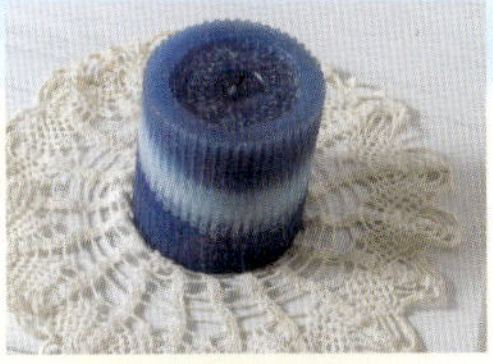

14年目 象牙婚式
改めて夫婦箸にしよう！

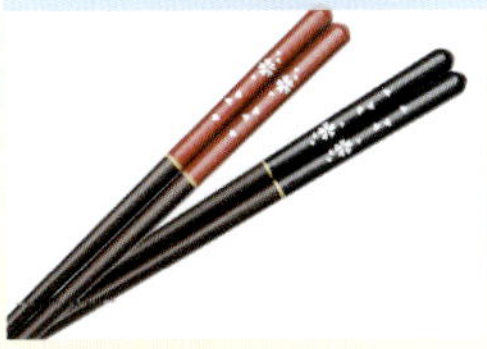

15年目 水晶婚式
水晶を2人で身につけよう！

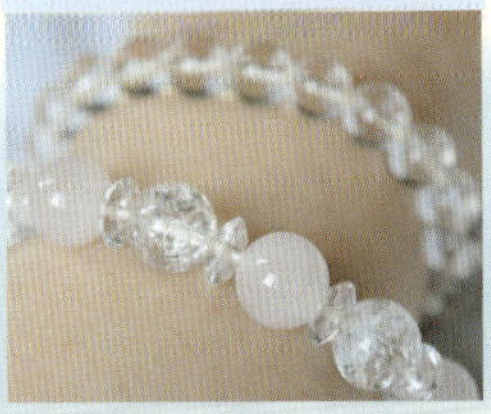

結婚記念日は、1年目の紙婚式から70年目のプラチナ婚式まであります。ここでは、50年目の金婚式までご紹介します。結婚記念日でも銀婚式や金婚式は、みなさんもご存知のことでしょう。1年1年結婚生活を重ねる中で、楽しくて嬉しいことばかりでなく、辛かったり悲しかったりすることも出てきます。あまりにお互いが近すぎて、大事な存在だということを忘れてしまうこともあるかもしれません。でも、1年に1回、結婚記念日には、結婚した時に立ち返って、一緒に生活をしてきたことを思い返して感謝をし合いましょう。そして、いつか訪れる金婚式。家族、みんなでお祝いしましょう。

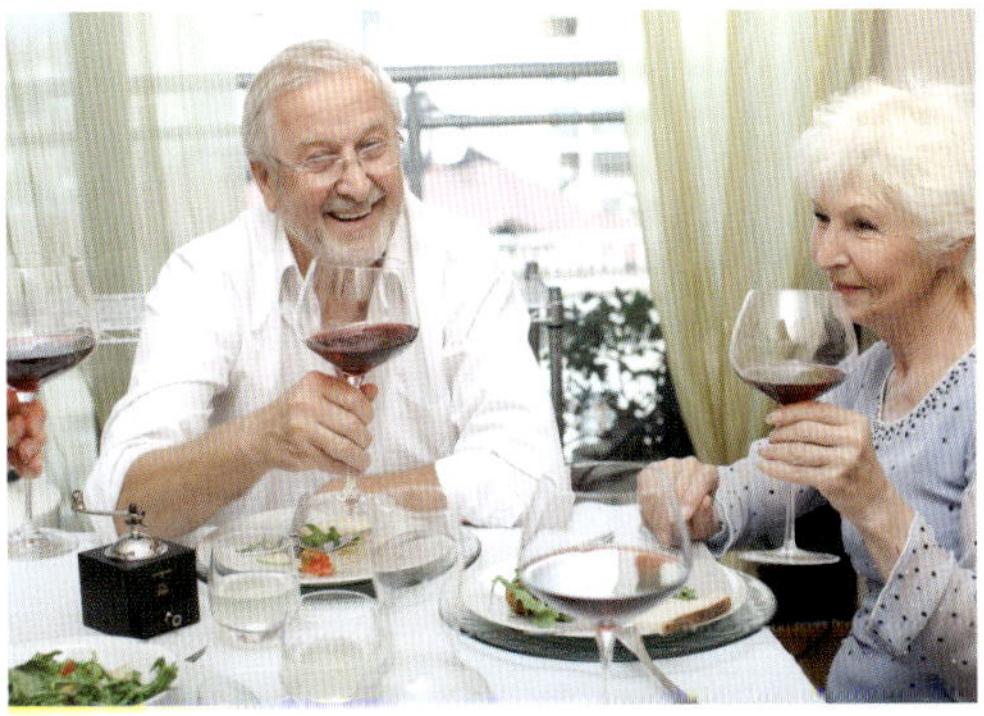

50年目 金婚式
家族みんなでお祝いしよう！

16年目 トパーズ婚式
トパーズに感謝を込めて！

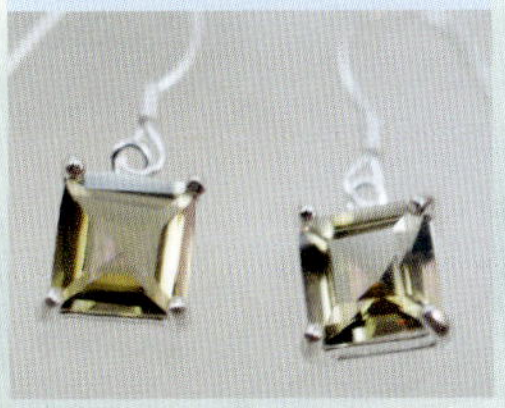

17年目 アメジスト婚式
心を癒すアメジスト、お互いに感謝をしあって！

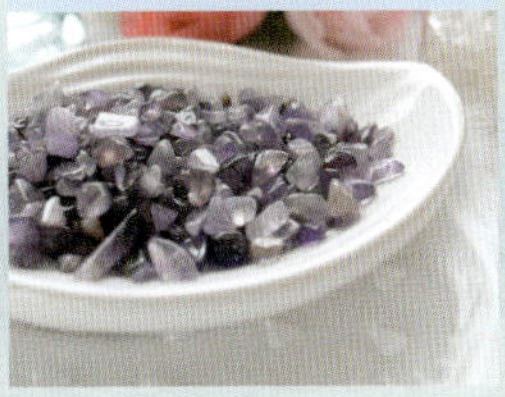

18年目 ガーネット婚式
変わらぬ愛をあらわすガーネットを贈って！

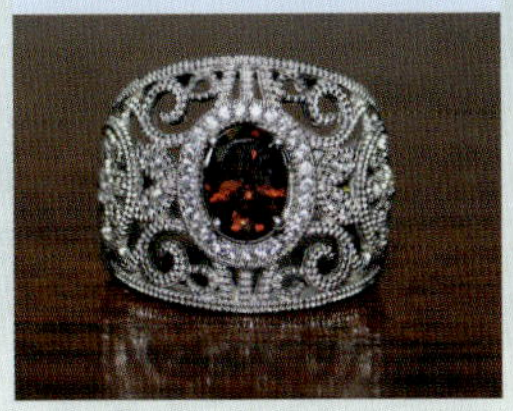

19年目 ジルコン婚式
ジルコンのループタイでおしゃれに！

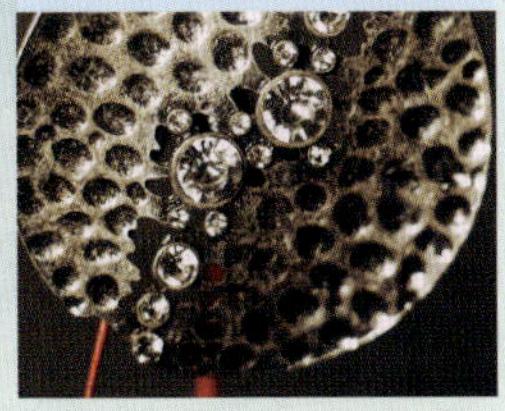

20年目 磁器婚式
たまには2人で晩酌を！

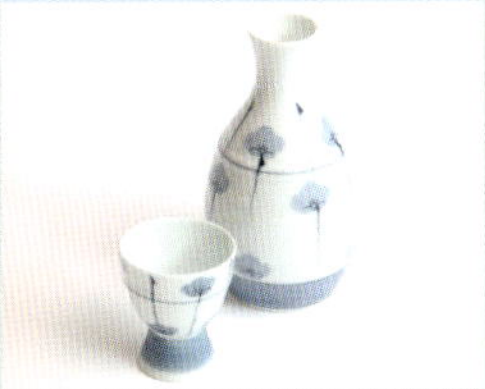

がんばりすぎず、無理せず、元気な卵子を育てるコツを伝授

元気な卵子を育てるために、自分の生活を振り返ってみる。
食事や運動、睡眠といった生活習慣で「からだにいいこと」はいろいろ挙げられます。
ですが、自分の苦手なことを毎日続けるのはしんどいでしょう。
いろいろあるなかから、「これをやってみたい！」「これだったら続けられそう」と、
あなたが無理なくできそうなことを選んで始めてみてはいかがですか？
また、自分が楽しんで続けられるよう、自分なりにアレンジしてみてもいいでしょう。

実施してみましょう！

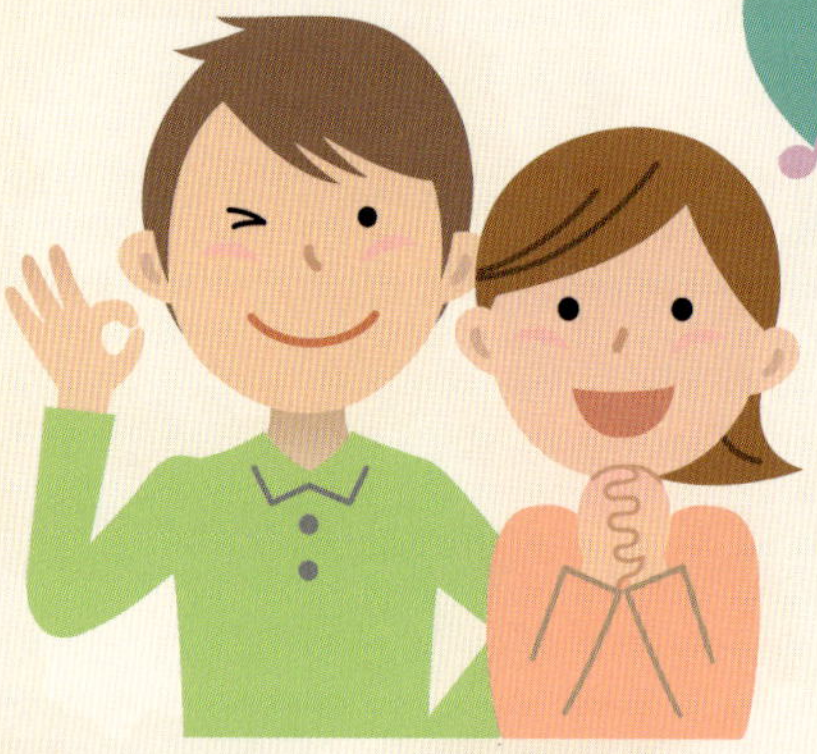

1 これなら簡単　食のひと工夫

2 心地よい運動にチャレンジ

3 毎日の暮らしを楽しく彩る

良いことも続けられなければ意味がない　無理することより続けることを大切に

元気な卵子を育てるために、からだにいいことをする！

これは良いこと。

ですが、がんばりすぎて、自分を追い込み、ストレスをためてしまったら元も子もありません。

たとえば次のような目標を立てたとします。

＊食事は手づくりで、栄養バランスの取れたものにする
＊コンビニ食や外食はなるべく控える
＊朝は早めに起きてウォーキングをする
＊毎日7時間は睡眠を取る
＊夜12時前には就寝する

確かにどれもからだに良さそうです。ですが、こんな生活を毎日続けられるでしょうか？

料理や運動が大好きで、残業やつきあいもほとんどない。そんな人だったら、当たり前のように続けられるかもしれません。

でも、「仕事が不規則」「毎日きちんと料理するのはしんどい」「毎日運動するのはおっくう」なんて場合は、短期間でギブアップしてしまうでしょう。

結局、無理は続きません。

どれだけ、からだにいいとしても毎日、毎日、頑張り続けるのは、とても難しいこと。

それだったら、頑張りすぎるのではなく、自分のできそうなことを試してみる。もっというなら、自分が楽しんでできそうなことを選んでやってみることをお勧めします。

1

これなら簡単 食のひと工夫

元気な卵子を育てるためにまずは栄養のポイントをチェック!

私たちのからだはたくさんの細胞が集まってできています。卵子もそんな細胞のひとつ。元気な卵子を育てるとは、健康な細胞を育てることともいえます。

細胞を構成する主成分はたんぱく質、リン脂質、コレステロールです。元気な卵子を育てるために、必要なこれらの成分を不足なく摂取しましょう。

たんぱく質、リン脂質、コレステロールのなかで、特に意識したいのが「たんぱく質」です。というのも、リン脂質はたんぱく質を含む食品にあり、コレステロールもたんぱく質で構成されているからです。いわば、たんぱく質が元気な細胞のカギを握っているといえるのです。

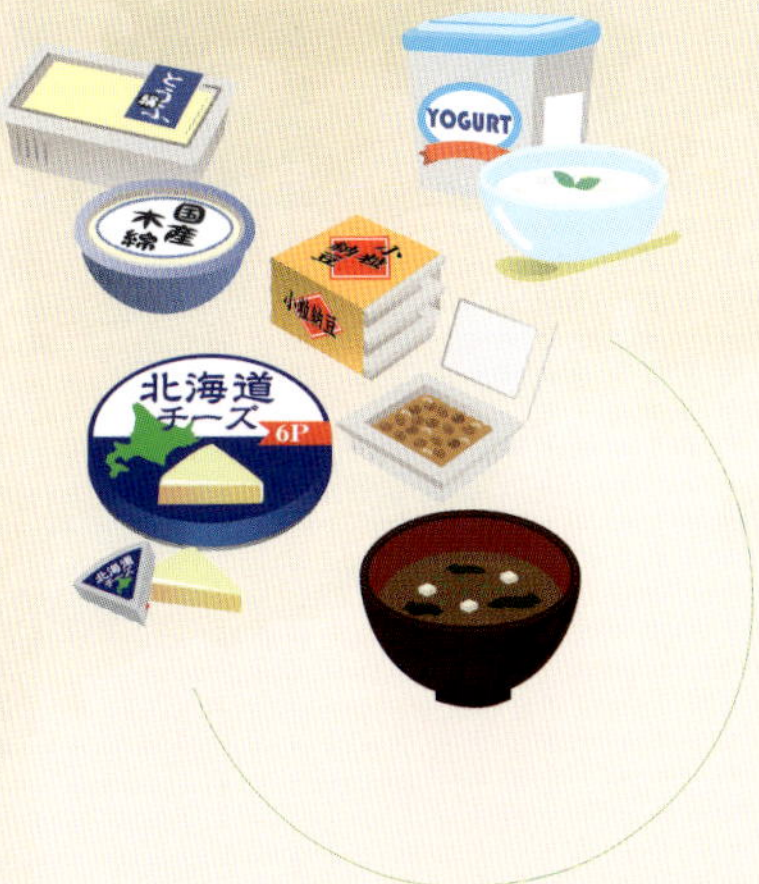

毎食、たんぱく質を摂取している?

たんぱく質には動物性たんぱく質と植物性たんぱく質があります。動物性たんぱく質は肉や魚、卵に含まれていますから、改めて意識しなくても毎日の食事で摂取しているでしょう。植物性たんぱく質は大豆や大豆製品に含まれています。豆腐や納豆など、特別に手を加えなくても食べられる食材ですから、積極的に摂取したいですね。

たんぱく質は1日1食だけでなくて、毎食ごとに摂取したい成分です。時間がなくて食事を摂れない場合は短時間で作れて摂取できる豆乳や野菜ジュースをお勧めします。

たんぱく質とミネラル、ビタミンを簡単摂取

植物性たんぱく質を含む豆乳はそのまま飲んでもいいですが、野菜や果物を加えることで、ミネラルやビタミンもいっしょに摂取することができます。ミネラルやビタミンもからだに必要な成分で、からだの調子を整えてくれますが、たんぱく質の消化・吸収にも関わっているので、ぜひ、組み合わせて摂取しましょう。

作り方は簡単です。小松菜やチンゲン菜、ニンジン、セロリなどストックしている野菜と豆乳をジューサーに入れるだけ。野菜だけでは飲みにくい場合はバナナやリンゴ、イチゴなどのフルーツを加えて味を調整します。すぐ作れて飲めるので時間のないときにもぴったり。粉砕してジュースにすることで野菜をたっぷり摂れるのもお勧めのポイントです。

凍らせたフルーツや野菜を使ったスムージーも人気ですが、続けていると、からだを冷やす原因になりかねないのでご注意を!

逆にからだを温める効果のあるショウガなどをジュースの材料に加えてもいいですね。いろいろな野菜や果物で試してみると楽しいですよ。

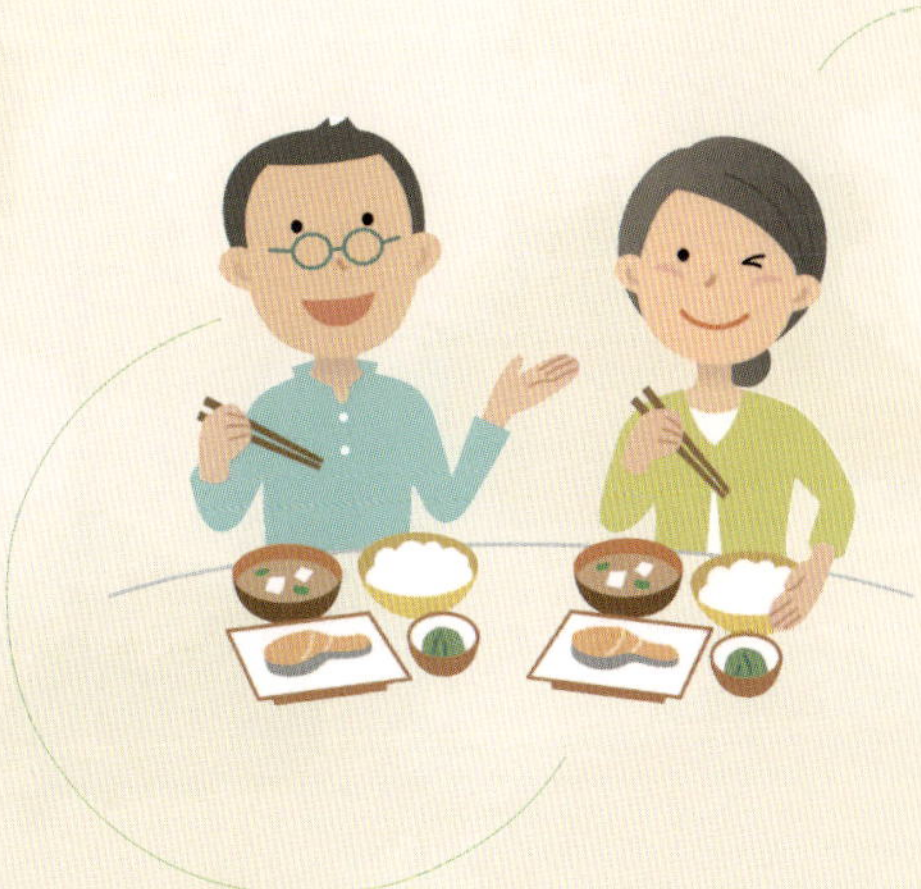

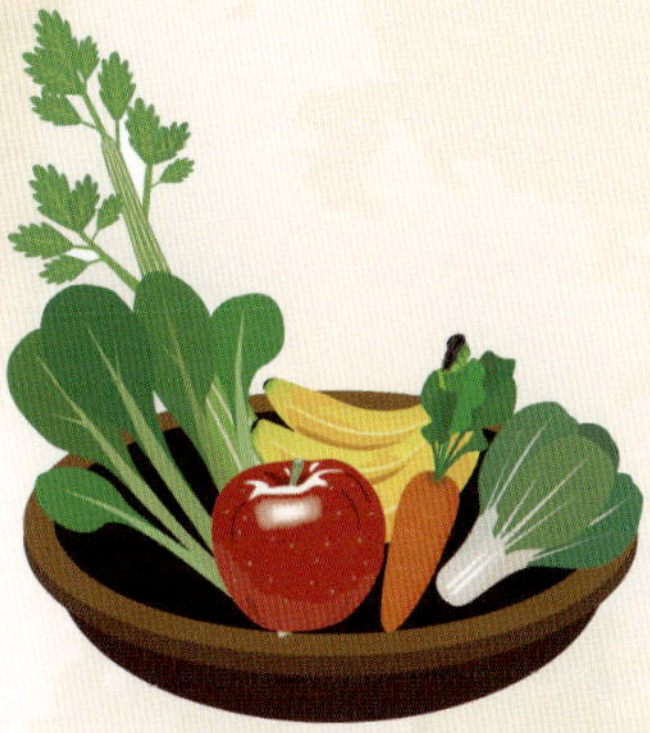

2

心地よい運動にチャレンジ

空いた時間にストレッチ からだの声に耳を傾ける

「運動はたまにする程度」「激しい運動を続ける自信がない」という方は、心地よくからだを動かすことでストレス発散や血行促進を目指しましょう。自宅で気軽にできるお勧めの運動はストレッチです。

ストレッチなら場所や時間を取りません。それに普段は縮まっている部位をゆっくりじっくり伸ばすことで、じんわりとした気持ちよさを感じられます。忙しい毎日を送っていると、からだの部分を意識することは、なかなかありません。ですが、ストレッチをすることで、たとえば足のつけねや肩甲骨など、細かいからだの部分を感じることができます。

そして日頃の疲れや、からだの凝りを見直すきっかけになるでしょう。からだを動かすことで得られる効果としてあげられるのが、筋力がアップして代謝が上がり若々しさを保てること、血行を良くしてからだを温めること、ストレスを発散できることなど。

このうち筋力アップを目指す運動となると、相応の運動強度が必要です。からだを動かすのが大好き！という方はぜひ運動で筋力アップを目指しましょう。

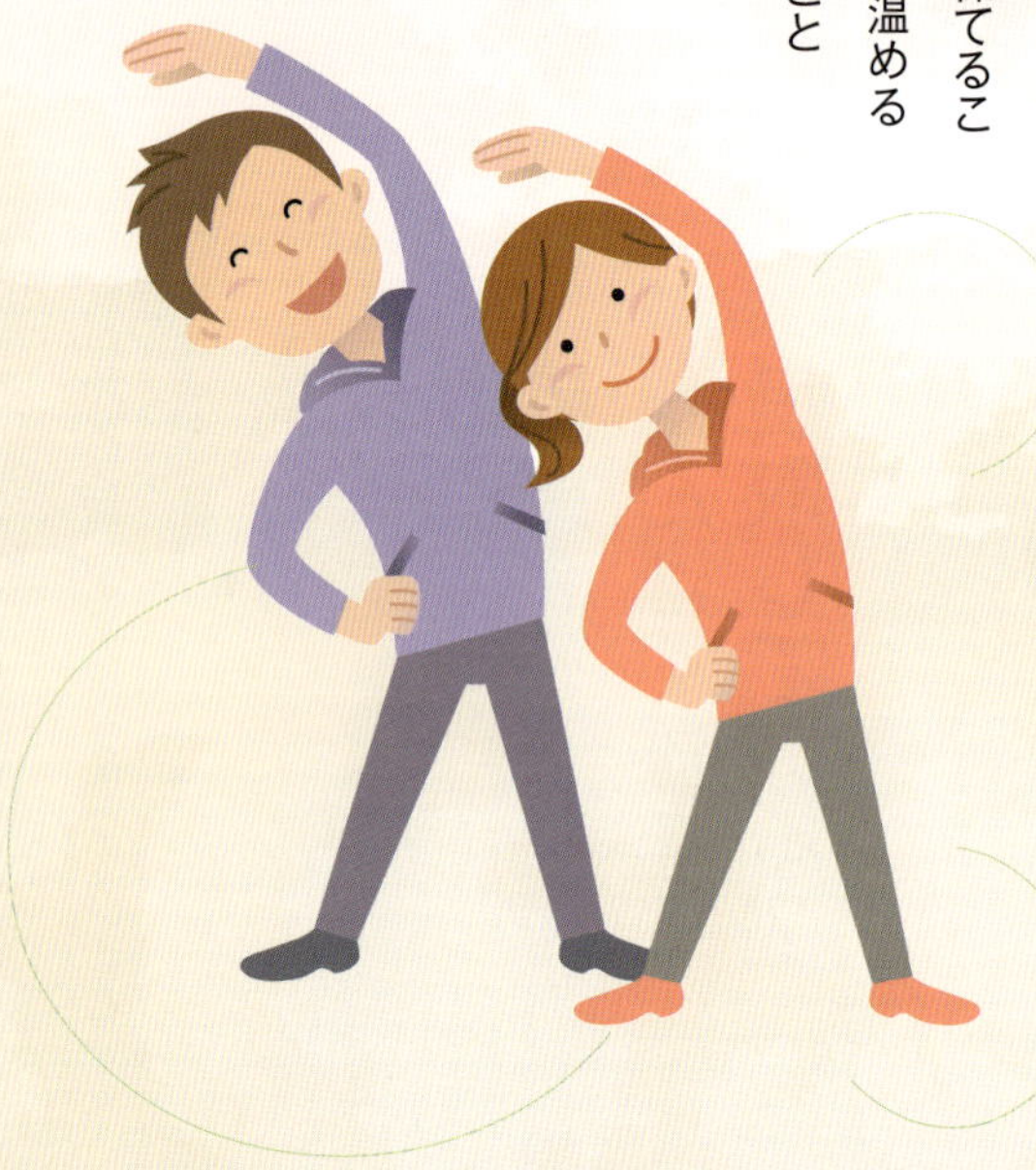

ホットヨガでからだを芯から温め発汗

妊娠を目指すうえで、気を配りたいのが、からだの冷え。からだが冷えると血液の流れが悪くなり、卵巣や子宮などにも悪影響が出るともいわれます。ですが、実際問題、冷えに悩む女性は多いもの。「なるべく冷たいものを摂らない」「からだを冷やす服装を避ける」など、注意している方もいるでしょう。

とはいえ、冷えを解消するのは、なかなか難しいもの。一時的にからだを温められても持続しないこともあります。そんな悩みを抱える方にお勧めしたいのが、「ホットヨガ」です。

ホットヨガとは名前の通り、温められた室内で行うヨガのこと。レッスン開始から程なく発汗が始まったかと思うと、いつの間にか全身から流れ出す汗を感じられるでしょう。

動きはゆったり、運動強度も決して高くありませんが、温められた室内の影響で大量の汗が出ます。からだが芯から温まり、レッスンを終えた後もポカポカ温まっているのを実感できるでしょう

大量の汗をかくので、からだのなかに溜まっていた不要なものが排出されたような爽快感も味わえます。

通常よりも温度の高い環境でからだを動かすため、無理は禁物。場合によっては気分が悪くなることもあります。からだを動かさなくても汗が出てくるので、できる範囲内でからだを動かす程度で十分です。

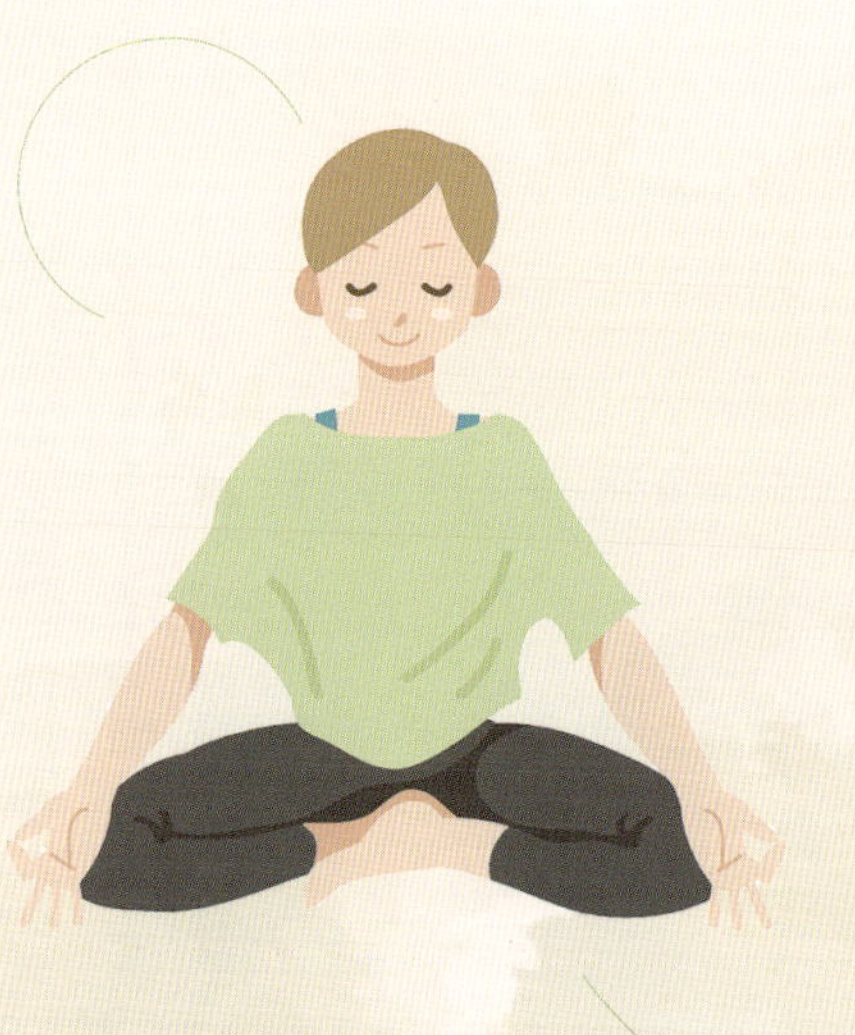

3 毎日の暮らしを楽しく彩る

ストレスに意識を向けるのではなく楽しいことに目を向ける

「ストレスを溜めないことが健康維持につながる」といわれます。ストレスが原因で病気になったりするのですから、今更いうまでもなくご存じでしょう。

でも、一方で思いませんか？

「ストレスを溜めないなんて不可能。そんなに好き勝手には、生きられないよ」

ストレスを溜めないのは大事とわかっていても、実行するのは容易ではありません。

だとしたら、まずは視点をかえてみませんか？

ストレスに意識を向けるのではなく、生活の楽しみに目を向けてみましょう。自分が楽しいと感じられることを毎日の生活に取り入れていくのです。

何も特別なことをする必要はありません。好きなデザートを食べる、好きな音楽を聴く、おしゃれを楽しむなど、ちょっとした楽しみを積み重ねていくのです。

ささやかな楽しみに、喜びを感じることが、ストレス解消にもつながるでしょう。

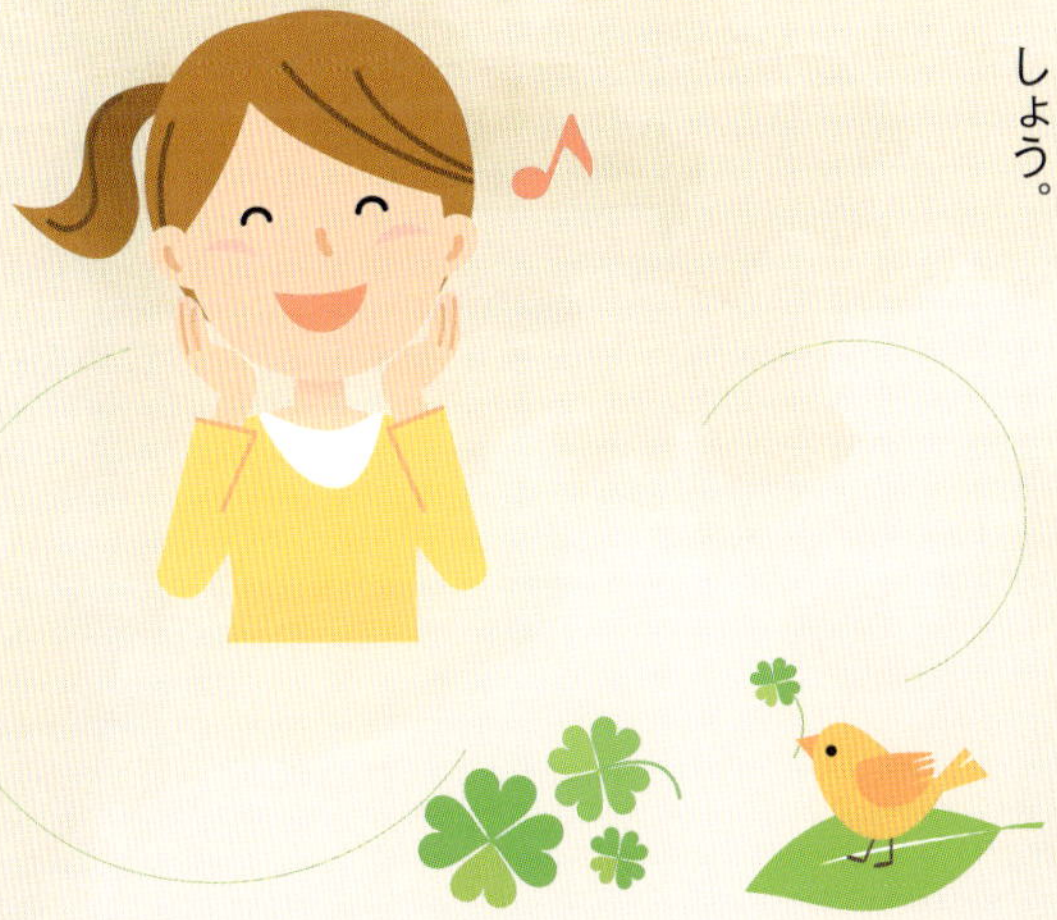

五感を大切に香りを利用して気分転換

好きなことを楽しむとは「五感を満足させること」ともいえるでしょう。私たちは視覚、聴覚、嗅覚、味覚、触覚を働かせて心地良さ、好き・嫌いなどを判断しています。

この五感のうち、一番スピーディーに本能に届くのが嗅覚といわれています。他の感覚はまず大脳新皮質に届いてから本能に働きかけるのに対して、嗅覚だけは、本能を司る大脳辺縁系にダイレクトに届くのです。一番速く本能を刺激するのですから、すばやく気分転換をはかることも期待できるでしょう。

女性はエストロゲンやプロゲステロンといったホルモンの影響で、気分に波が出やすい傾向があります。

「何となく気分が沈んでしまう」「なかなか妊娠できなくて落ち込んでいる」というときは、何とか気分を上げようとしても、そう上手くはいきません。そんなときはアレコレ考えるのではなく、好きな香りを楽しみましょう。

好きな香りのボディクリームをつけて外出したり、お風呂に香り付きの入浴剤を入れてのんびり入浴したり、睡眠前にアロマをたいたり。自然と気分が上がるのを感じられるのではないでしょうか。

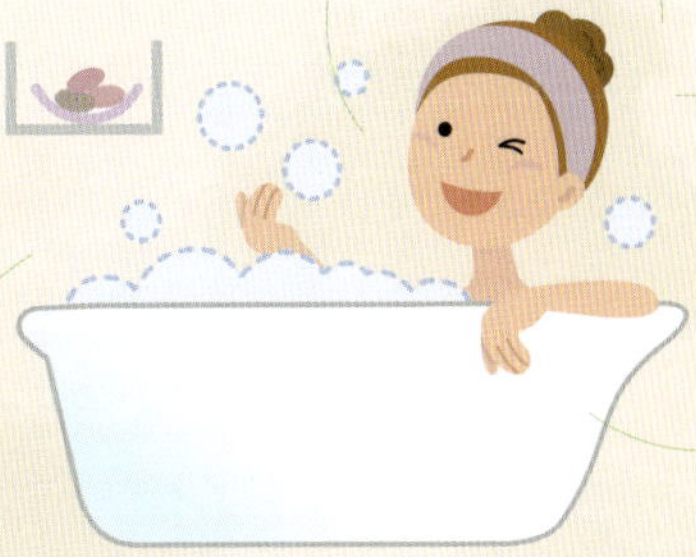

いつでも! どこでも! からだにいい 深呼吸

「あー疲れた」と、思わず声に出してしまうとき、ありませんか？
そんなときは呼吸を意識してみましょう。ゆっくり、たっぷりと息を吸い、同じようにゆっくり、たっぷりと息を吐く。数回、深呼吸をするだけで、幾分、疲れがやわらぐ気がするから不思議です。呼吸は緊張状態だと浅く速くなるといわれています。通常、仕事をしたり、外の世界に身を置いていると、どうしても緊張状態に陥りがちです。交感神経が優位な状態ともいわれます。
でも、緊張状態が続けば疲れてしまうのは当たり前ですよね。「疲れた」「何となくイライラする」「ストレスを感じる」そんなときは深呼吸。いつ、どこでも簡単にできる、お勧めの健康法です。

voice

卵子とともに
精子だって大事
精子の話

精子のことを知っておきましょう

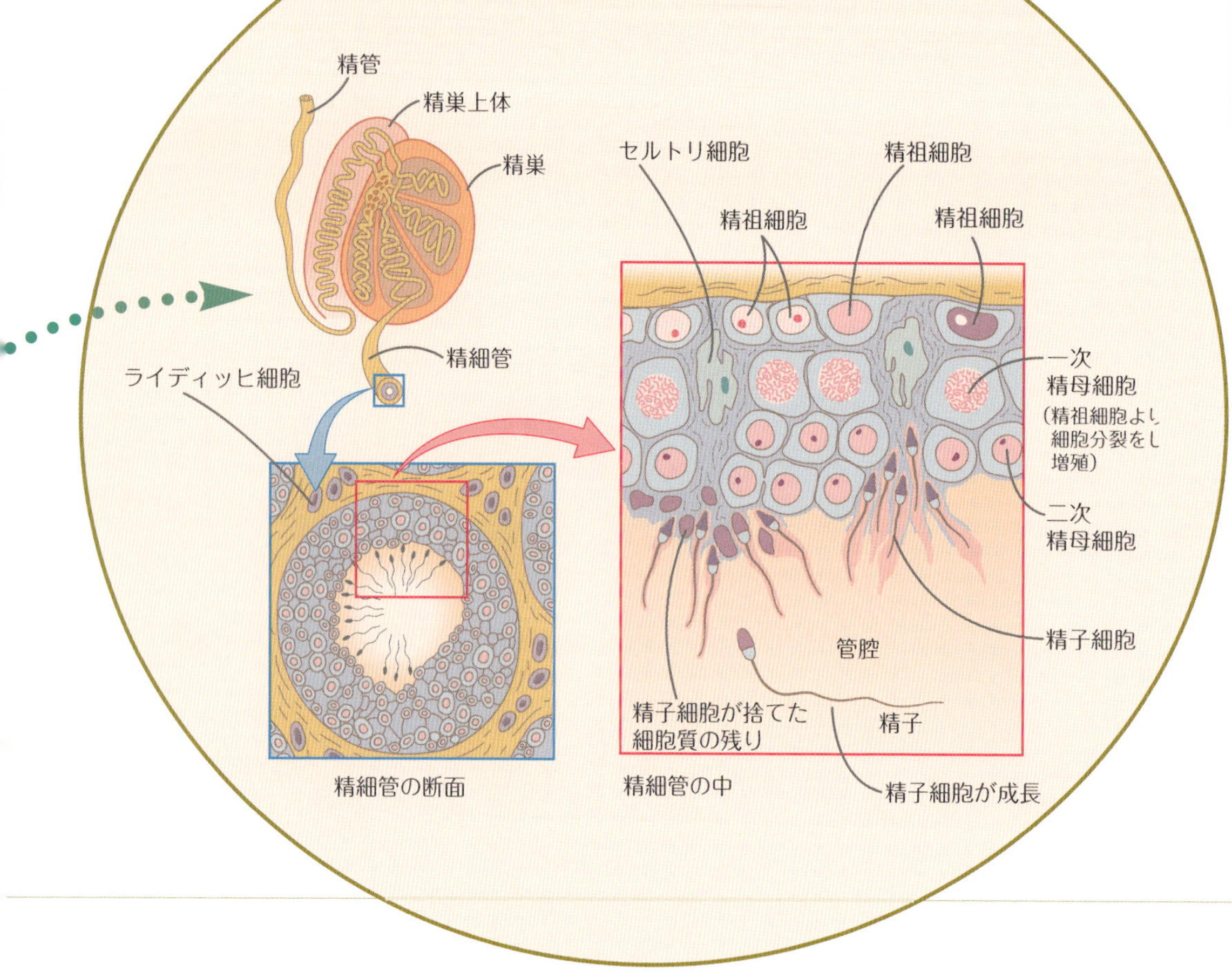

●卵子とともに大事な精子

女性が持つ卵子と男性の持つ精子が受精することで、それぞれのDNAを引き継いだ新しい命が誕生します。

なかなかお子さんができずに不妊治療を受けるとき、元気な卵子を育てよう！と、いかに質の良い卵子を得るかがポイントになってきます。

精子についても同じことで、いかに元気で質の良い精子ができるかがポイントになります。

卵子と精子、２つが揃ってこそ受精ができ、妊娠して子どもへとつながるのです。

●精子の役割

夫婦生活でお子さんをもうける際、男性が女性の膣内で射精することで、精子の長い旅が始まります。

はじめに子宮頸管粘液を通過する時に精子は強い運動能を獲得します。そして、卵管へと進み、卵管膨大部までたどり着きます。そこまでたどり着くことだけでも大変なことですが、たどり着いて卵子に群がった中から1個の精子が運良く卵子の殻を破って入ることで受精が起きます。

受精が起こると、卵子の染色体と精子の染色体が結合して受精卵ができます。精子は父方のDNAを女性に伝え、子孫を残す役目を果たし、そして新しい命の誕生へと向います。

ただ、受精がすんなり進むとは限りません。精子には自分のDNAを直す酵素がないため、受精する時に精子のDNAの損傷は卵子が修復してくれます。精子のDNAの傷が多ければ、DNA修復が完了せず、受精しても卵割が停止すると考えられます。ですから、精子の質もまた、

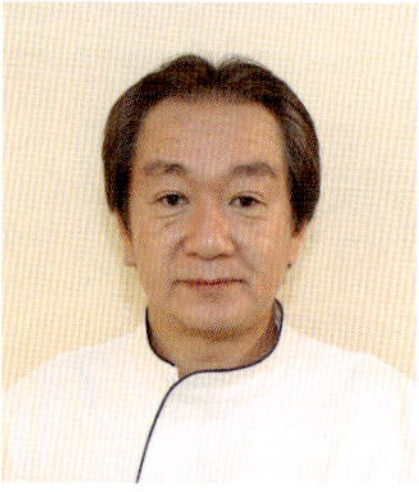

元町宮地クリニック
院長　宮地 系典　医師

男性ホルモンの流れと精巣の様子

精子の形成には、FSHとLHが必要です。FSHとLHがバランスし合って働き、精子をつくっています。

では、精子を作る精巣はどのようになっているのでしょう？

精巣は陰嚢の中にあって白膜に包まれています。白膜の内部には小葉という小さな区画が200〜300あり、各小葉の中に糸状の精細管が波打つようにあります。そして、この精細管の中で精子はつくられています。
▶精細管の断面図を見てみましょう（右ページ図参照）
精祖細胞は、精細管の外側（基底膜）にあります。セルトリ細胞から栄養をもらいながら分裂し一次精母細胞になり、減数分裂をすることで二次精母細胞、精子細胞へと成長していきます。

精子細胞は、しっぽができ精子へと成長すると精細管の中央の管腔に入ります。管腔から精巣上体、精管へと精子は移動し、射精を待ちます。

精細管は約50cmでこれが200〜300本あるということです。次々とつくられるわけですから、相当な数の精子ができてくることがわかっていただけることでしょう。

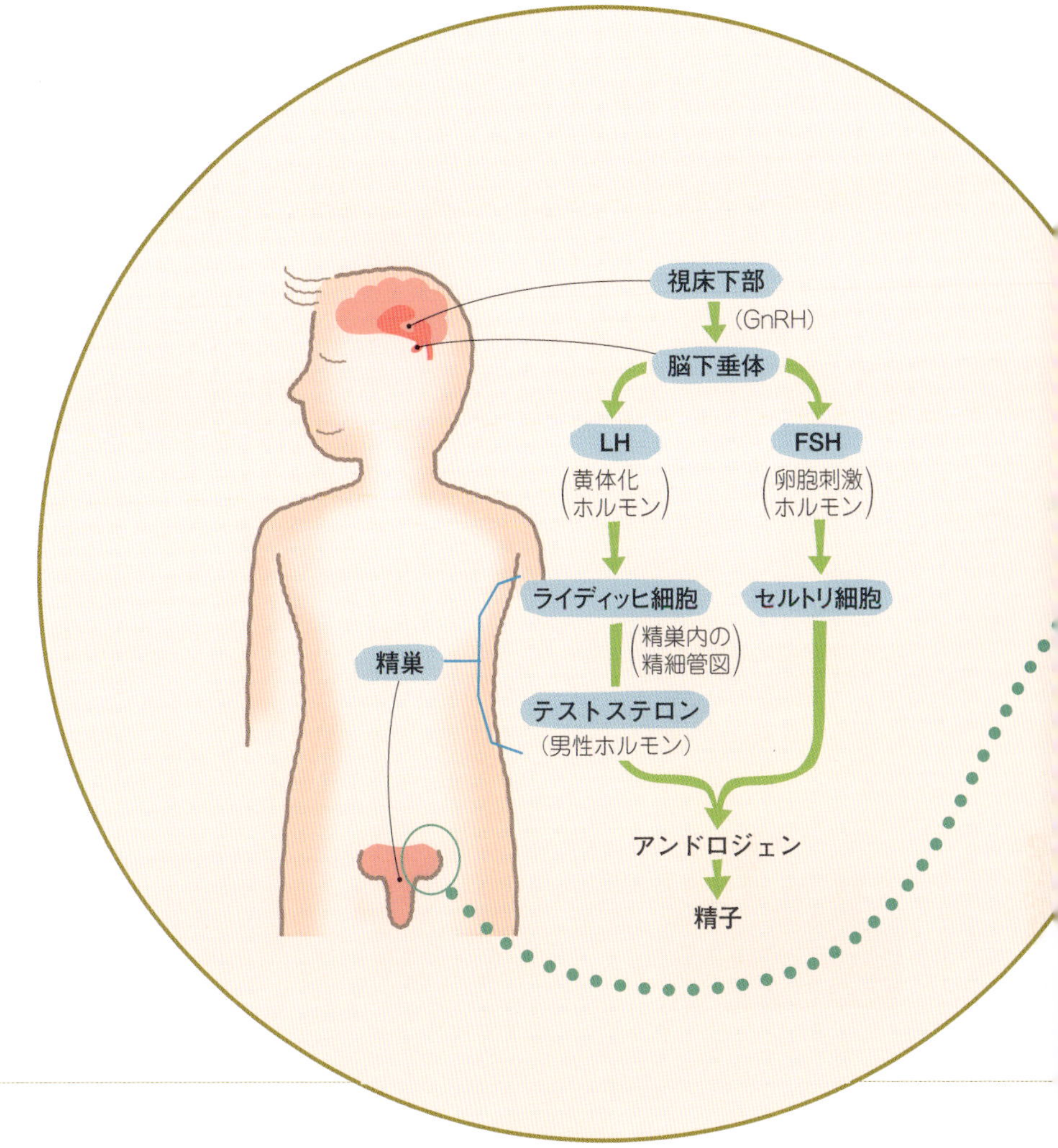

不妊治療情報センター・funin.info／i-wish...ママになりたい『男性不妊より』

卵子の質と同様に重要なのです。

●生殖医療では

　生殖補助医療となる体外受精の場合、名の通り受精は体外で起こります。方法は、採卵した卵子をディッシュに入れ、卵子に精子を振りかけるコンベンショナルIVF（通常媒精）と、顕微鏡下で卵子に1個の精子をピペットで注入するICSI（顕微授精）があります。

　精子から見たこれらの違いは、IVFは卵管膨大部で起こる受精のように自分の力で卵子に進入しますが、顕微授精の場合は、培養士の手によって選別された1個の精子がピペットによって、卵子内に注入されます。

　精子の選別方法に関しては、頭部に空胞がないことや回転しながら前進運動して直進性が良いこと、そして形状が良いことなどがあげられますが、選別方法は今後も進むことでしょう。

　そうすることで、体外受精の有効性や方法もより詳しく判断でき、患者さんによりよい治療の提供になっていきます。

●精子のトラブル

　私は生殖医療専門医の泌尿器科医師で、男性不妊の専門医ですが、よくご夫婦で相談や治療にいらっしゃいます。精子に関するトラブルの相談はたくさんあります。たとえば、精子を腟に送り込めない状態として、男性側の勃起不全やセックスレスといった症状から、腟内射精はできても、射出精液中に精子がいなかったり、少ないこと、運動率が低いこと、精液量が少ないこともあります。

　最も多い原因は、精索静脈瘤で、男性不妊の30〜40%を占め、精子のDNAを障害するといわれています。原因不明の造精機能障害の方もいます。造精機能に問題はなくても精子の通り道が塞がっている精路通過障害で無精子症の方がいます。

　中には、染色体異常や遺伝性の問題が起きていることもあります。

　このように色々な原因や症状があり、それぞれに対応していますが、不妊専門の治療施設ではまだまだ男性不妊をしっかり診ることのできる施設が少ないため、体外受精を行う施設からの紹介で来られる患者さんも多くいらっしゃいます。

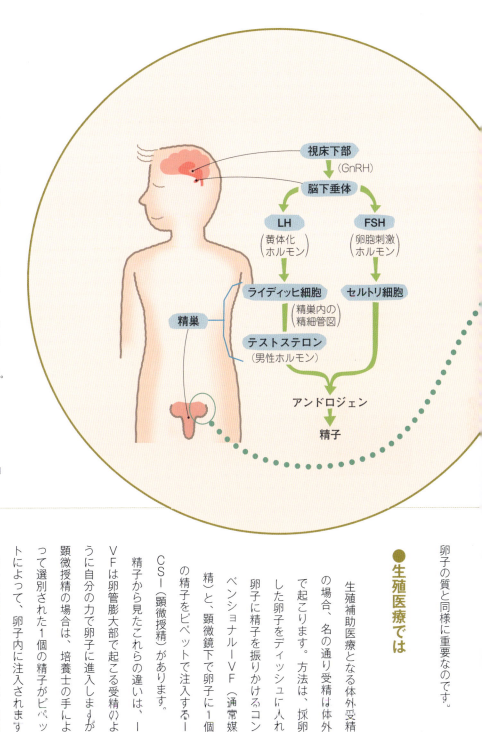

●特別な精子回収法と治療

精子のトラブルにはいろいろな症状があることをお話しましたが、精子が回収できなければ体外受精であろうと妊娠することができません。そのため、症状ごとに対応した精子回収方法もいろいろあります。

造精機能障害による非閉塞性無精子症や精路通過障害による閉塞性無精子症では、精巣内から精子を回収します。回収方法は、陰嚢（睾丸）を切開し、精巣内の精細管という細い組織を採取してそこから精子を回収します。この方法を精巣内精子回収術＝TESEといい、顕微鏡下で精巣内を観察して回収する方法をMD-TESEといいます。

精索静脈瘤に対して顕微鏡下手術を施行することで7割の方の精液所見が改善するといわれています。

そして、逆行性射精に対しては、膀胱内から精子を回収する方法が適応となります。

DNA損傷の少ない良好精子を選別し、凍結保存することで可能になってきました。

●婦人科不妊専門施設・クリニックとの連携

精子の凍結技術が進んだこともあり、私たち泌尿器科の生殖医療を扱う専門の医師が患者さんの精子を選別したうえで、ご夫婦の通院される婦人科の不妊治療施設・クリニックに精子を送るというケースも増えています。

不妊治療施設で精子を扱うのは培養士の役割になりますが、凍結精子の扱いに関しては培養士の技術差で違いがでるという心配もないでしょう。体外受精等、治療を進めるのに適した精子を確保できるよう、私たちが男性不妊の治療を行い、精子を回収して婦人科の不妊治療施設・クリニックとしっかり連携していくことで、患者さんご夫婦の役に立ち、また、お子さんが誕生することで幸せが増えていくように願っています。

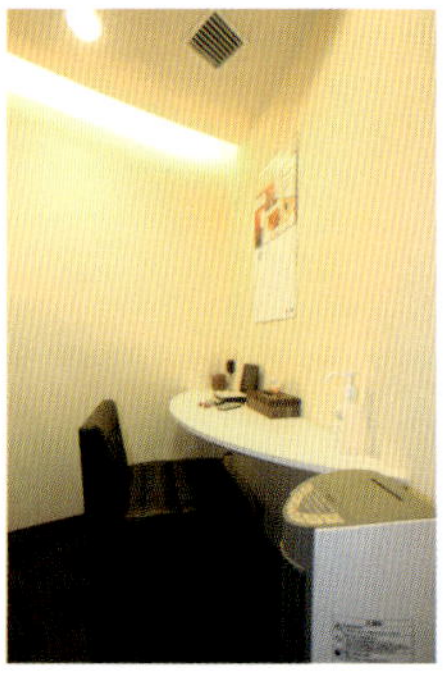

採精室

精子の構造

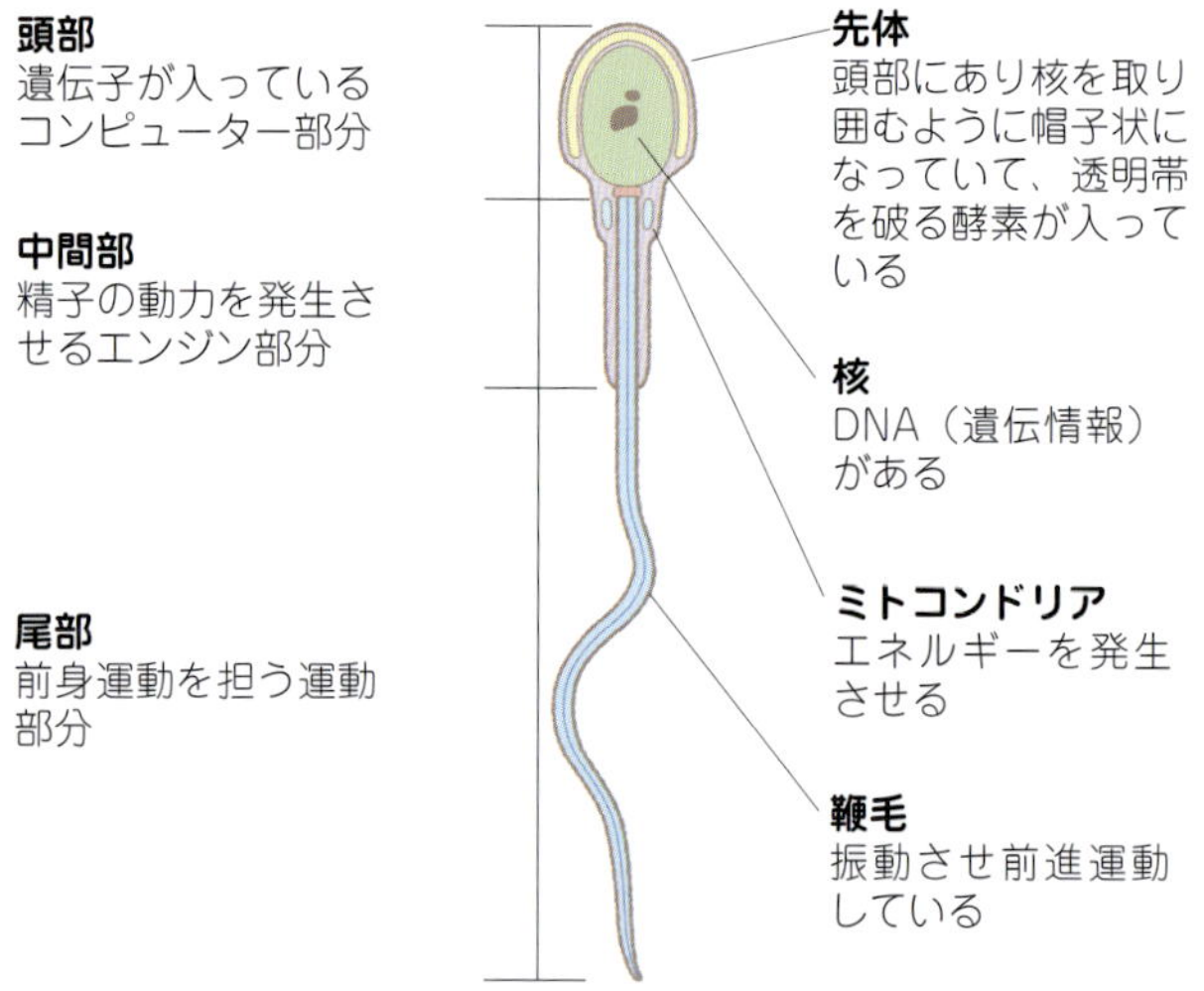

頭部
遺伝子が入っているコンピューター部分
中間部
精子の動力を発生させるエンジン部分
尾部
前身運動を担う運動部分
先体
頭部にあり核を取り囲むように帽子状になっていて、透明帯を破る酵素が入っている
核
DNA（遺伝情報）がある
ミトコンドリア
エネルギーを発生させる
鞭毛
振動させ前進運動している

精子は、大変特殊な細胞です。なぜなら、持ち主となる男性の体を離れて、子孫を残すために重要な役割を果たすからです。その構造をみてみましょう。

不妊治療情報センター・funin.info／i-wish...ママになりたい『男性不妊より』

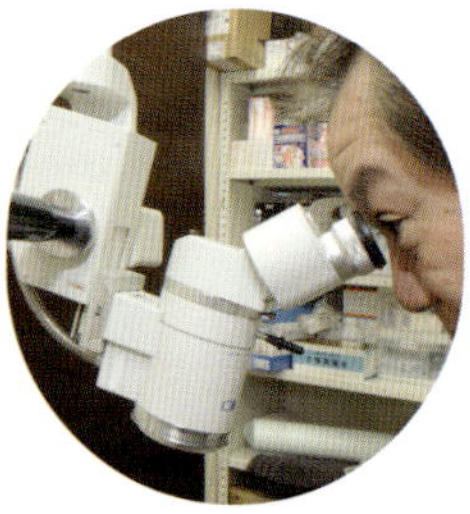

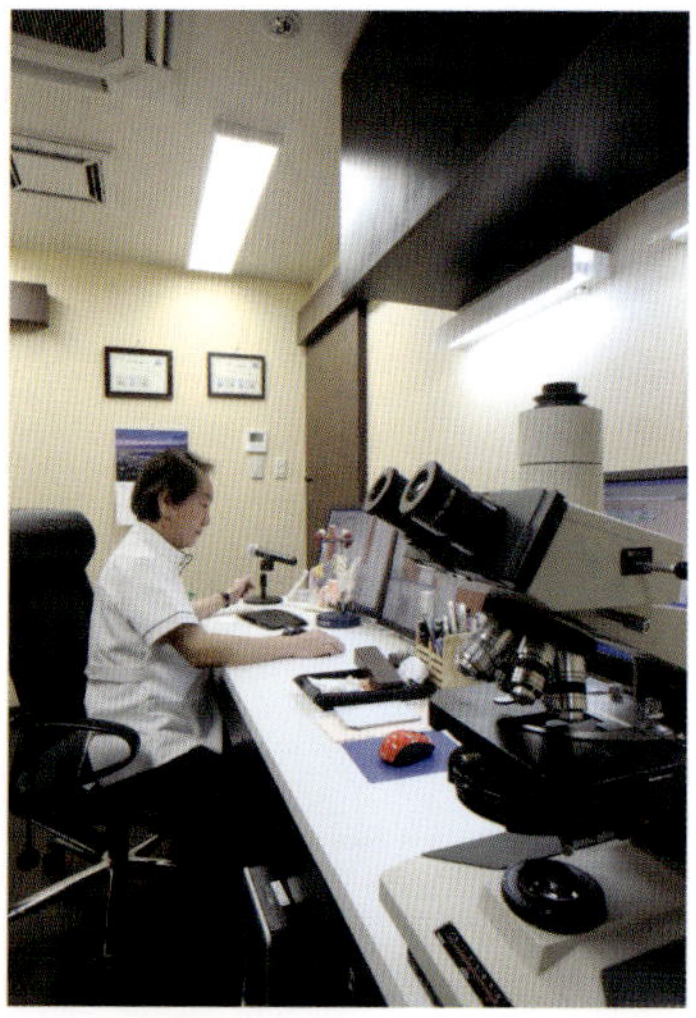

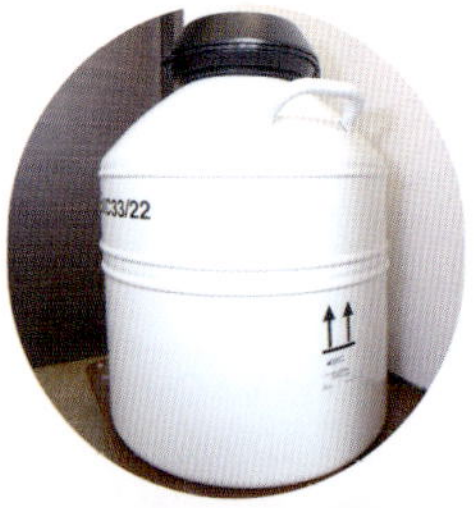

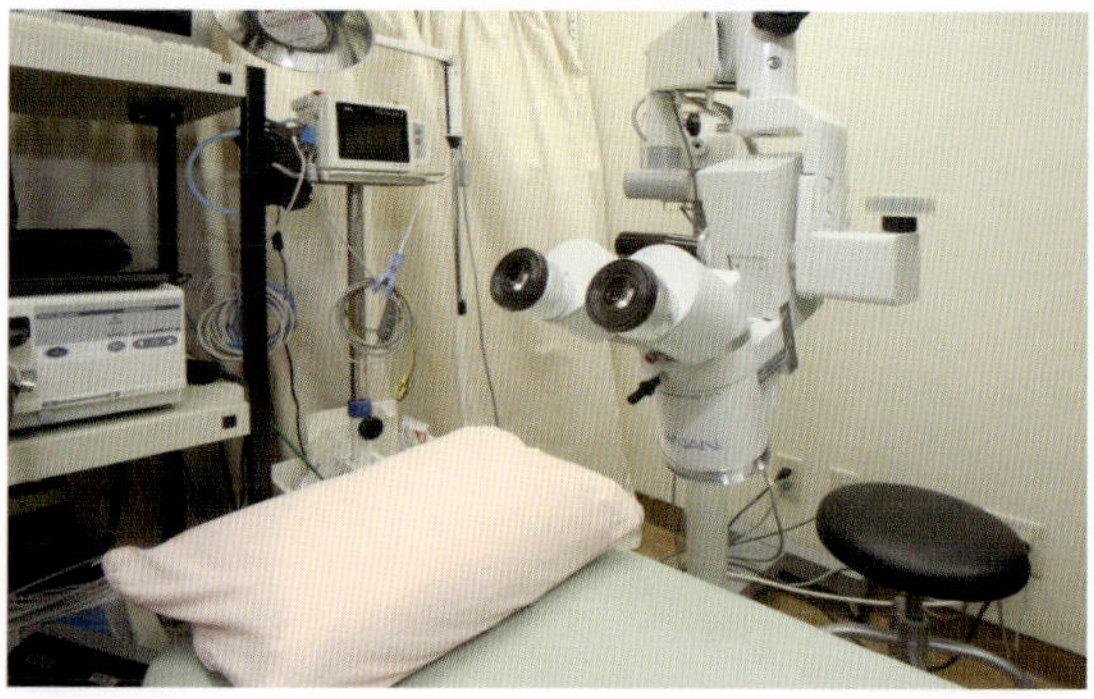

精子に悪いことってあるのですか？

一般的に言われているようにタバコや過度の飲酒、熱い湯に入り過ぎるなどは良くないと思いますのでほどほどに！

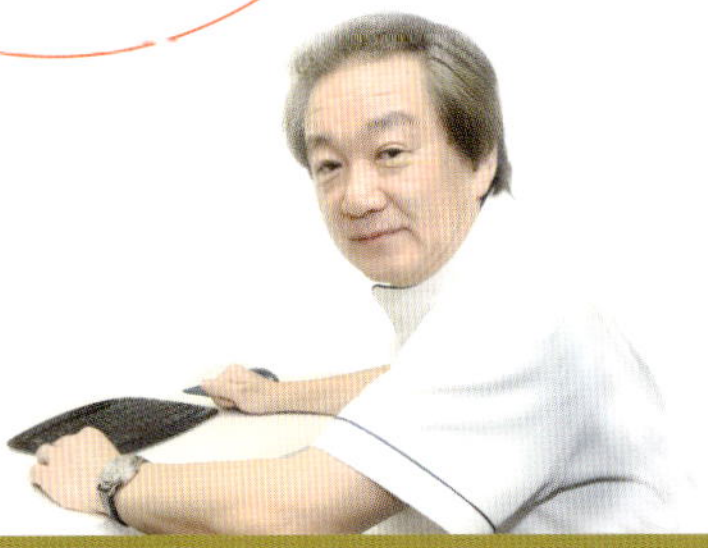

元町宮地クリニック（男性不妊専門）
宮地 系典　院長　東邦大学卒業／医学博士

職歴：慶應義塾大学医学部泌尿器科入局、助教、病棟チーフを経て、けいゆう病院に勤務。東京歯科大学市川総合病院在職中に医学博士を取得後、講師を歴任し、多数の泌尿器科手術、男性不妊手術・精子凍結保存、透析管理を手がけた。

専門：・日本泌尿器科学会専門医・日本生殖医学会専門医・日本透析医学会・日本受精着床学会・日本アンドロロジー学会・所属

男性不妊の原因

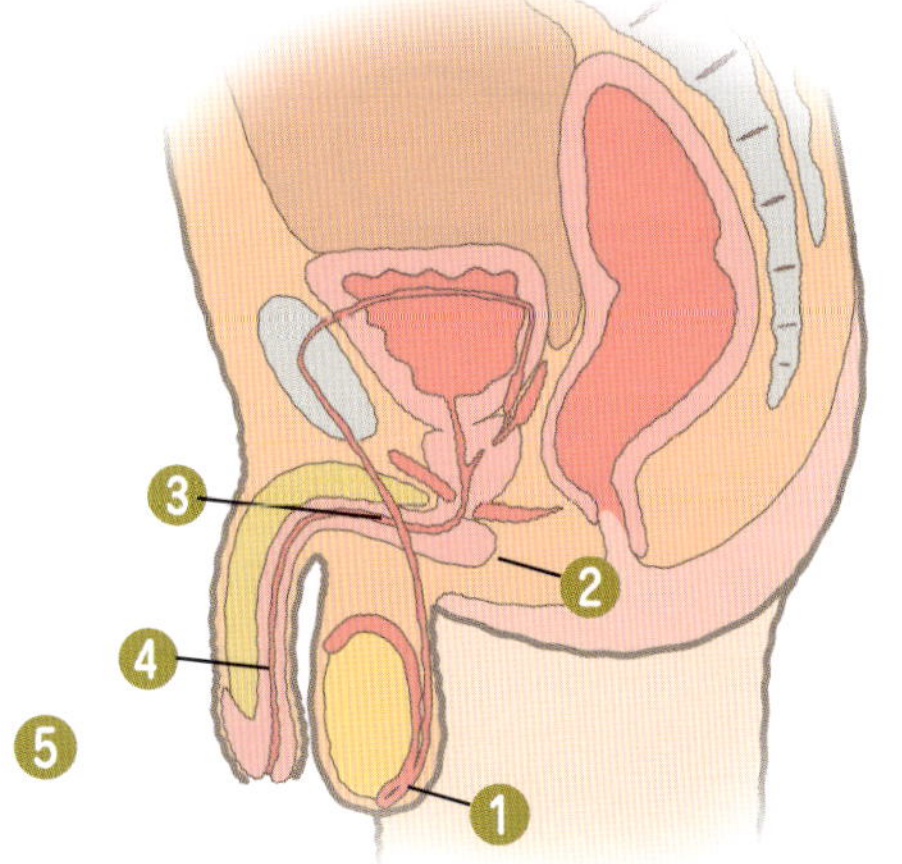
1
2
3
4
5

1 造精機能障害
精子をつくる機能が低下している、または障害がある。

2 精路通過障害
造精機能に問題はなく、精子の通り道が閉塞、または狭窄している。

3 副性器機能障害
精嚢、前立腺などの炎症により、精子の濃度や運動性、精液量が低下している。

4 性機能障害
勃起不全、腟内射精障害、逆行性射精などがある。

5 その他　染色体異常、遺伝性、原因がわからない。

1個の精子ができるまで

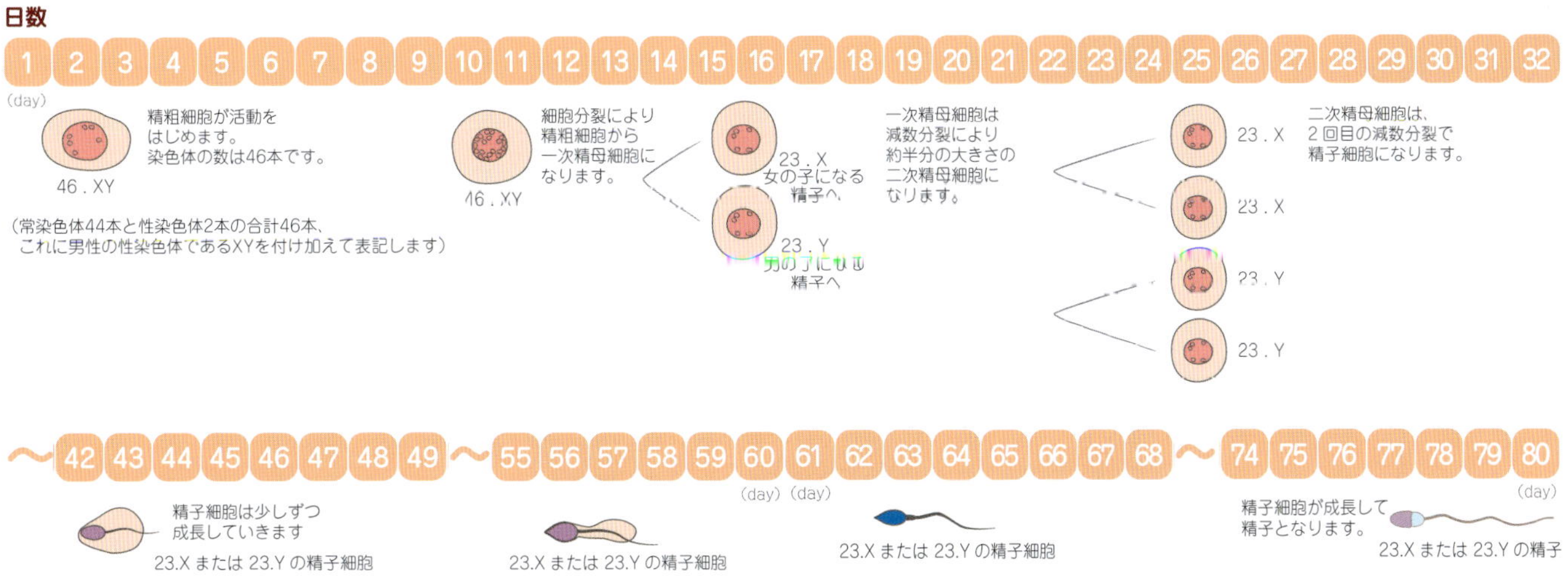
日数
1 2 3 4 5 6 7 8 9 10 11 12 13 14 15 16 17 18 19 20 21 22 23 24 25 26 27 28 29 30 31 32
(day)
精粗細胞が活動をはじめます。染色体の数は46本です。
46．XY
（常染色体44本と性染色体2本の合計46本、これに男性の性染色体であるXYを付け加えて表記します）
細胞分裂により精粗細胞から一次精母細胞になります。
46．XY
23．X
女の子になる精子へ
23．Y
男の子になる精子へ
一次精母細胞は減数分裂により約半分の大きさの二次精母細胞になります。
23．X
23．X
23．Y
23．Y
二次精母細胞は、2回目の減数分裂で精子細胞になります。
〜 42 43 44 45 46 47 48 49 〜 55 56 57 58 59 60 61 62 63 64 65 66 67 68 〜 74 75 76 77 78 79 80
(day) (day)
(day)
精子細胞は少しずつ成長していきます
23.X または 23.Y の精子細胞
23.X または 23.Y の精子細胞
23.X または 23.Y の精子細胞
精子細胞が成長して精子となります。
23.X または 23.Y の精子

1個の精子ができるまでには、80日程かかります。今、射精すれば、その精子は3カ月近く前から作られはじめたということになります。その時に健康を害していたり、過度のストレスで精神的にも良くない状態であれば、精子の元気さも心配です。もしも元気な精子を考えて何かするのであれば、3カ月ぐらいかけて様子を見ましょう。

不妊治療情報センター・funin.info／i-wish...ママになりたい『男性不妊より』

www.funin.info の無料相談コーナーから抜粋紹介

届いた相談から 7つをご紹介！

Check!

わたしと同じ気持ちの人、絶対にいる！

本誌連動のWEB（不妊治療情報センター・funin.info）には、無料の相談コーナーがあります。毎日いろいろな相談が寄せられています。もちろん不妊や妊娠に向けてのことですから、似た内容のものもあります。きっとみなさん同じ気持ち、思い、そして治療上の不安や疑問があるのですね。そのそれぞれに大切なこと、大切な意味があり、お返事も一生懸命にしています。でも、プライベートにかかわることですから、匿名性での受け応えとし、できるだけみなさまと気持ちが共有できるよう、ここでの紹介をしています。そのたくさんの相談の中から、7件をピックアップ紹介します。ぜひ、あなたが治療をするときの参考や今現在の不安の解消に役立ててください。

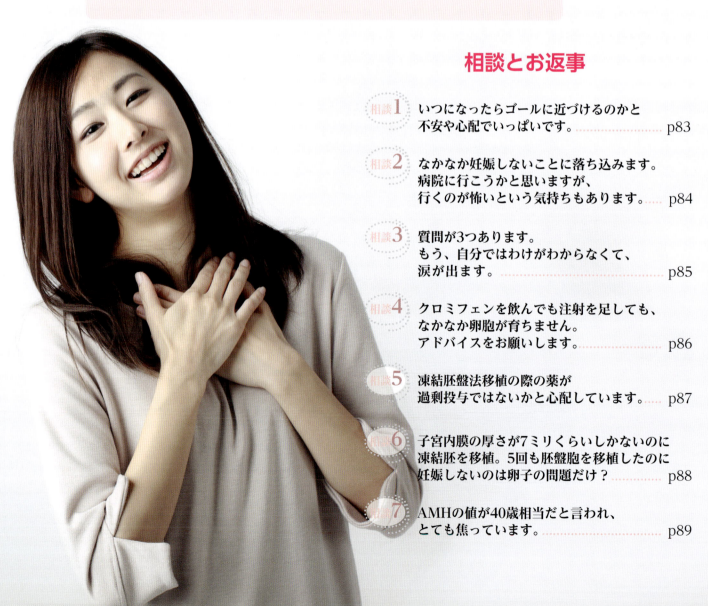

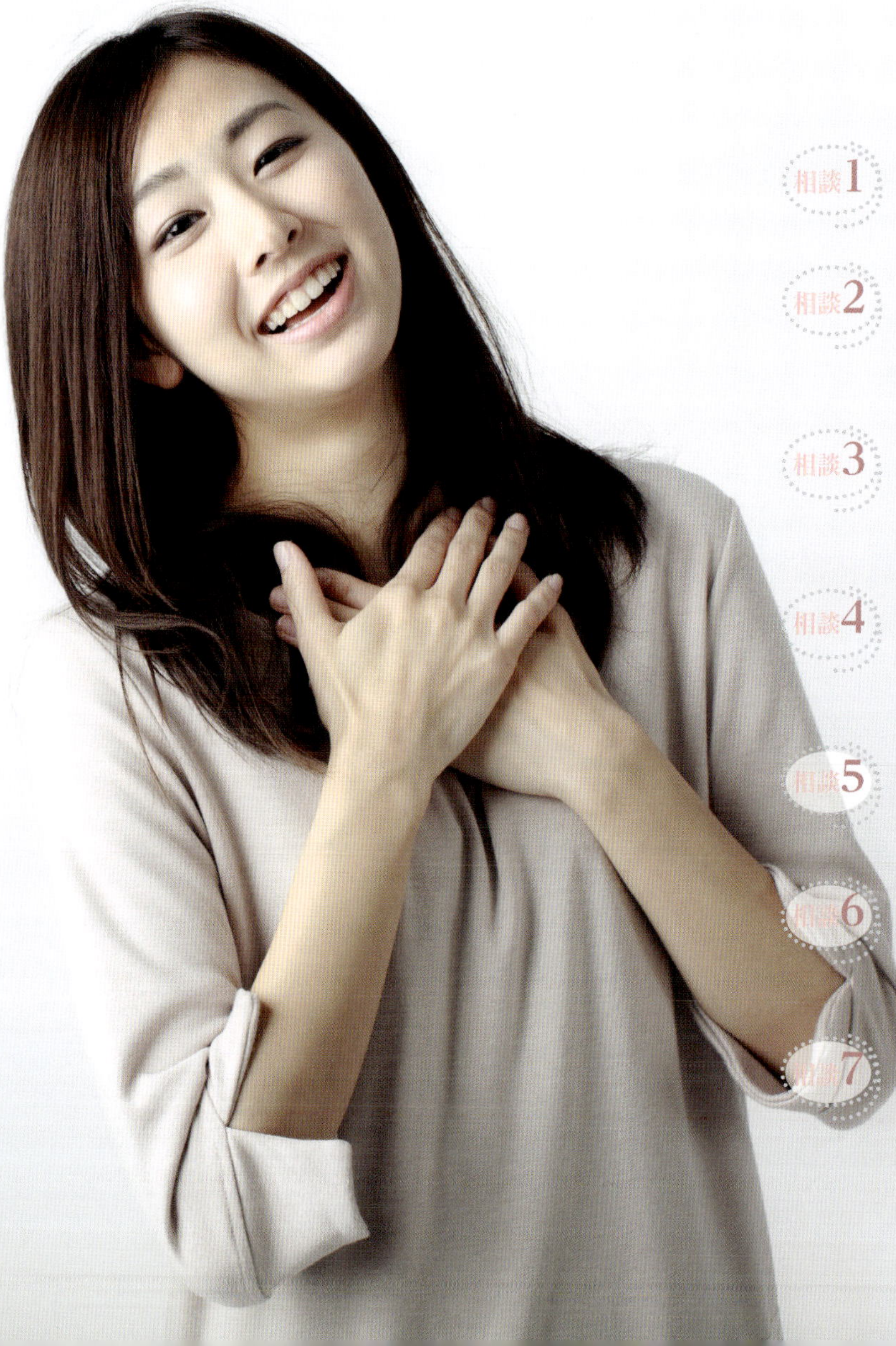

相談とお返事

相談 1

いつになったらゴールに近づけるのかと不安や心配でいっぱいです。

〈36～40才／東京都〉

私は、これまで体外授精を2回しました。1度目は採卵数1個で異常受精、2度目は採卵数7個で3個受精したのですが、胚移植できるような胚にはならず、中止となりました。

卵子の質が良くないと医師に言われ、1カ月間薬を飲むことになりました。これで体質改善をするそうです。

しかし、いつになったらゴールに近づけるのか、不安と心配でいっぱいです。

投薬以外に自分ができることはないか教えていただきたいです。

前向きな気持ちで取り組みたいです。

お返事 1

不妊治療は、妊娠して子どもを授かることが1つのゴールです。まだ先が続きますが、大目標となる妊娠に近づいているのかどうかもよくわからず不安と心配でいっぱいになりますよね。医師もそのゴールにたどり着くようにと考えているのでしょう。「体質改善に」と始められた薬は、次の採卵に向けての排卵誘発の準備だと思います。

卵子の質は、年齢に関係し、加齢とともに低下していきます。ただ、排卵される卵子の質は周期によって違い、質の良くない卵子の周期もあれば、強い生命力をもった質のいい卵子の周期もあります。

体外受精を行ったことで、卵子が採取でき受精の確認はできたのですから、移植できる状態の胚に成長すれば妊娠への可能性がでてきます。

次周期は、そのためにお薬を飲んで準備するのですから、しっかりと守って薬を飲みきりましょう。

また、あなた自身も何かをしたいと前向きな気持ちでいるのですね。ただ、何かをすることで、直接、卵子の質が改善されるだろうと結びつけて考えるのは、厳しいことかと思います。

基本は、日常生活を規則正しく過ごすこと、バランスのよい食事を三食摂ること、適度な運動をして体をしっかり作り、リズムのいい生活をおくることが大切です。それにより細胞も心身もより健康となり、妊娠しやすい体の環境になっていくものと期待しましょう。

細胞は、たんぱく質やリン脂質、コレステロールでできています。とくに良質のたんぱく質を摂るように心がけましょう。他にもサプリ面でビタミンや葉酸もいいでしょう。葉酸については、妊娠初期に胎児が成長するために必要な成分であり、厚生労働省の推奨もありますから、今から補いでしょう。また、血流を良くするものもいいと思います。ただし、サプリメントを飲用する場合、医師にも相談して決めてください。

食生活で身体によいという食材で料理をしてみましょう。

でも、何事もがんばりすぎず、心が疲れた時にはリフレッシュすることも大事です。

これから薬を飲みきる1カ月間は、心身ともにリフレッシュできるようお過ごし下さい。

「なかなかゴールが見えなくて心が折れてしまいそうになる」ことがあるかもしれませんが、焦らず、無理なく治療をしていかれるのがいいですね。

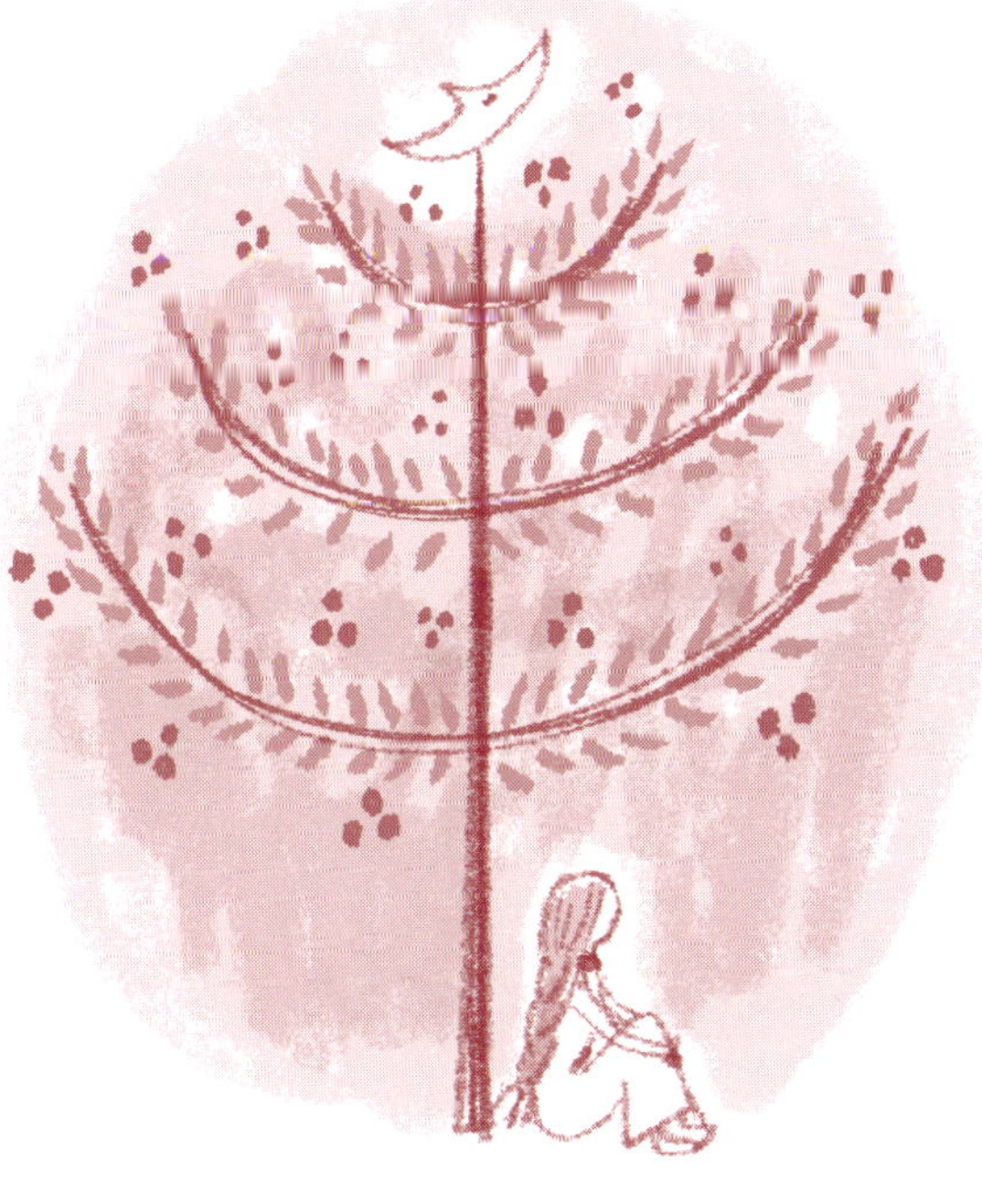

相談2 なかなか妊娠しないことに落ち込みます。病院に行こうかと思いますが、行くのが怖いという気持ちもあります。

〈26～30才／山口県〉

私は現在26歳で、昨年の3月末に入籍し結婚して1年4カ月が経ちました。新婚旅行や、披露宴が昨年の11月にあったので、それまでは妊娠しないようにしていたのですが、現在は子どもが欲しいと思っていても中々妊娠することができません。基礎体温は測るようにしていますが、生理が来るたびに落ち込んでしまいます。また不妊相談行った方がいいのかと悩む事もありますが、生理不順はなく、病院へ行くタイミングとしてはまだ早いのかどうなのかわからず、もやもやしています。

病院も、どこがいいのか、どのくらいの金額なのかなど調べましたが、行くのが怖い気持ちもあります。

なにかアドバイス頂ければ幸いです。

よろしくお願いします。

お返事2

昨年の3月に入籍をして、11月くらいから妊娠希望されているのですね。

基礎体温は2相になっていて、排卵の時期はなんとなくでも予測ができますか？

排卵の予測がつきにくい場合には、市販の排卵日検査薬などを併用して使ってみるのもいいかもしれませんね。

1年くらいは自己タイミングで様子を見ていただき、それから病院を受診し、検査を始めるということでもいいですし、不安があるのであれば、病院を受診して検査を受けてもいいでしょう。特に異常が見つからないということであれば、もう少しタイミングで様子をみてもいいのかもしれませんね。

最近では、不妊ドックなどの名称で妊娠が可能な状況かどうかを検査する病院も増えてきましたので、お近くで行っているところがあれば受けてみてもいいのではないかと思います。その際は、ご夫婦で行かれるといいでしょう。

病院を受診する場合は、検査であっても何回かは通院しなければならないこともありますので、自宅から通院しやすい場所にある病院か、職場から近い場所や仕事が終わってからでも通院できる時間帯まで診療をしているところがいいでしょう。

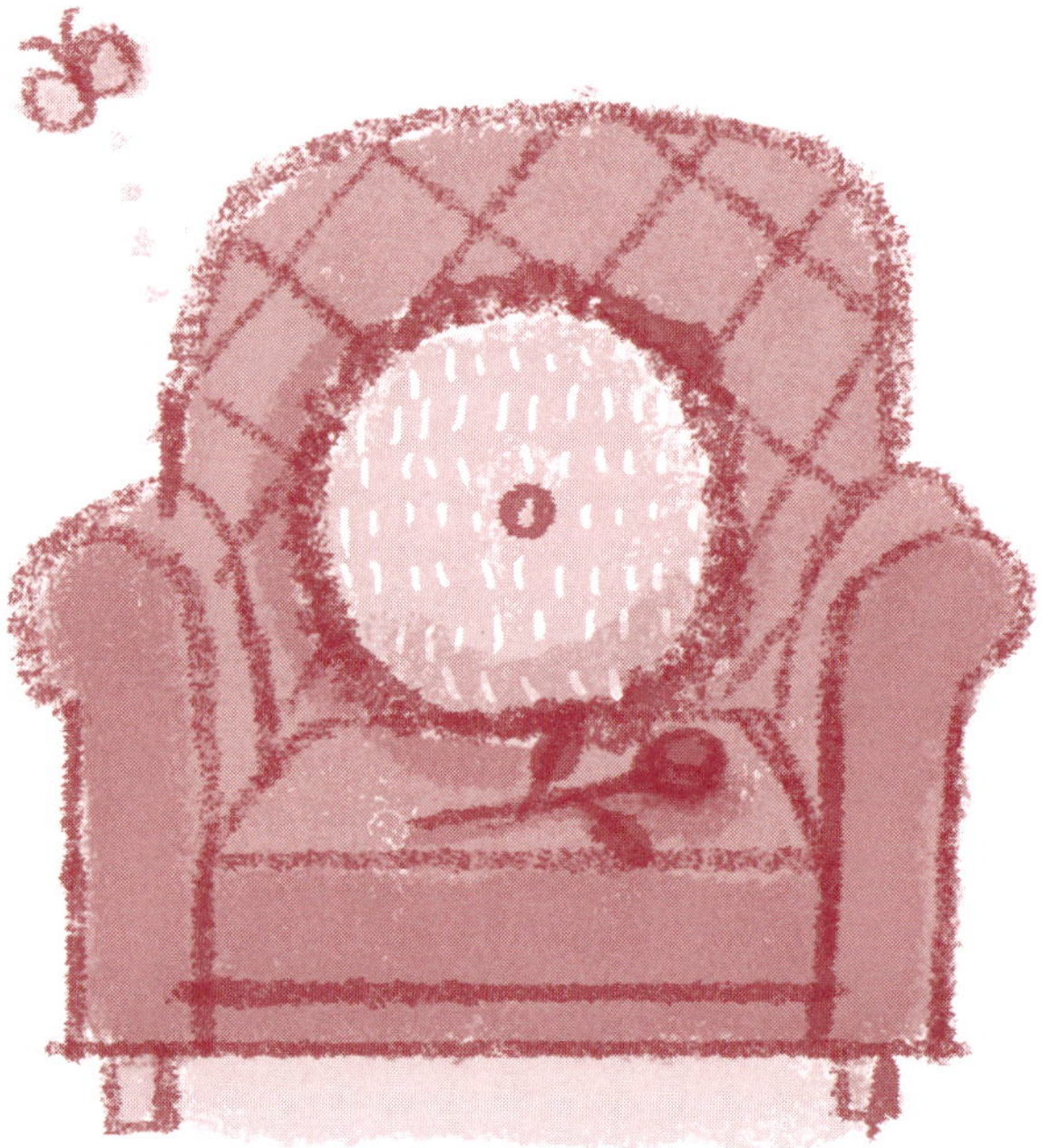

一般の婦人科でも大丈夫ですが、細かな検査を希望する場合には、不妊治療専門の病院がよいかもしれません。

費用面については施設によって異なります。保険適用範囲での検査を行っている病院もあれば、自費診療で行っている病院もありますので、事前にホームページ等で確認するか、直接問い合わせをしてみたらいいでしょう。また、予約が必要な病院もあります。

妊娠成立には、排卵がある、性生活ができ腟内で射精ができる、精子が十分にある、卵子と精子が受精する、受精卵が順調に成長する、受精卵が子宮内膜に着床する、着床が完了するなどのすべてのことが順調に起こらないと妊娠成立しません。また、それらが起こるために必要な条件が揃っていることも大切で、そのタイミングがいつになるかです。排卵日は1カ月に1回ですが、必ず妊娠できるということではありません。焦らず、ゆっくりと進めていかれるとよいと思います。

不妊専門施設に相談窓口や相談できるスタッフがいますので、お気軽に相談してください。

時には疲れてしまうこともあります。その時には無理せず、休んでも大丈夫です。少しずつ進んでいきましょう。

相談3

質問が3つあります。もう、自分ではわけがわからなくて、涙が出ます。

〈26～30才／群馬県〉

先日、不妊専門の病院に行きました。

今周期は、クロミフェンを飲んでrec-FSHを自己注射し、hcg注射をしましたが排卵しませんでした。

また、ヒューナーテストが2回とも陰性だったので、私は抗精子抗体の検査をして、旦那は精液検査をしました。精液検査は問題なく良好で、私も抗精子抗体はありませんでした。

ただ、先生は「私は、この検査が好きではない。抗精子抗体の結果が陰性でもあんまり信用しないでほしい」と言われました。

質問は、3つあります。

①何も問題がなくても、タイミング療法でなかなか授からないのはなぜでしょうか？

②クロミフェンや自己注射、hcg注射をしても、排卵しないことはあるのですか？ 私がやっぱりだめなのでしょうか？

③この先生が言うように、抗精子抗体の検査は意味がないのですか？

もう、自分では意味がわからないです。涙が出ます。

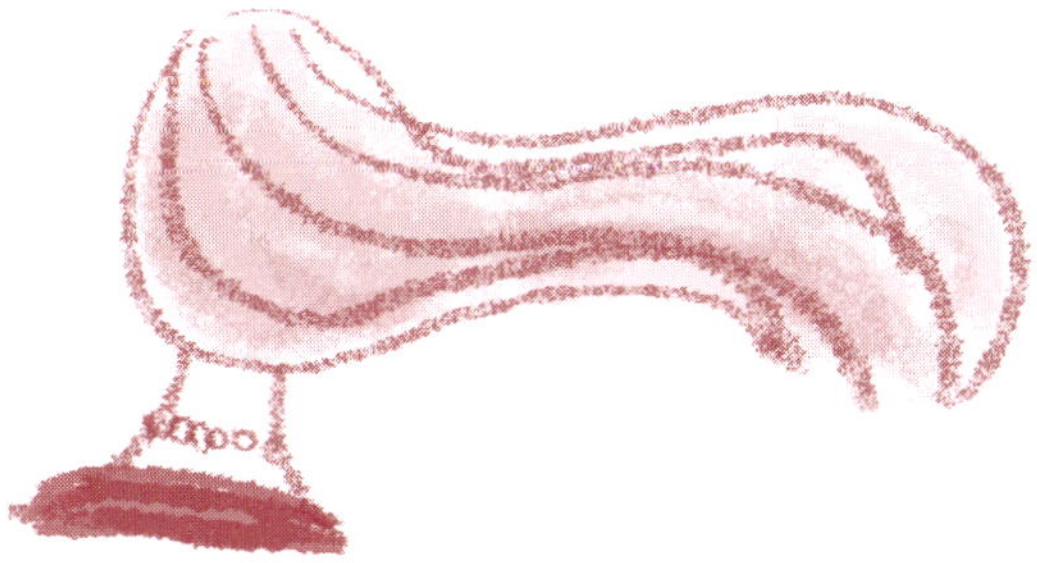

お返事3

治療をしても、思うような状態にならなかったり、順調に進まなかったりすると不安になりますね。

また、いろいろな疑問が湧いてくるのも当然だと思います。ご質問については、わかる範囲でお話していきますので、参考にしてください。

質問① 何も問題がなくてタイミングで授からないのはなぜか……

何も問題がないというのは、検査で何も問題が見つからなかったということですね。

今の状態は、毎月自力で排卵して、もしくは排卵誘発剤に助けてもらって排卵ができ、精子の数や運動率がよくて、卵管も通過していて、排卵日に合わせてセックスも問題なくでき、それでも妊娠に繋がらないということになりますね。

一般的には、何も問題のない夫婦が性生活で妊娠する確率は25%くらいです。不妊治療でのタイミング療法での妊娠率は、それよりも低く10%くらいと言われていますから、統計上では低いのです。

タイミング療法では、排卵した卵子を卵管采がピックアップしているのか、膣内射精された精子が卵子にたどり着いているのか、精子と卵子が出会い受精卵になっているかに関してはわかりません。ですから、タイミング療法を6周期ほど行っても妊娠しない場合には、もしかしたらその辺に問題があるのかもしれません。また、質の良い卵子と質の良い精子が出会っていないだけなのかもしれません。それは卵子と精子の質の問題になってきます。

あなたの場合、今周期に限ってかもしれませんが、排卵誘発剤で排卵ができなかったので、この辺りに少し問題があるのかもしれません。

質問② 排卵誘発をしても排卵しないことがあるのか……

毎周期、発育してくる卵胞は違う卵胞です。卵胞にも個性がありますし、いい卵胞のときもあれば、そうでないときもあります。また、ホルモン環境にも違いがありますし、卵巣の反応にも違いがあるでしょう。卵巣の反応がいい周期もあれば、反応が鈍い周期もあります。今周期は、うまく成熟ができない卵胞が発育してきたのかもしれません。たまには、排卵しないでしぼんでいくこともあります。これは異常ではなく、そういう周期は誰にでもありま

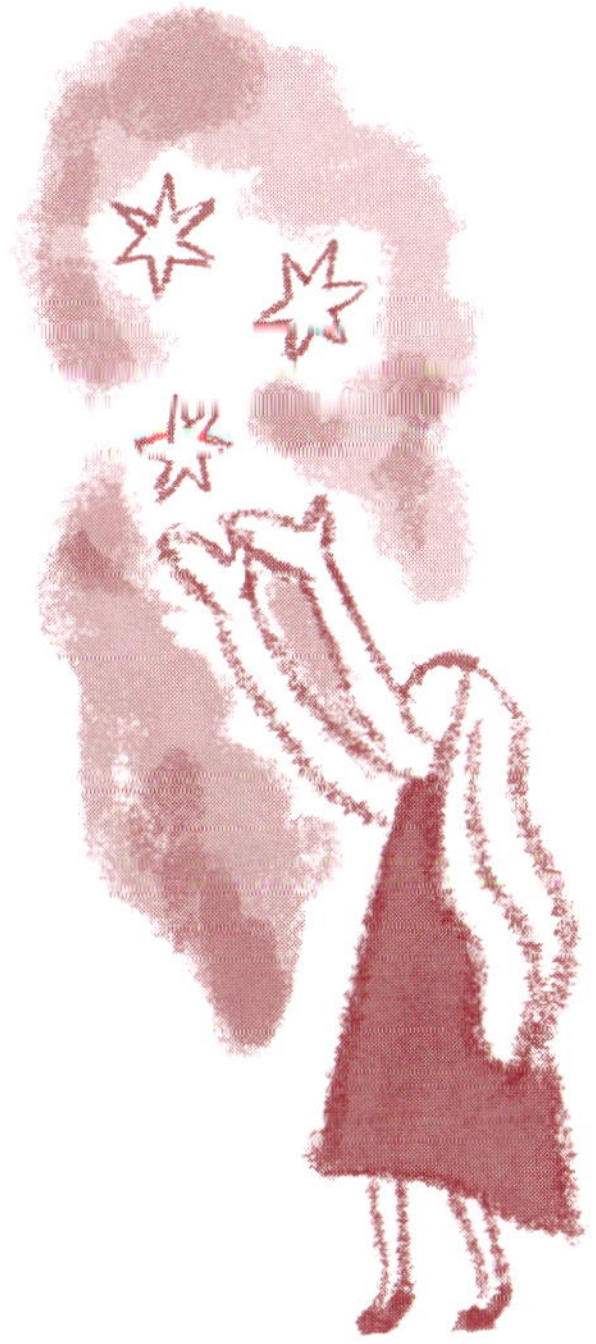

す。ですから、心配しなくて大丈夫です。

質問③ 抗精子抗体検査は意味がない……

抗精子抗体検査の結果については、医師の見解ということですから、そちらの医師はそのような考えを持っているということでしょう。

抗精子抗体が陽性でも自然妊娠が成立することもあります。検査結果が妊娠するか、しないかを判断するということではなく、一つの目安として考えていいと思います。

ある一定期間タイミング療法で様子をみられたら、人工授精へ、人工授精で様子を見られたら、希望があれば次の体外受精をしてみる……というように、それぞれの治療の期間など目安を決めながらしていくといいと思います。

1つ気になるのが、ヒューナーテストの結果が2回とも陰性だったということです。陰性ということは、子宮頚管粘液中に精子がみつからなかったということですから、タイミング療法での妊娠は難しいかもしれません。早めに人工授精へ治療方法を切り替える検討をしていいかもしれません。

治療に疲れた時には休むことも必要です。無理せず、ゆっくりと進めていくのがいいと思います。

不安になることや、病院で意味が分からないことに出会うこともあるかもしれませんが、わからないことはうやむやにしないで、医師にしっかりと質問をしてみましょう。

泣きたくなることは、これからもあるかもしれません。そういう時にはがまんをしないで、涙を流しましょう。涙は心のデトックスともいいます。泣いて少し心が落ち着いたら、次に何をすればいいか考えればいいです。心に逆らわないで、思うまま言葉に出したり態度に出したりしてもいいと思います。それでご主人にあたってしまうことがあったら、すっきりとした時に「ごめんね」をすればいいと思います。

相談4

クロミフェンを飲んでも注射を足しても、なかなか卵胞が育ちません。アドバイスをお願いします。

〈31～35才／神奈川県〉

34歳、結婚して1年半になります。元々生理不順があり婦人科でピルを処方してもらい生理を起こしていましたが、結婚を機に不妊治療専門クリニックに転院しました。その時に、卵管造影検査で単角子宮が発覚し、毎月クロミフェンとHMG注射で排卵誘発をしてタイミング療法をしています。その甲斐あって一度妊娠しましたが、7週で繋留流産。その後またタイミング療法を再開したのですが、卵胞がなかなか成長しなくなってしまいました。先生からは、もう流産の影響は無いと言われています。

今周期は、クロミフェン1日2回を5日飲み、注射もしましたが、それでも育ちませんでした。

先生から、「薬に身体が慣れて効きにくくなっているんじゃないかな？」といわれ、更にクロミッド5日間を服用し、それでも育たなかったので加えて注射もしました。

先生からは「元々PCOS（多嚢胞性卵巣症候群）気味だし、治療を始めた頃よりは老化が進んでるから、薬が効きにくいんでしょう」と言っています。

そこで質問なのですが、

①こんなに連続してクロミフェンを服用して大丈夫なのでしょうか？

②また同じ薬を繰り返すより、他に効果的な方法はないのでしょうか？

③また、卵胞が育ちにくいということで、体外受精へのステップアップも検討するべきでしょうか？

アドバイスの程、宜しくお願い致します。

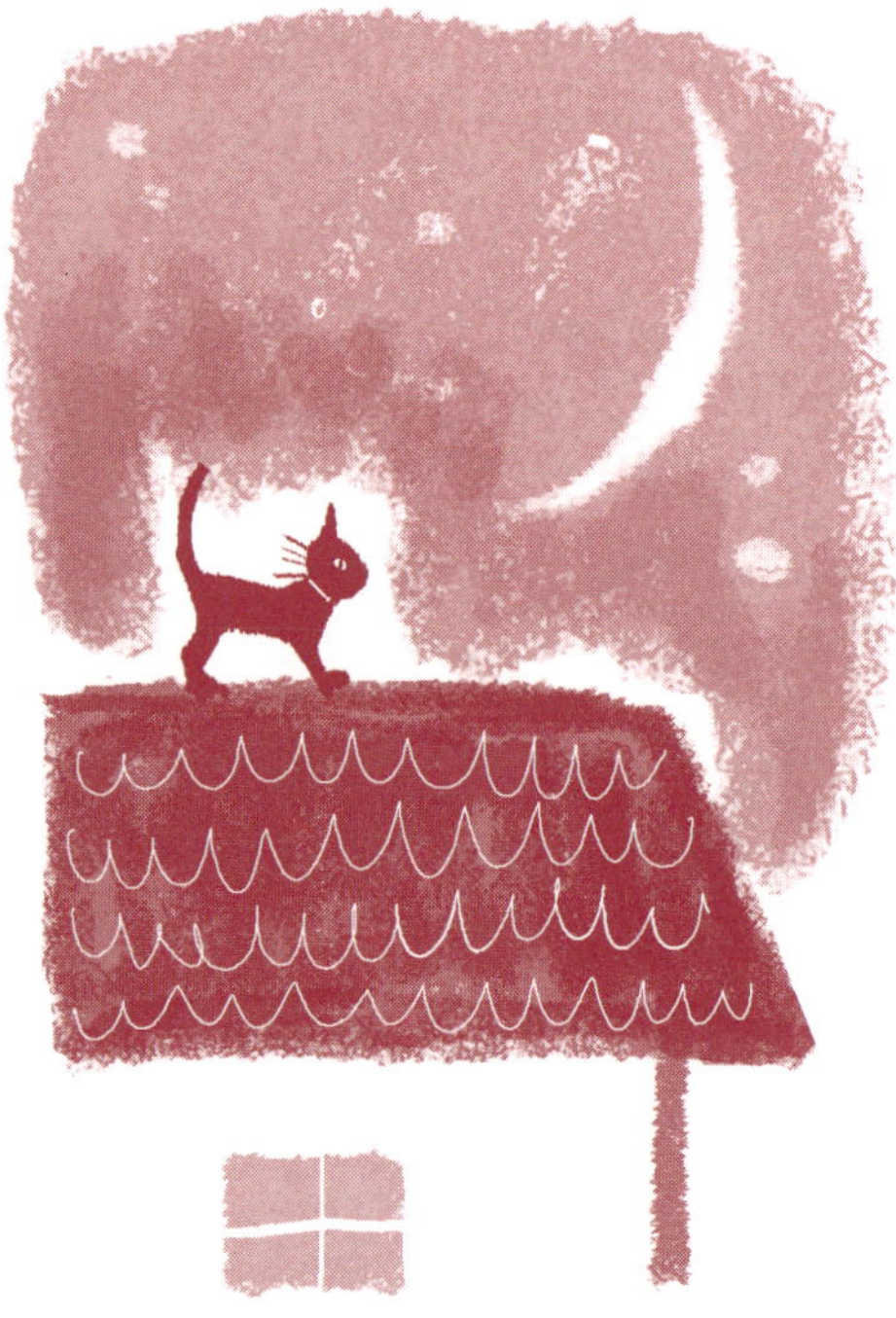

お返事 4

3つのご質問について、お話していきます。

質問① クロミフェンについてですが、服用しても卵胞が思うように成長しなかった場合、投与期間を延長することがあります。その際に、子宮内膜が薄くなったり頭痛があるなどの副作用がなければ大丈夫です。また、クロミフェンを長期の周期に渡り処方した場合、子宮内膜が薄くなる、子宮頚管粘液が少なくなるなどの副作用が多くなることから、5～6周期くらいを目安にクロミフェン投与を休むのが一般的です。

その他には、あなたの主治医が言うように薬を使い続けると反応が悪くなるということもありますので、これらの症状が見られるのであれば他の方法を考えるべきでしょう。ただ、老化はあまり心配しなくてもよろしいかと思います。

質問② 誘発方法はさまざまあります。クロミフェン＋注射で、反応が良くないのであれば注射を連日投与する方法や、別の内服薬を併用する方法などがあります。もともと排卵障害（生理不順）があるということですから、卵巣の機能の問題として反応が良くないのかもしれません。また、多嚢胞性卵巣症候群に対しての治療をすることで排卵障害が改善することもありますので、医師にご相談してはいかがでしょうか。

質問③ タイミング療法で妊娠が成立しているので、今後もタイミング療法で妊娠成立する可能性があります。多嚢胞性卵巣症候群の方は排卵誘発の方法によっては複数の卵子が排卵される可能性が高くなります（過排卵）。これによって多胎妊娠する可能性も高くなり、これを回避する目的から避妊をしてもらうということもあります。ただ、強い刺激をしないと排卵が難しい場合には、体外受精へ治療法を切り替えることもあるでしょう。体外受精の場合、複数の卵胞が育って、複数の卵子を採取することができても、移植する胚は原則1個ですので多胎妊娠を回避することができます。

これまでお話してきたのは一般的なことです。あなたの情報を一番たくさん、また正確に持っているのは主治医ですから、この3つの質問を主治医にしてみてください。一般的なことではなく、きっとあなたのことをお話してくれるはずです。

相談 5

凍結胚盤法移植の際の薬が過剰投与ではないかと心配しています。

〈36～40才／東京都〉

凍結胚盤胞移植の際のホルモン補充の過剰投与についての質問なのですが、自然周期で順調に内膜も卵胞も育っていたので、12日目にHCG注射で排卵させて、14日目から黄体ホルモンの膣錠を朝1錠・夜に2錠処方されました。

17日目（移植2日前）にSEET法をしたのですが、P4の値が45・7ng／mlでした。P4の値が高すぎると良くないと聞いたことがあったのでホルモンの過剰投与ではないかと心配しているのですが、自然周期でも黄体ホルモン剤は必要だったのでしょうか？

ご回答いただけますと助かります。

お返事 5

融解胚移植後の黄体サポートについては、さまざまな方法がありますが、その方の状態によって、どのような方法を選択するかが変わってきます。

自然周期での採卵後の融解胚移植ということですので、本来であれば体内からの黄体分泌は十分に上昇されるでしょう。

また、自然周期ですので卵胞が順調に発育し、成熟したかどうかの判断はE2などの値から行ったかと思います。十分に発育し、成熟した卵胞であれば、排卵後、卵巣に残された卵胞が黄体化し十分な黄体ホルモンを分泌することができるでしょう。ですが、十分に発育、成熟していない卵胞であれば、黄体が十分に分泌されず黄体機能不全という状態になることもあります。つまり成熟した卵胞が育った自然周期であれば、移植後の黄体サポートは必要ないのかもしれません。しかし、黄体機能維持の目的から黄体サポートは必要になるかもしれません。

　自然周期ですので、ホルモン補充周期と違って、その辺りが内因性に関わり周期によっても違ってくるでしょう。

　そのようなことから、医師のサポート方法の考え方もさまざまあります。

　今回、SEET法時の黄体ホルモンは十分に分泌されているようですが、これを維持する目的のための黄体サポートなのかもしれません。いずれにしても、医師の判断ですから問題はないかと思いますが、ご心配であれば一度医師にご確認下さい。

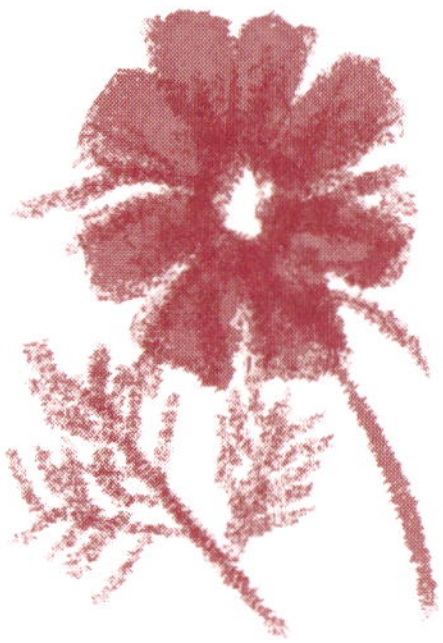

相談6

子宮内膜の厚さが7ミリくらいしかないのに凍結胚を移植。5回も胚盤胞を移植したのに妊娠しないのは卵子の問題だけ？

〈31～35才／熊本県〉


現在33歳で、治療歴5年になります。

　卵管閉鎖と卵管狭窄が原因と言われており、旦那には異常はありません。

　これまでに6回の体外受精を行いました。

　そのうち5回が顕微授精でした。5回目の移植で初めて陽性になり無事出産できましたが、それまでは一度も陽性反応が出ませんでした。

　採卵はこれまでに3回行い、初回以外は胚盤胞が数個できています。初回は、レスキューICSIをせずに様子を見ていましたが、採卵19個に対して2個しか分割しなかったため、2回目からは顕微授精にしました。

　先日、2年ぶりに凍結胚移植を行いましたが、陰性に終わりました。

　通院していた病院では、移植前に内膜が何ミリあったかは教えてもらってはいませんでしたが、先日、ネットで初めて内膜の厚みが10ミリあった方が良いと知り、判定日に何ミリで移植したのか聞いてみました。すると、7ミリちょっとしかなく、過去に移植した時のデータも確認した所、初回の初期胚を移植した時と、前回妊娠した時が9ミリで、後は全て7ミリだった事が分かりました。

　先生からは卵子の問題だからと言われましたが、5回も胚盤胞を移植して全くかすりもしないのは、本当に卵子だけの問題なのかと疑問に思っています。

お返事6

　二人目のお子様を希望されての治療ですね。

　子宮内膜の厚さは着床期は8ミリ以上が望ましいとされていますが、実際には内膜の厚みだけではなく形状なども含めて判断しています。

　内膜の厚みが8ミリ以下でも形がしっかりとしていれば問題はないとされていますし、実際に7ミリでも妊娠成立します。

　内膜の厚さということよりも胚の生命力が強ければいい結果に繋がるのではないかと思います。

　初回の採卵19個に対して通常媒精で2個が分割したということだけからしか言えないことですが、卵子に問題があったのかもしれません。その後の顕微授精では受精率もよく、胚も順調に育ったのでしょうか。胚の成長には卵子の質も深く関係していますので、その辺りをまた振り返ってみて下さい。

　内膜が薄く形状も良くない場合には、無理して移植するということはしませんので、大丈夫です。あまり神経質にならずにゆったりとした気持ちで結果が出ることを願いましょう。

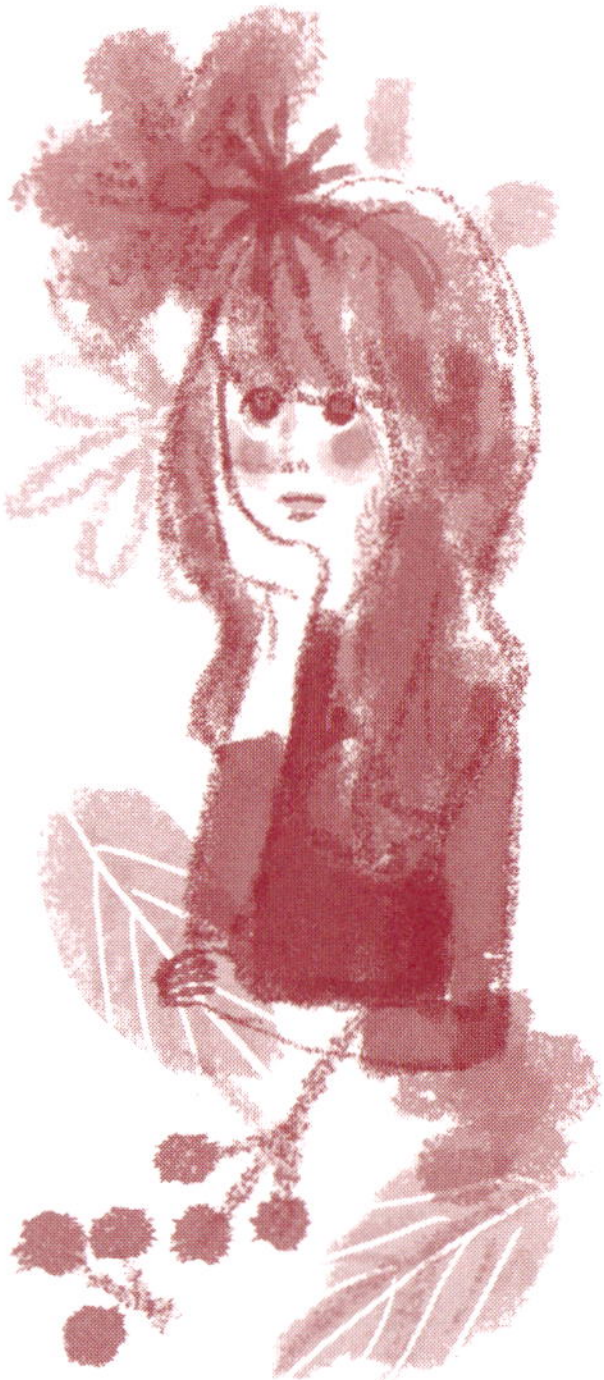

相談 7

AMHの値が40歳相当だと言われ、とても焦っています。

〈26～30才／神奈川県〉

2年前に結婚、半年前から排卵検査薬を使いながらの妊活を始めました。

しかし、なかなか授からず、2カ月前から不妊治療専門のクリニックに通い始めました。ところが、そのクリニックの検査でAMHが40歳相当であることがわかり、とても焦っています。次周期は、卵管造影検査を行う予定です。

私は10代の頃から婦人科検診は必ず受けていましたし、生理不順もなく、お酒、たばこもしないのに、妊娠できません。周りの同年代の友達は2～3カ月で授かることがほとんどで、この悩みを相談できない上に、「どうして自分はダメなんだろう」と自己否定の感情ばかり浮かんできます。夫はタイミングには協力してくれますが、とても楽観的で、いつかできるから大丈夫と悩みを真剣に受け止めてくれません。

現在、フルタイムで仕事をしていますが、仕事が大変ストレスです。まだ下の立場なため、不妊治療のため仕事を早退しますなんて、口が裂けても言えません。いつもなんとかやりくりして、仕事が終わったあと走ってクリニックに行っています。

生活のため働かなくてはいけませんが、仕事のストレスで妊娠出来ないのではと思っています。でも、治療費のためにも辞めるわけにはいかないのです。相談できる人もおらず、もう一生子どもには恵まれないのかもしれないと思ったら、怖い、悲しい、夫や両親に申し訳ない……そんな感情に支配される毎日です。

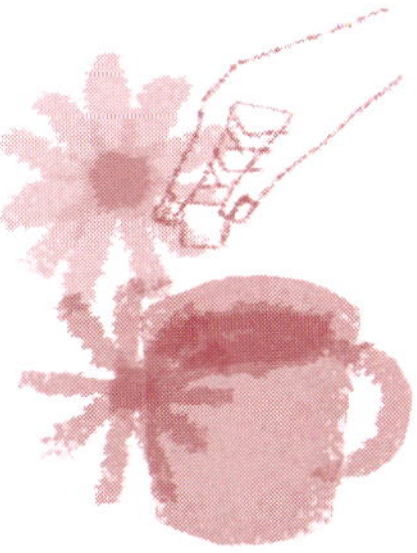

お返事 7

AMHの値が低く、40歳相当だと言われたとのこと、本当にショックでしたね。

AMHの値は、卵巣に残っている卵がどれくらいあるかの指標になりますが、妊娠の要は卵子の質にあります。

卵はまだ卵巣の中に入っていますし、AMH低値＝妊娠しない。またAMH低値＝卵子の質が悪いということではありません。値が低くても、妊娠の可能性はありますので大丈夫です。

AMH値が低いということで、今後の治療プランはある程度決まってくるかもしれません。一通りの検査が済んだら、医師と今後の治療方針について相談してみましょう。

周りの人と自分を比較する必要はありません。みな、一人ひとり違う人です。あなたは、あなたのままでいいのです。

また、仕事と治療の両立がストレスになることもあり、またその立場によっては、より大変な思いをされる方もいます。

まだ、検査の途中ですから、あまり先のことは考えずに一つひとつクリアしていくこと、そして毎周期、不妊治療をするということでなくても大丈夫です。まずは、検査の結果から治療プランを立て、通院できる範囲で治療しながらペースを掴みましょう。

今後の治療方針については、医師の説明をご主人と一緒に聞かれるといいと思います。

また、最近では土曜や日曜日などに夫婦で参加できる不妊セミナーや勉強会を開催しているクリニックが増えています。そのような場に夫婦で参加してみることで、ご主人も女性が妊娠していくことの大変さと、あなたの思い、また今後の治療のことをより理解してくれる機会になると思います。

通院しているクリニックで行っていなければ、他のクリニックでもいいと思います。そのクリニックに転院するということではなく、自分たち夫婦のために一度参加されてみるといいと思います。

また、クリニックに相談できる専門のスタッフがいるのであれば是非、相談してみて下さい。お話することで、あなたが一人で悩まずに、一緒に考えていってくれるでしょう。

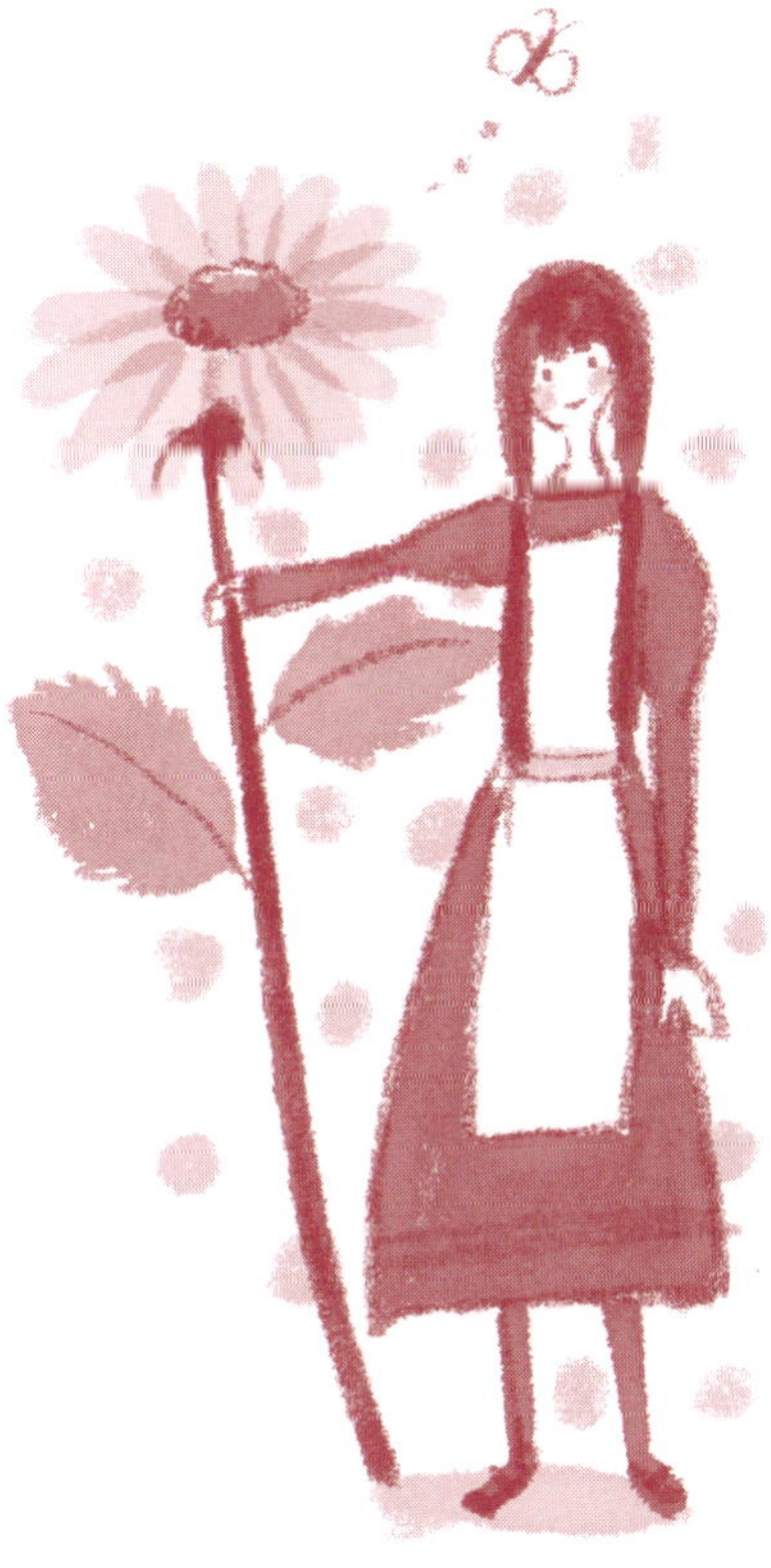

あなたはご存知ですか？ 男性不妊の専門医

全国の生殖医療専門医（泌尿器科医）

生殖医療専門医は、日本産科婦人科学会認定産婦人科専門医あるいは日本泌尿器科学会認定泌尿器科専門医が、1年間以上、認定研修施設で研修を受け、日本生殖医学会が行う認定試験に合格した医師です。

全国に649名（2017 年4月1日現在）の生殖医療専門医がいますが、そのうち泌尿器科医は51名です。

生殖医学会のサイトにある一覧を参考に泌尿器科医の生殖医療専門医をご紹介します。

大学病院などに勤務する医師は、さまざまなクリニックで非常勤として男性不妊外来を持っていることもあります。

今後の転院、または独立して開院される医師の情報など変更の詳しくは、個々でお調べください。

北海道	伊藤　直樹	NTT東日本札幌病院
宮城県	菅藤　哲	かんとうクリニック
茨城県	石川　博通	東京歯科大学市川総合病院
埼玉県	岡田　弘	獨協医科大学越谷病院
千葉県	今本　敬	千葉大学医学部
	市川　智彦	千葉大学大学院医学研究院
	小宮　顕	千葉大学医学部付属病院
	辻村　晃	順天堂大学医学部附属浦安病院
	萩生田　純	東京歯科大学市川総合病院
	布施　秀樹	白井聖仁会病院
東京都	永尾　光一	東邦大学医学部
	坂本　英雄	板橋中央総合病院
	三浦　一陽	玄々堂君津病院
	寺井　一隆	帝京大学医学部附属病院
	小林　秀行	東邦大学医学部
	大橋　正和	荻窪病院
	田井　俊宏	東邦大学医療センター大森病院
	木村　将貴	帝京大学医学部附属病院
	友政　宏	ともまさ泌尿器科・ヒフ科
神奈川県	岩﨑　晧	イムラック泌尿器科
	宮地　系典	元町宮地クリニック
	松下　知彦	大船中央病院
	竹島　徹平	横浜保土ヶ谷中央病院
	湯村　寧	横浜市立大学附属市民 総合医療センター
	齋藤　和男	東神奈川駅ビル内科・泌尿器科
栃木県	安東　聡	自治医科大学医学部
	岩本　晃明	国際医療福祉大学病院 リプロダクションセンター
長野県	高　栄哲	駒ヶ根泌尿器科クリニック
	天野　俊康	長野赤十字病院
愛知県	岩月　正一郎	名古屋市立西部医療センター
	小谷　俊一	労働福祉事業団中部労災病院
	日比　初紀	協立総合病院
石川県	並木　幹夫	金沢大学大学院医学系研究科
京都府	市岡　健太郎	いちおか泌尿器科クリニック
大阪府	宮川　康	大阪大学大学院医学系研究科
	古賀　実	箕面市立病院
	高田　晋吾	大阪警察病院
	高尾　徹也	大阪府立急性期・総合医療センター
	小森　和彦	東大阪市立総合病院
	松田　公志	関西医科大学附属病院
	増田　裕	曖生会脳神経外科病院
	藤田　和利	大阪大学大学院医学系研究科
	福原　慎一郎	大阪大学医学部附属病院
	六車　光英	関西医科大学総合医療センター
兵庫県	近藤　宣幸	協和会　協立病院
	山口　耕平	医療法人仁寿会　石川病院
	松岡　庸洋	大阪中央病院
	石川　智基	医療法人仁寿会　石川病院
	千葉　公嗣	神戸大学大学院医学研究科
	藤澤　正人	神戸大学大学院医学研究科
山口県	白石　晃司	山口大学大学院医学系研究科

2017年4月　日本生殖医学会認定者一覧から、泌尿器科医のみを抜粋して紹介しています。

※各医師の診療方針や診療内容など診療詳細につきましては、読者のみなさまで必要に応じてご確認下さい。

このコーナーでは全国で行われている不妊セミナー・勉強会や説明会の紹介をしています。

▽

Seminar

△

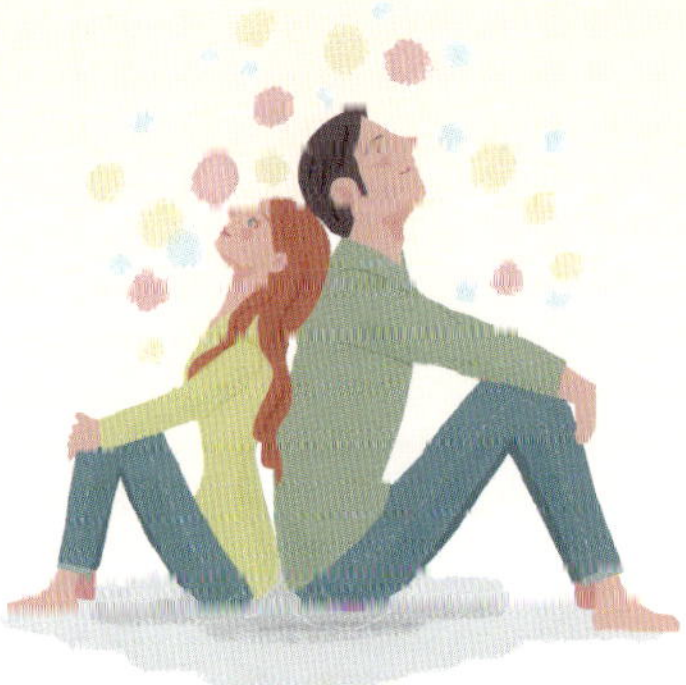

夫婦で参加すれば理解はさらに深まります

Saitama　Access 東武東上線・東京メトロ有楽町線・副都心線 志木駅南口　徒歩３分

http://www.tenderlovingcare.jp

恵愛生殖医療クリニック志木

埼玉県新座市東北２-34-15　ホワイトハイツ２F
TEL: 048-485-1155

参加予約▶TEL ：048-485-1155

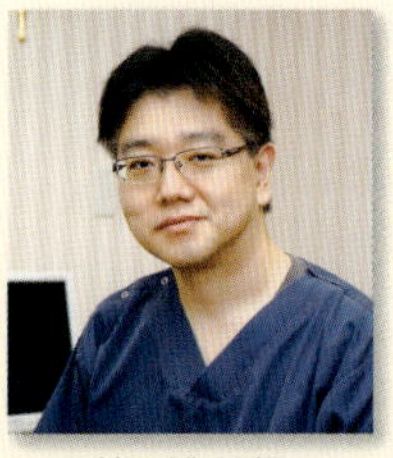

林　博 医師

- ■名称…………生殖医療セミナー
- ■日程…………原則土曜日15時半~約1時間半程度
- ■開催場所……当院内
- ■予約…………必要
- ■参加費用……無料
- ■参加…………他院の患者様 OK
- ■個別相談……無し

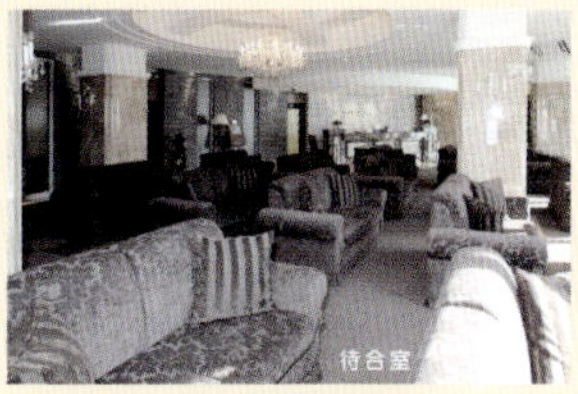

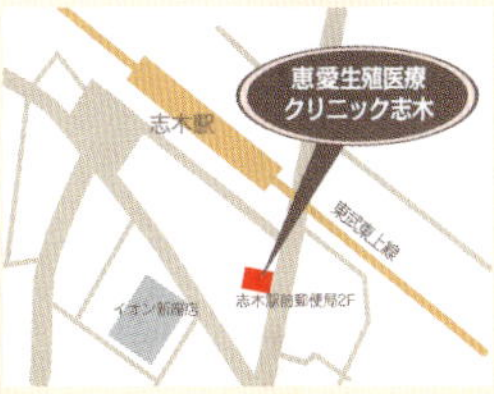

●世の中には不妊症や不育症に関しては情報があふれていますが、なかには誤った情報もあります。正しい知識をより深めてもらうための講義形式のセミナーです。ぜひご夫婦でご参加ください。(他院で治療中の患者様は、事前の受付、予約が必要です)

Tokyo　Access JR 神田駅より 徒歩３分

http://www.aidakibo.com

あいだ希望クリック

東京都千代田区内神田 2-16-11 内神田渋谷ビル 1、2F
TEL: 03-3254-1124

参加予約▶ホームページの
申込みフォームより

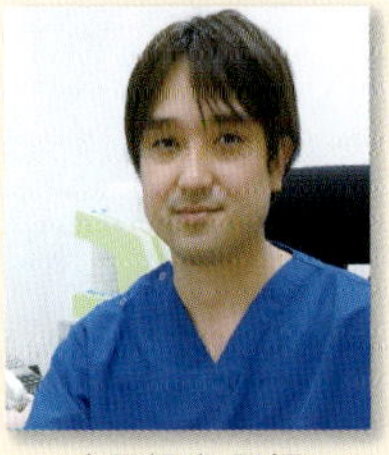

会田拓也 医師

- ■名称…………自然周期体外受精セミナー
- ■日程…………月１回
- ■開催場所……クリニック内
- ■予約…………必要
- ■参加費用……無料
- ■参加…………他院の患者様 OK
- ■個別相談……無し

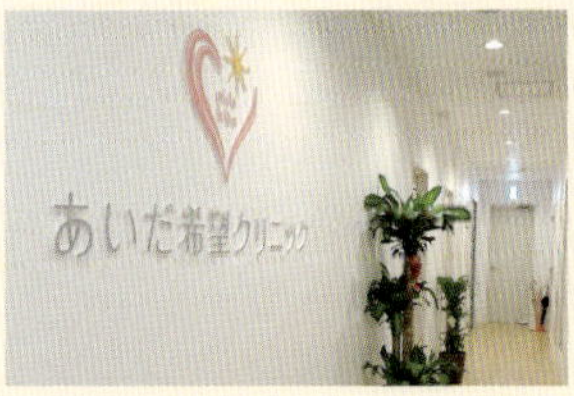

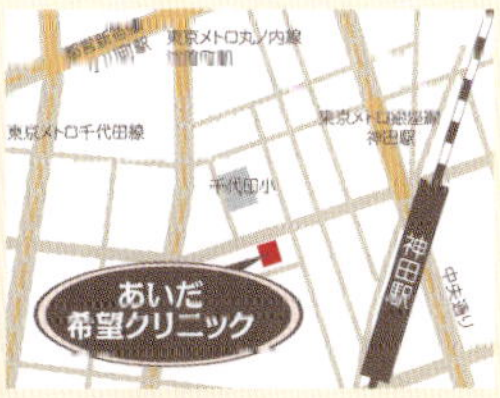

●体外受精治療を考えているご夫婦にむけ、自然周期体外受精セミナーを開催しています。体外受精に対する疑問、不安をセミナーを通して解決してみませんか？ お一人での参加も可能です。

Tokyo Access 東京メトロ銀座線、東西線、都営浅草線日本橋駅（B6 出口）直結

http://www.naturalart.or.jp/session/

Natural ART Clinic 日本橋

東京都中央区日本橋 2-7-1 東京日本橋タワー 8 F
TEL: 03-6262-5757

参加予約▶ホームページの申込みフォームより

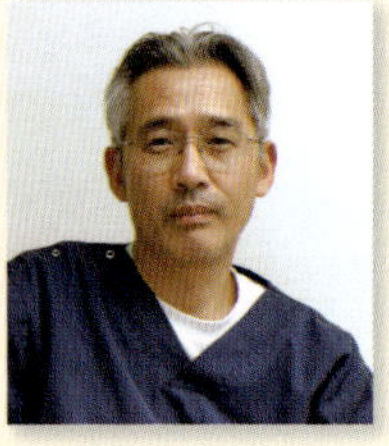

寺元章吉 医師

- 名称…………体外受精説明会
- 日程…………月 1 回ほど
- 開催場所……野村コンファレンスプラザ日本橋など
- 予約…………必要
- 参加費用……無料
- 参加…………他院の患者様 OK
- 個別相談……無し

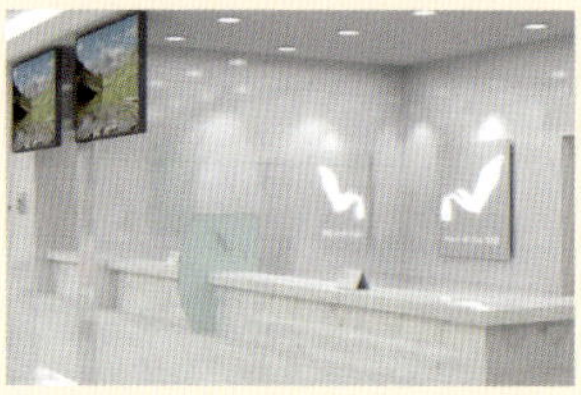

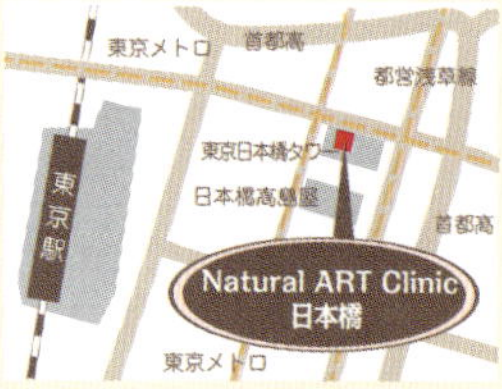

●定期的（月一回ほど）に体外受精説明会を行っております。医師はじめ培養士・看護師・検査技師・受付による当院の体外受精方法・方針を専門的な知識を織り込みご説明いたします。

Tokyo Access JR 新橋駅日比谷口 徒歩 2 分、地下鉄銀座線・都営浅草線新橋駅 8 番出口 徒歩 1 分、地下鉄都営三田線内幸町駅 A 1 出口 徒歩 1 分

http://www.yumeclinic.net/session/

新橋夢クリニック

東京都港区新橋 2-5-1 EXCEL 新橋
TEL: 03-3593-2121

参加予約▶ホームページの申込みフォームより

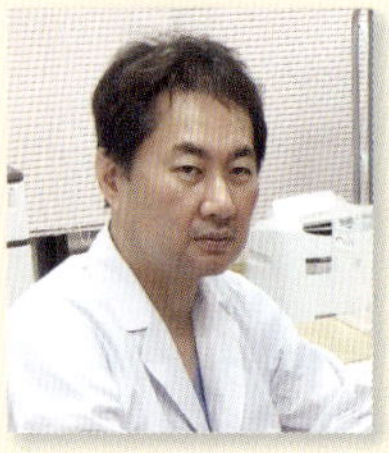

瀬川智也 医師

- 名称…………体外受精説明会
- 日程…………月 1 回程
- 開催場所……TKP 新橋カンファレンスセンターなど
- 予約…………必要
- 参加費用……無料
- 参加…………他院患者様 OK
- 個別相談……無し

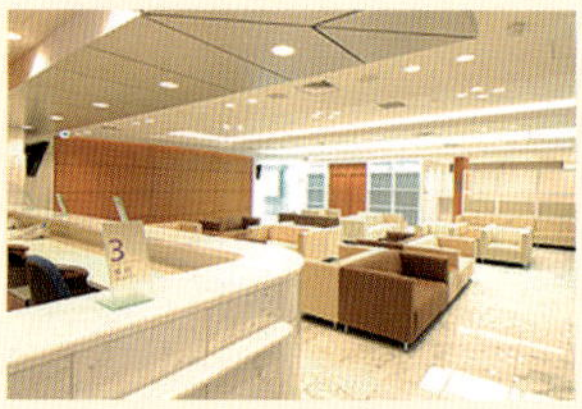

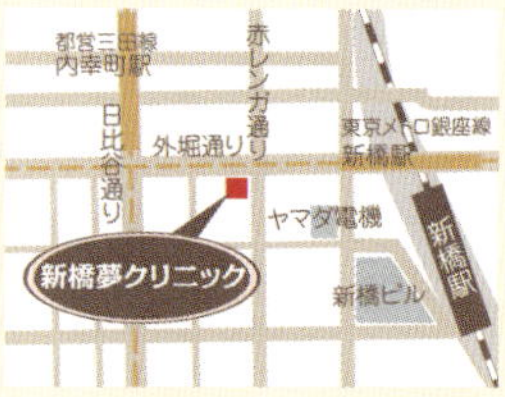

●定期的（月一回ほど）に体外受精説明会を行っております。医師はじめ培養士・看護師・検査技師・受付による当院の体外受精方法・方針を専門的な知識を織り込みご説明いたします。

Tokyo Access JR 品川駅高輪口 徒歩 5 分

http://ivf-kyono.com

京野アートクリック高輪

東京都港区高輪 3-13-1 高輪コート 5 F
TEL: 03-6408-4124

参加予約▶ホームページの申込みフォームより

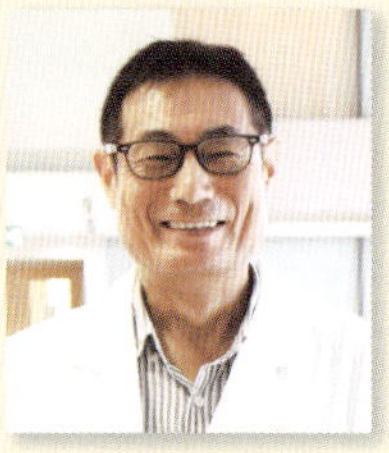

京野廣一 医師

- 名称…………妊活セミナー
- 日程…………月 1 回(土曜)
- 開催場所……TKP 品川カンファレンスセンター ANNEX
- 予約…………必要
- 参加費用……無料
- 参加…………他院の患者様 OK
- 個別相談……無し

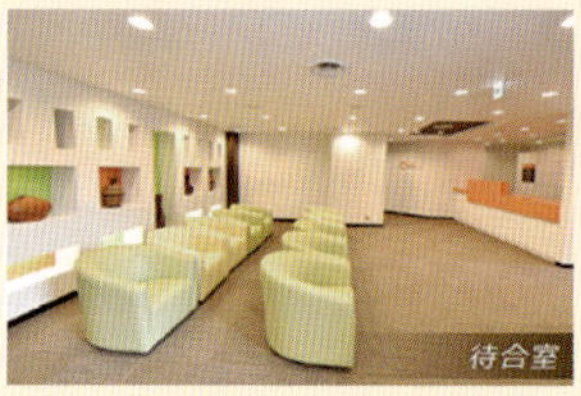

待合室

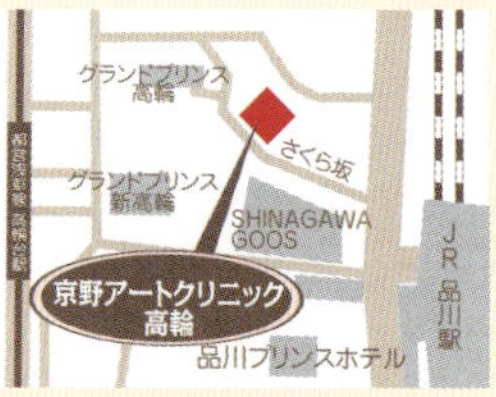

●当院の妊活セミナーは、不妊治療の全般（一般不妊治療から高度生殖医療まで）について、また、無精子症も含めた男性不妊、卵管鏡下卵管形成術、未熟卵体外成熟培養など、当院の治療方法・方針をご説明致します。

Tokyo　Access JR 大崎駅 南改札口より 徒歩1分半

http://www.ivf-shinagawa.com

はなおか IVF クリニック品川

東京都品川区大崎1－11－2 ゲートシティ大崎イーストタワー 1F
TEL: 03-5759-5112

参加予約▶TEL：03-5759-5112

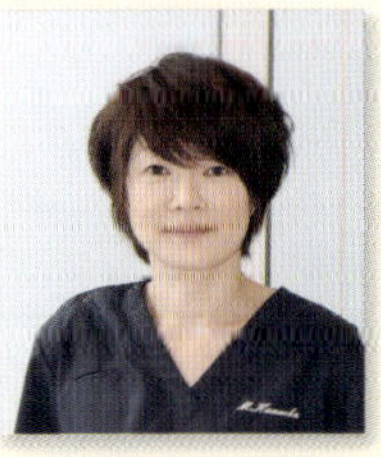

花岡嘉奈子 医師

- 名称…………IVF 勉強会
- 日程　　　　毎月1回
- 開催場所……ゲートシティーホール
- 予約…………必要
- 参加費用……無料
- 参加…………他院の患者様 OK
- 個別相談……無し

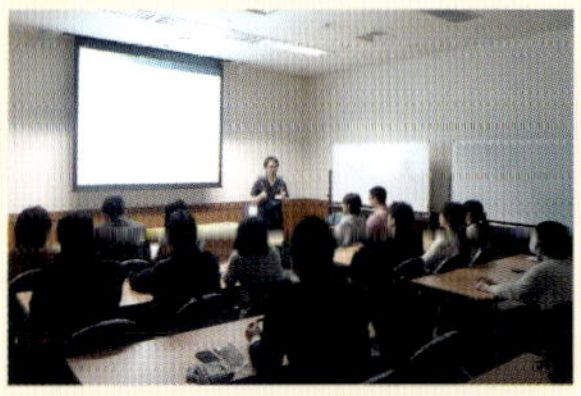

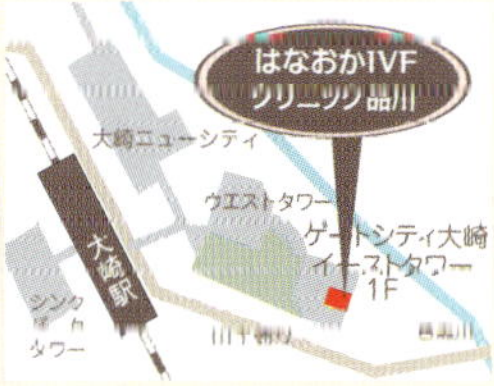

●正智院長と胚培養士が当院の ART 治療について詳しくお話しさせていただきます。映像とお話と、とてもわかりやすい勉強会ですので、早い段階で参加され正しい知識をつけ、安心して治療をお受けいただきたいと思います。

Tokyo　Access JR 山手線、総武線、都営大江戸線 代々木駅 徒歩5分　JR 千駄ヶ谷駅 徒歩7分　東京メトロ副都心線北参道駅 徒歩5分

http://www.haramedical.or.jp

はらメディカルクリニック

東京都渋谷区千駄ヶ谷 5-8-10
TEL: 03-3356-4211

参加予約▶ホームページの
申込みフォームより

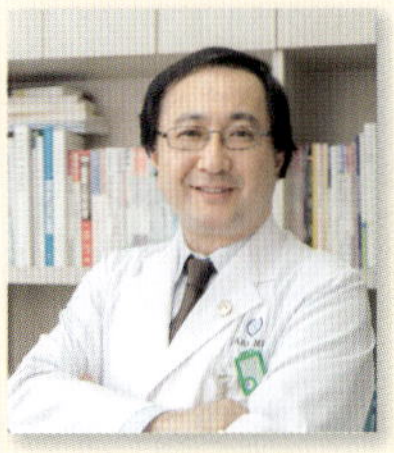

原　利夫 医師

- 名称…………体外受精説明会
- 日程…………2ヶ月に1回
- 開催場所……SYD ホール
- 予約…………必要
- 参加費用……無料
- 参加…………他院患者様 OK
- 個別相談……有り

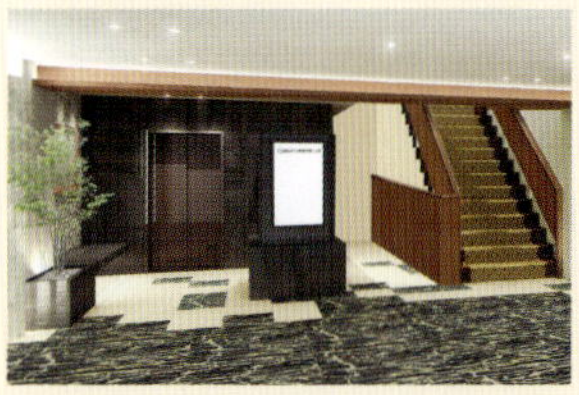

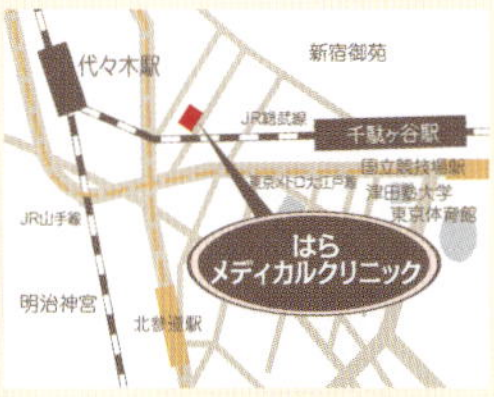

●【説明会･勉強会】はらメディカルクリニックでは、①体外受精説明会/2カ月に1回　②42歳からの妊活教室/年4回　③不妊治療の終活を一緒に考える会/年4回　④おしゃべりサロン（患者交流会）/年2回を開催しています。
それぞれの開催日程やお申込は HP をご覧ください。

Tokyo　Access 東急東横線都立大学駅 徒歩 30 秒

http://www.tokuoka-ladies.com

とくおかレディースクリニック

東京都目黒区中根1-3-1　三井住友銀行ビル6F
TEL: 03-5701-1722

参加予約▶TEL：03-5701-1722

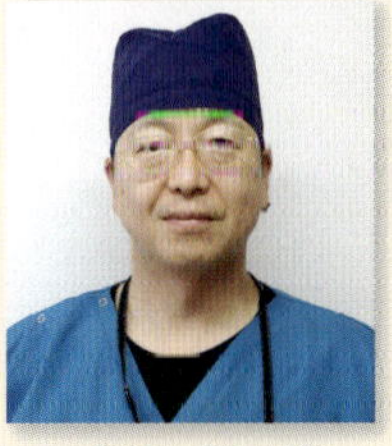

徳岡　晋 医師

- 名称…………不妊治療勉強会
- 日程…………毎月2回
- 開催場所……クリニック内
- 予約…………必要
- 参加費用……無料
- 参加…………他院患者様 OK
- 個別相談……有り

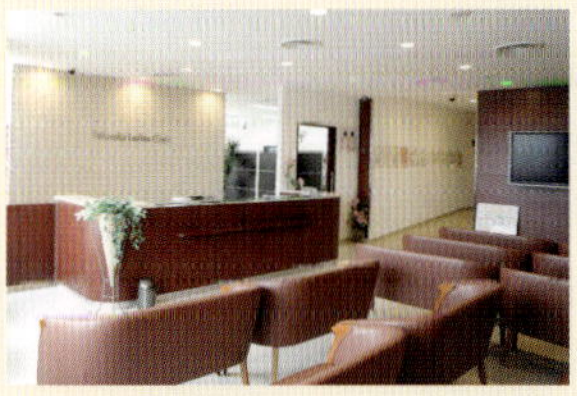

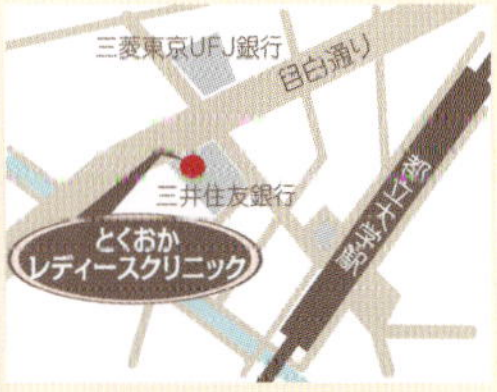

●毎月第2土曜と第4水曜の2回、「不妊治療勉強会」を無料開催しております。院長と主任胚培養士が当院の ART 治療について詳しくお話しさせていただきます。映像とお話と、とてもわかりやすい勉強会ですので、早い段階でご参加されて治療の知識をつけていただけるよう、お勧めしております。（会場はクリニック待合室1 予約制）

Tokyo　Access 東急東横線、大井町線「自由が丘駅」徒歩 30 秒

http://mine-lc.jp/

峯レディースクリニック

東京都目黒区自由が丘 2-10-4 ミルシェ自由が丘 4F
TEL: 03-5731-8161

参加予約▶ TEL ：03-5731-8161

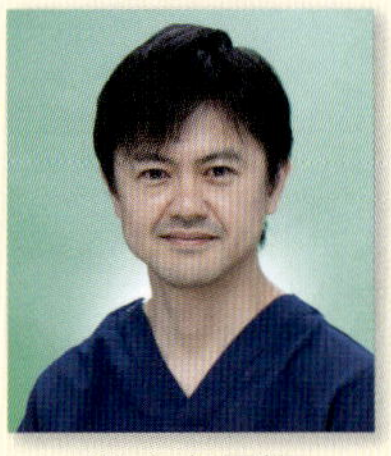

峯 克也 医師

- 名称…………体外受精説明会
- 日程…………毎月第 4 土曜※13：30～
- 開催場所……院内
- 予約…………必要
- 参加費用……無料
- 参加…………他院患者様 OK
- 個別相談……有り

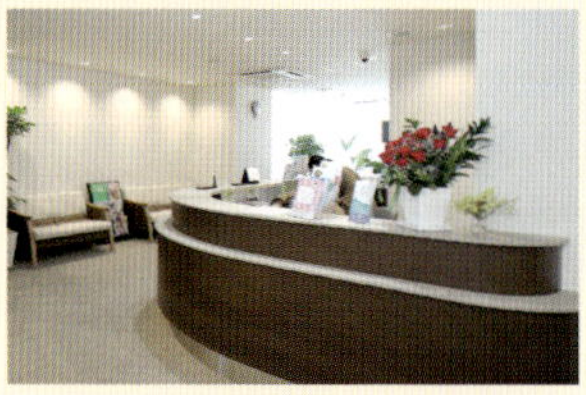

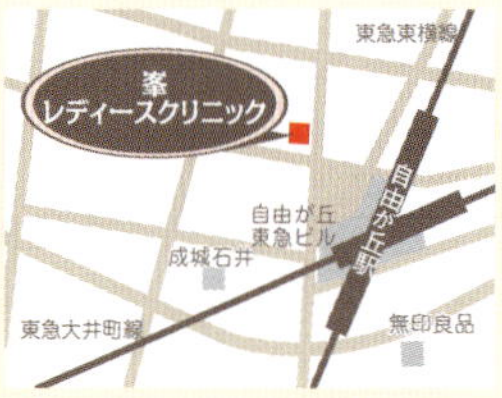

●当院での体外受精の治療方法やスケジュールを院長、看護師、培養士よりわかりやすく説明いたします。詳細な資料もお配りします。体外受精をお考えのご夫婦。体外受精について知りたいご夫婦。おひとり様でも参加は可能ですが、ぜひご夫婦でお越しください。※第 4 土曜日が祝日の場合は変更になります。

Tokyo　Access 東急田園都市線三軒茶屋駅 徒歩 3 分、東急世田谷線三軒茶屋駅 徒歩 4 分

http://www.sangenjaya-wcl.com

三軒茶屋ウィメンズクリニック

東京都世田谷区太子堂 1 -12-34- 2 F
TEL: 03-5779-7155

参加予約▶ TEL ：03-5779-7155

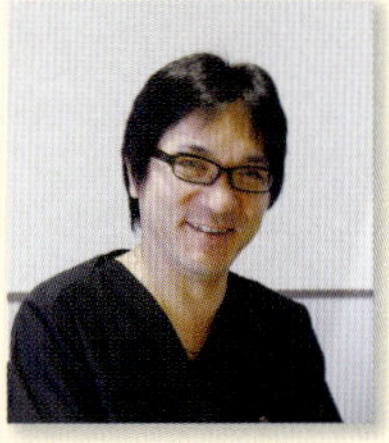

保坂 猛 医師

- 名称…………体外受精説明会
- 日程…………毎月開催
- 開催場所……クリニック内
- 予約…………必要
- 参加費用……無料
- 参加…………他院患者様 OK
- 個別相談……有り

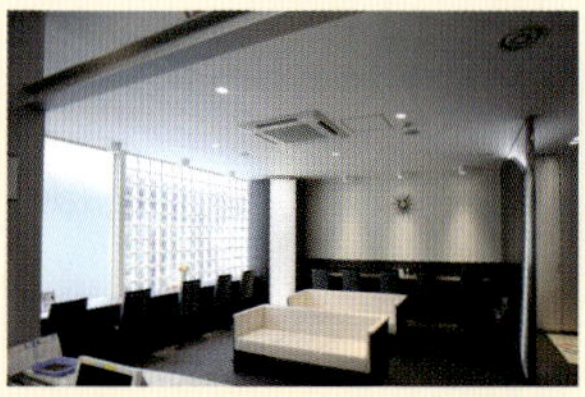

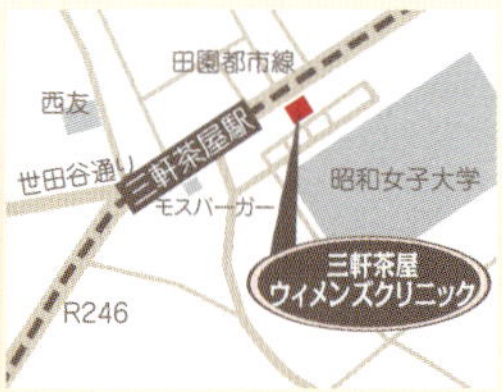

●体外受精説明会をはじめ、胚培養士や不妊症認定看護師による相談会なども実施しております。
お気軽にご相談ください。

Tokyo　Access 京王線代田橋駅 徒歩 5 分、 京王井の頭線新代田駅 徒歩 9 分、 小田急線下北沢駅 徒歩 12 分

http://www.sugiyama.or.jp

杉山産婦人科

東京都世田谷区大原 1 -53- 1
TEl: 03-5454-8181

参加予約▶ TEL ：03-5454-5666

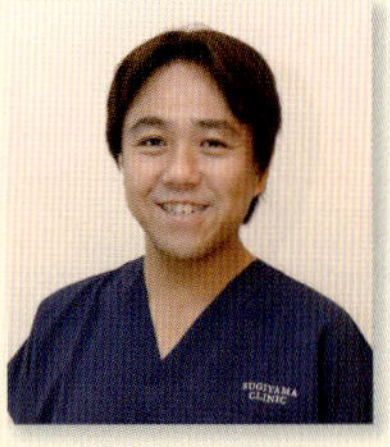

杉山力一 医師

- 名称…………体外受精講習会
- 日程…………毎月 1 回（土曜又は日曜日）
- 開催場所……東京ミッドタウン・カンファレンス
- 予約…………必要
- 参加費用……無料
- 参加…………他院患者様 OK
- 個別相談……無し

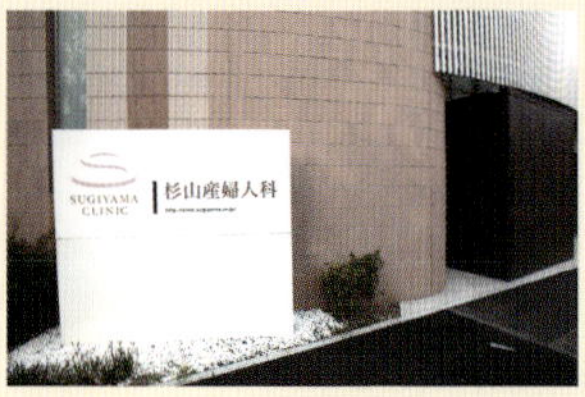

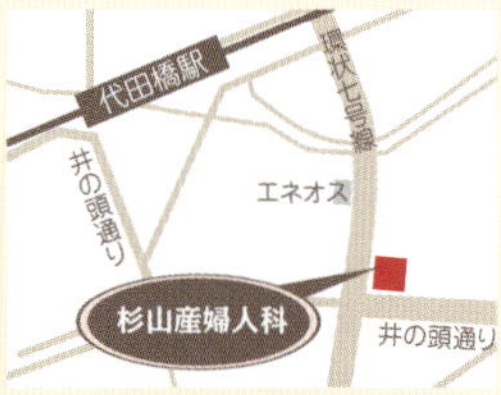

●当院の体外受精講習会は、当院の特徴と腹腔鏡についてお話しいたします。ご年齢的に考えてもお時間がある原因不明不妊症には、体外受精のまえに積極的に腹腔鏡をお勧めしていきます。この機会にぜひ、あらためて妊娠の仕組みをご理解していただき、今後の治療に役立てていただきたいと思います。

Tokyo Access 東京メトロ丸ノ内線　西新宿駅２番出口 徒歩３分、都営大江戸線　都庁前駅 C８番出口より徒歩３分、JR 新宿駅西口 徒歩 10 分

http://www.shinjukuart.com

Shinjuku ART Clinic

東京都新宿区西新宿 6-8-1　住友不動産新宿オークタワー 3F
TEL: 03-5324-5577

参加予約▶ホームページの申込みフォームより

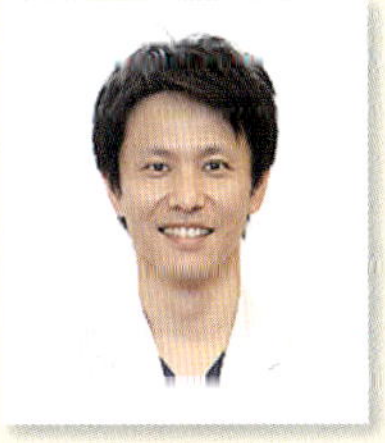

阿部 崇 医師

- 名称…………不妊治療説明会
- 日程…………毎月１回（土曜又は日曜日）
- 開催場所……ベルサール新宿グランド コンファレンスセンター
- 予約…………必要
- 参加費用……無料
- 参加　　　　他院患者様 OK
- 個別相談……有り

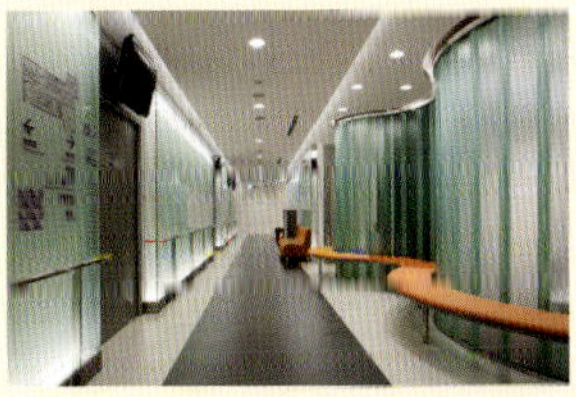

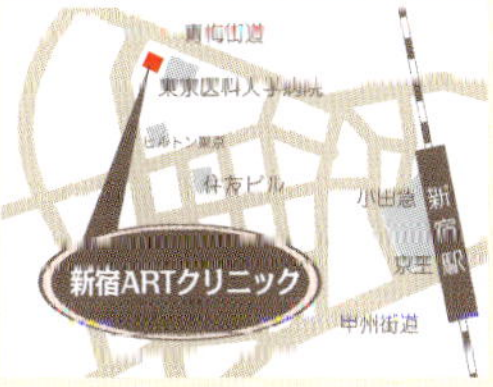

●現在不妊症でお悩みの方、不妊治療をしている方で、これから体外受精を受けようと考えている方々のために説明会を開催しています。当院の体外受精を中心とした治療方法・方針をスライドやアニメーションを使ってわかりやすくご説明します。なお、ご夫婦での参加はもちろん、当院に通院されていない方も参加可能です。

Tokyo Access JR中央線・東京メトロ丸ノ内線荻窪駅南口 徒歩５分

http://www.ogikubo-ivf.jp

荻窪病院 虹クリニック

東京都杉並区荻窪 4-32-2 東洋時計ビル８階/９階
TEL: 03-5335-6577

参加予約▶TEL：03-5335-6577

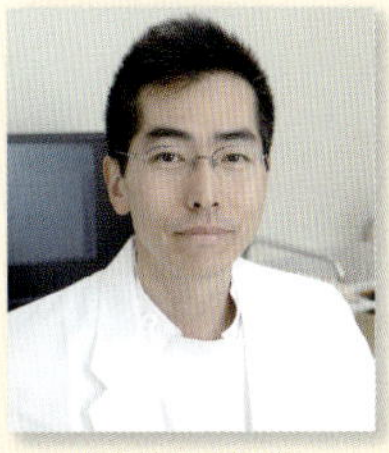

北村誠司 医師

- 名称…………体外受精説明会
- 日程…………毎月２回
- 開催場所……クリニック内
- 予約…………必要
- 参加費用……無料
- 参加…………他院の患者様 OK
- 個別相談……無し

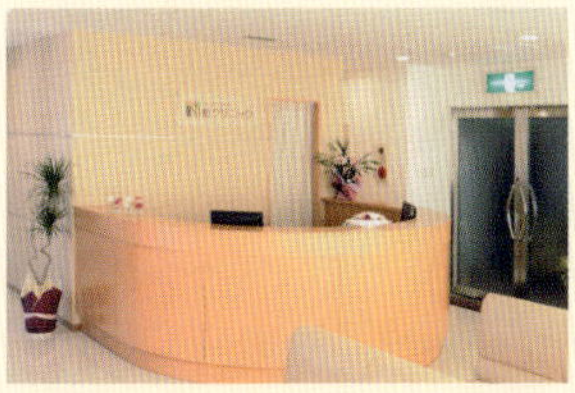

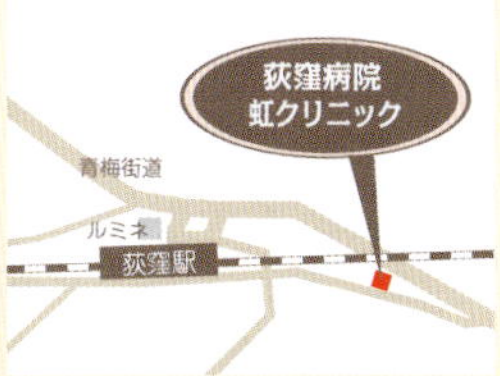

●この説明会は体外受精に対してご理解をいただき、不安や疑問を解消していく目的で行っております。
また、当院で実際行われている体外受精をスライドやビデオを用いて詳しく説明しております。

Tokyo Access JR 山手線・東京メトロ丸ノ内線・有楽町線・副都心線・東武東上線・西武池袋線　池袋駅 東口北 徒歩６分

http://www.matsumoto-ladies.com

松本レディースクリニック 不妊センター

東京都豊島区東池袋 2-60-3 グレイスロータリービル１F
TEL:03-5958-5633

参加予約▶TEL：03-5958-5633

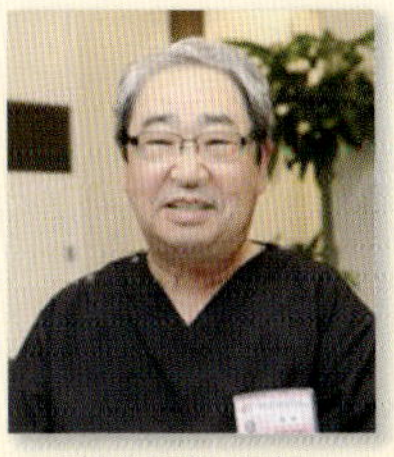

松本和紀 医師

- 名称…………IVF 教室(体外受精教室)
- 日程…………毎月第１～３土曜日
- 開催場所……院内
- 予約…………必要
- 参加費用……無料
- 参加…………他院患者様 OK
- 個別相談……有り

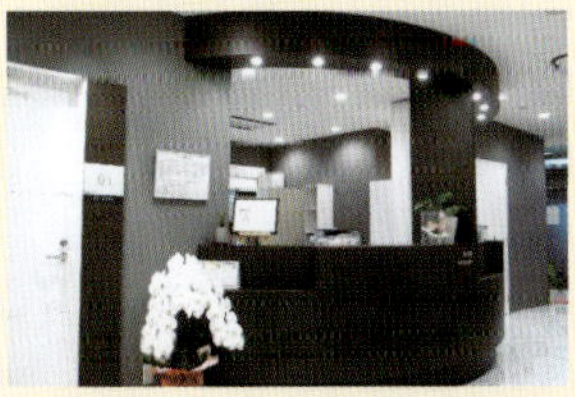

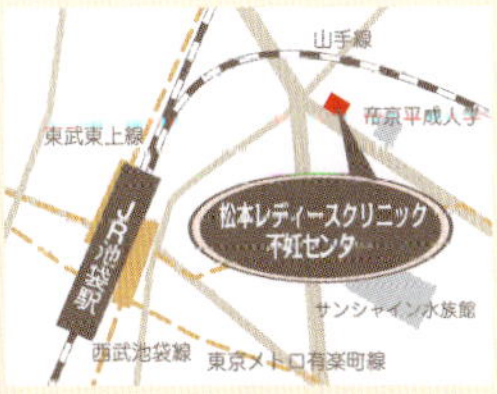

●高度な不妊治療である体外受精、もしくは顕微授精をご希望の患者様向け説明会となっております。「とりあえず話を聞いてみたい」という方も、お気軽にご参加ください。実際どのような治療を行うのか、イラストやビデオを使って詳しくご説明いたします。※当院で体外受精をされる場合には、事前に必ず受講していただいております。

Kanagawa Access みなとみらい線みなとみらい駅 4番出口すぐ

http://www.mm-yumeclinic.com

みなとみらい夢クリニック

神奈川県横浜市西区みなとみらい3-6-3 MMパークビル2F
TEL: 045-228-3131

参加予約▶ホームページの申込みフォームより

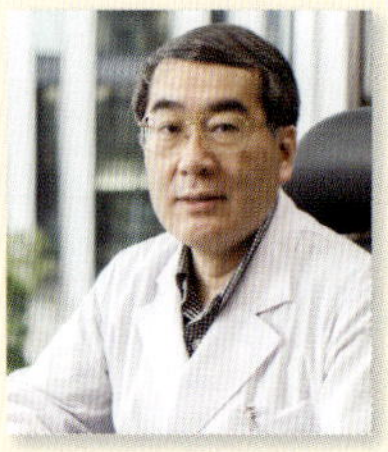

貝嶋弘恒 医師

■名称…………患者様説明会
■日程…………毎月1回開催
■開催場所……MM パークビル3F
■予約…………必要
■参加費用……無料
■参加…………他院患者様 OK
■個別相談……有り

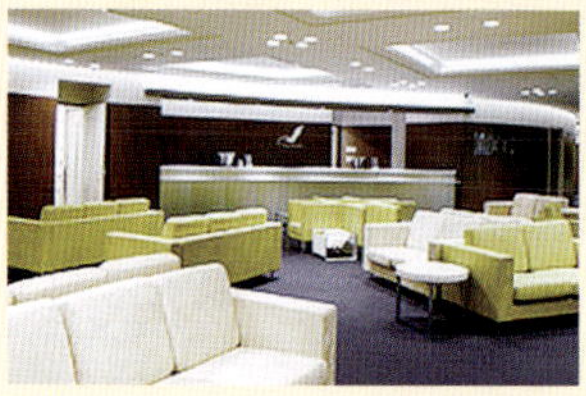

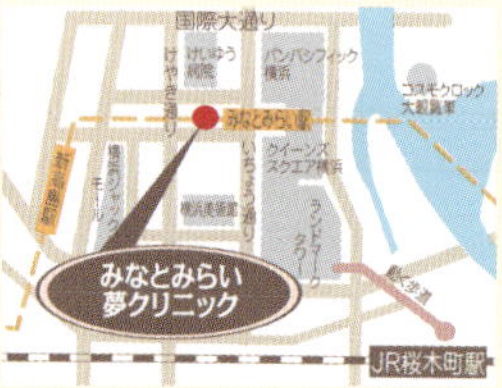

●一般の方（現在不妊症でお悩みの方、不妊治療中の方）向け説明会、当院に通院中の方向け説明会を、それぞれ隔月で開催しております。 当院の体外受精を中心とした治療方法・方針をスライドやアニメーションを使ってわかりやすく説明し、終了後は個別に質問にもお答えしております。 詳細はホームページでご確認下さい。

Kanagawa Access JR 東海道線・横浜線東神奈川駅 徒歩5分、東急東横線東白楽駅 徒歩7分、京急本線仲木戸駅 徒歩8分

http://www.klc.jp

神奈川レディースクリニック

神奈川県横浜市神奈川区西神奈川1-11-5 ARTVISTA 横浜ビル
TEL: 045-290-8666

参加予約▶TEL ：045-290-8666

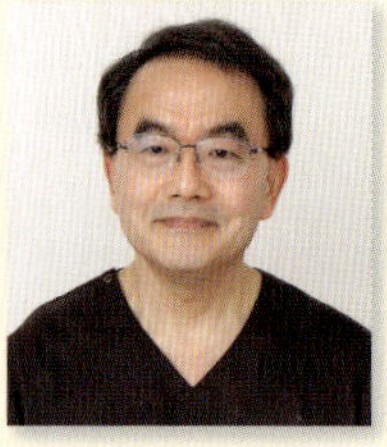

小林淳一 医師

■名称…………不妊・不育学級
■日程…………毎月第1日曜14:00～15:00
■開催場所……当院 6F 待合室
■予約…………必要
■参加費用……無料
■参加…………他院患者様 OK
■個別相談……有り

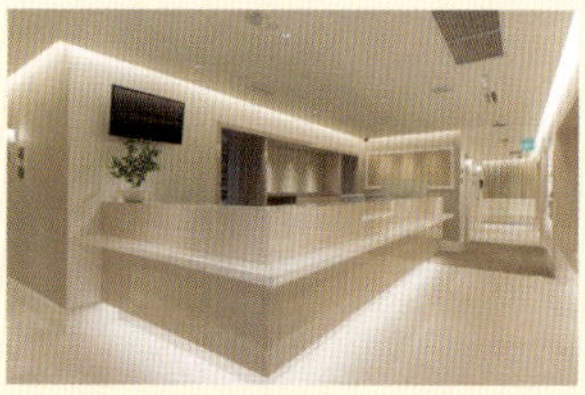

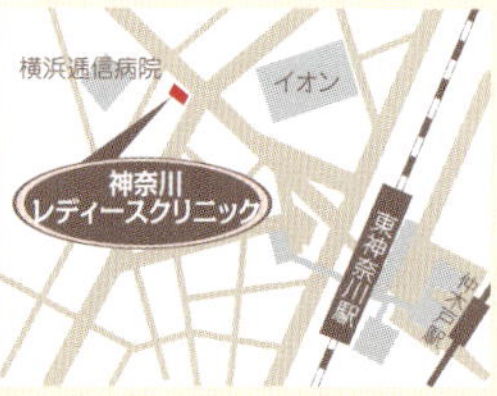

●「不妊／不育症とは」「検査／治療の進め方」「当クリニックの治療」について直接院長が説明します。不妊治療をこれから始めたいと考えている方、治療を始めてまだ間もない方などお気軽にご参加ください。体外受精のお話もあります。

Osaka Access 地下鉄堺筋線・京阪本線「北浜駅」タワー直結/南改札口4番出口

http://www.lc-kitahama.jp

レディースクリニック北浜

大阪府大阪市中央区高麗橋1-7-3 ザ・北浜プラザ3 F
TEL: 06-6202-8739

参加予約▶TEL ：06-6202-8739

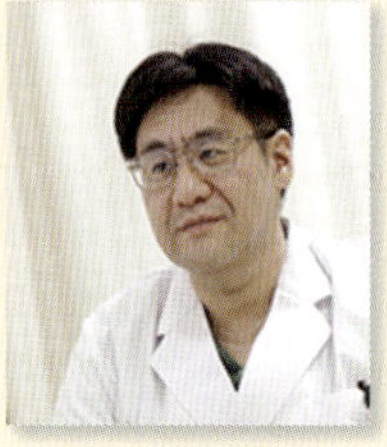

奥　裕嗣 医師

■名称…………体外受精(IVF)無料セミナー
■日程…………毎月第2土曜16:30～18:00
■開催場所……クリニック内
■予約…………必要
■参加費用……無料
■参加…………他院患者様 OK
■個別相談……有り

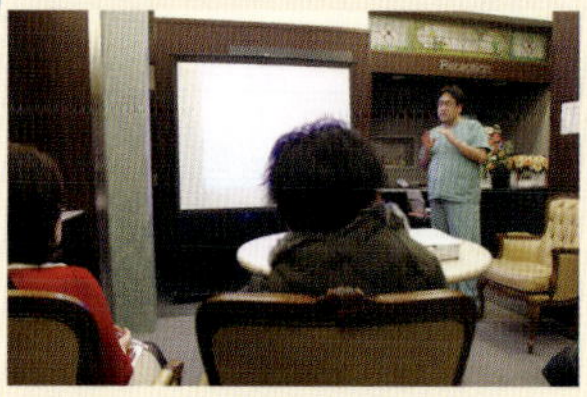

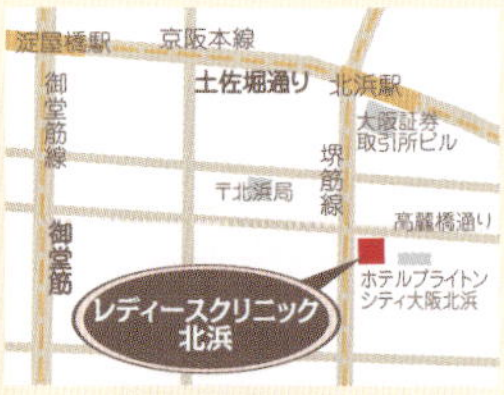

●毎月第2土曜日に体外受精教室を開き、医師はじめ胚培養士、看護師による当院の治療説明を行っています。会場は院内で参加は予約制です。他院に通院中の方で体外受精へのステップアップを考えられている患者さんの参加も歓迎しています。ぜひ、テーラーメイドでフレンドリーな体外受精の説明をお聞きになって、基本的なことを知っていってください。

Osaka Access 地下鉄 四ツ橋線玉出駅　徒歩０分、 南海本線岸里玉出駅 徒歩１０分

http://www.oakclinic-group.com

オーク住吉産婦人科

大阪府大阪市西成区玉出西２-７-９
TEL: 06-4398-1000

参加予約▶TEL：06-4398-1000

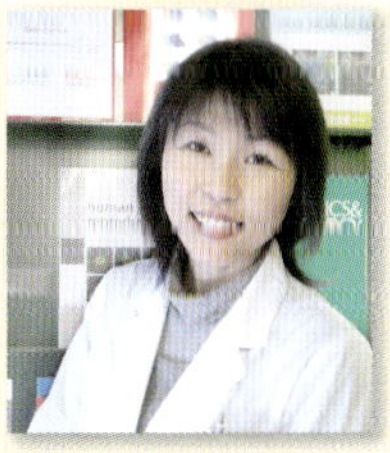

田口早桐 医師

- 名称…………体外受精セミナー
- 日程…………毎月第２土曜 15～17時
- 開催場所……クリニック内
- 予約…………必要
- 参加費用……無料
- 参加…………他院患者様 OK
- 個別相談……有り

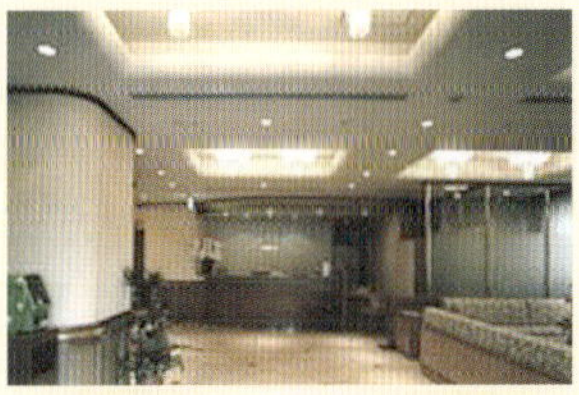

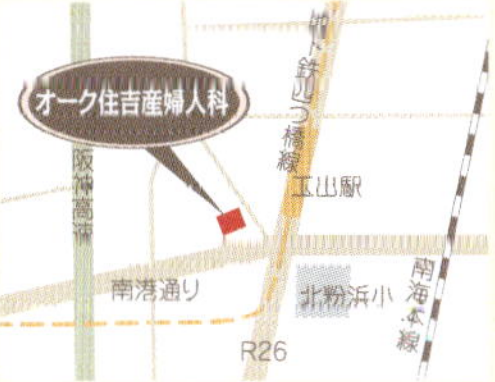

●自らも治療経験のある田口早桐先生のお話や、船曳美也子先生による不妊症の説明、エンブリオロジストによる培養室の特殊技術の解説、体外受精をされたご夫婦の体験談など、盛りだくさんの内容です。セミナーの後は、ご質問にお答えしたり、同じ悩みを持つ方々とお話しできるよう、ラウンジでのお茶会を設けています。

Hyogo Access 地下鉄海岸線旧居留地・大丸前駅 徒歩１分、JR 神戸線・阪神本線 元町駅 徒歩３分、JR 神戸線三宮駅 徒歩８分

http://www.yumeclinic.or.jp

神戸元町夢クリニック

兵庫県神戸市中央区明石町４４ 神戸御幸ビル３F
TEL:078-325-2121

参加予約▶TEL：078-325-2121

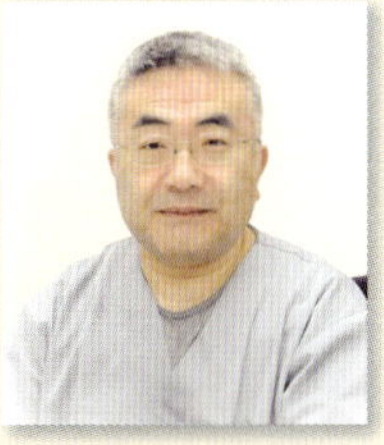

河内谷 敏 医師

- 名称…………体外受精説明会
- 日程…………不定期 毎月１回
- 開催場所……スペースアルファ三宮
- 予約…………必要
- 参加費用……無料
- 参加…………他院患者様 OK
- 個別相談……有り

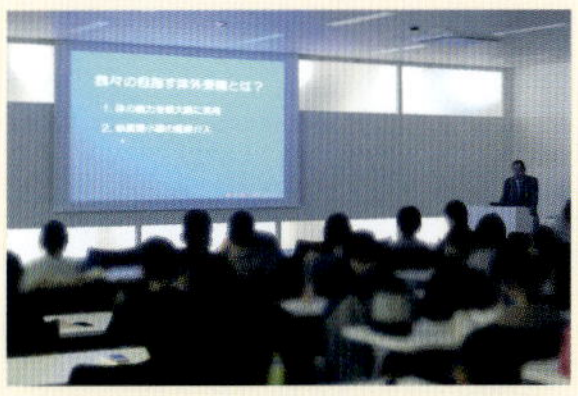

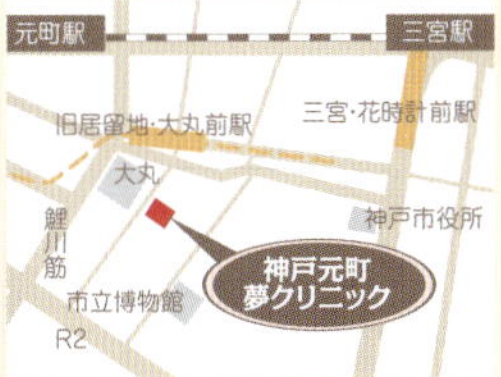

●定期的（月１回ほど）に不妊治療説明会を行っております。医師はじめ培養士による当院の治療方法・方針をご説明いたします。

Hyogo Access JR・山陽電車姫路駅 徒歩６分

http://www.koba-ladies.jp

Koba レディースクリニック

兵庫県姫路市北条口２-18 宮本ビル１F
TEL: 079-223-4924

参加予約▶TEL：079-223-4924

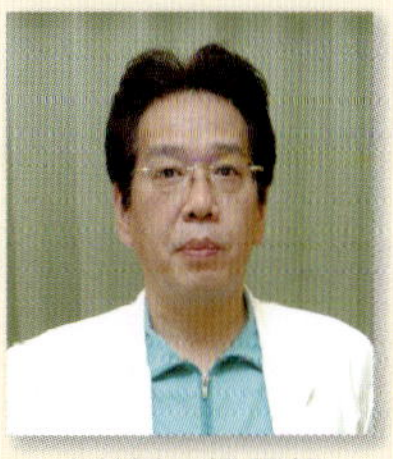

小林眞一郎 医師

- 名称…………体外受精セミナー
- 日程…………原則第３土曜 14：00～15：40
- 開催場所……宮本ビル７F
- 予約…………必要
- 参加費用……無料
- 参加…………他院患者様 OK
- 個別相談……有り

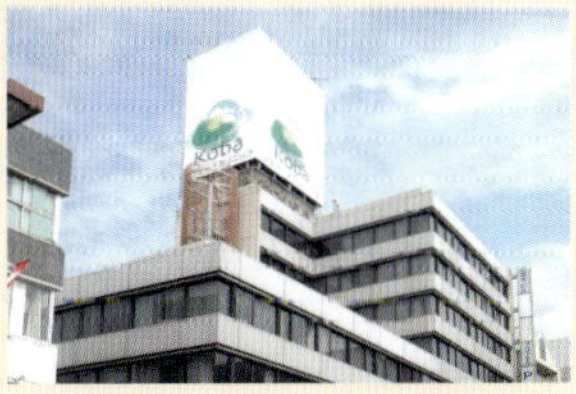

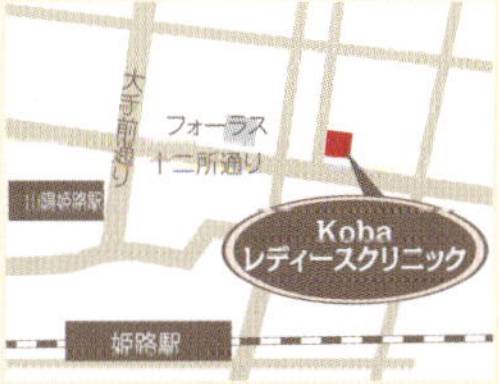

●体外受精（顕微授精）の認識度を UP すること。そして正しい情報を伝えること。一般の患者さんへ　ご主人は、はっきり言って体外受精というものを正しく把握されていませんので、歴史的な流れ、システム、料金、自治体のサポート、合併症などすべてお話しています。

■ i-wish ママになりたい／ピックアップ クリニック紹介コーナー

私たちの不妊治療クリニック

不妊治療情報センター
http://www.funin.info
● 病院検索メニューからご覧ください

ピックアップ 施設紹介

この病院紹介コーナーは、定期的に施設のことが分かるように紹介掲載し、施設所在地地域などでの治療普及を促すとともに、施設側からのメッセージをお伝えするものです。これから治療をお考えの方、お近くのクリニックを参考にとお探しの方、ご覧の上、詳細につきましては、どうぞ、直接各クリニックにお問合せください。（ホームページでも紹介しています）

今回紹介のクリニック

- 中野レディースクリニック……… 千葉
- オーク銀座レディースクリニック…… 東京
- 木場公園クリニック・分院……… 東京
- 芝公園かみやまクリニック……… 東京
- とくおかレディースクリニック…… 東京
- はなおかIVFクリニック品川…… 東京
- 小川クリニック……………………… 東京
- 菊名西口医院……………………… 神奈川
- 神奈川レディースクリニック…… 神奈川
- 田村秀子婦人科医院 …………… 京都
- オーク梅田レディースクリニック…… 大阪
- オークなんばレディースクリニック… 大阪
- オーク住吉産婦人科……………… 大阪
- つばきレディースクリニック…… 愛媛

不妊治療

子どもが欲しいと願いながらも、夫婦生活の中でなかなか子どもができない方や、まだ出産できるかもしれないと生殖年齢ギリギリのところで子どもを希望する方などが約２００万人にもなるといわれている日本。そして少子化も問題になっています。

産科や保育施設など、赤ちゃんが生まれ育つ社会環境が元気になるのはもちろんのこと、不妊症対策も大切です。現在、その不妊を扱う婦人科施設は、おそらく1000を軽く越えることでしょう。なかでもより専門的な施設として卵子を体外に採取して行う、高度生殖補助医療を行う施設も500以上あり、不妊症に関する情報を伝えるメディアも多くなりました。

私たちが仕事を始めたときには、まだ特定不妊治療費助成制度（現・不妊に悩む方への特定治療支援事業）も実施されていませんでしたが、その助成金の受給率も年々増えているようです。こうして環境は整備されてきているものの、では、本当に必要な情報や倫理を伴う大切な話は、はたしてどれだけ整っているのでしょう？ そのような課題にも目を向け、私たちは社会的に不妊治療が健全に発展していくよう、情報伝達にて尽力しています。

（編集部一同）

2017

婦人科一般・不妊症・体外受精・顕微授精　●東京都・中央区

オーク銀座レディースクリニック

●TEL.03-3567-0099　URL. http://www.oakclinic-group.com/

大阪で展開するオーク会グループの東京院。オーク住吉産婦人科と同様、最高水準のラボを擁します。

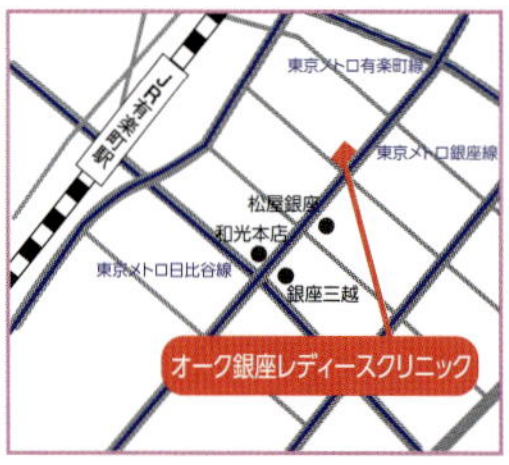

女性の医学を専門とするクリニックグループ、医療法人オーク会の一つで、東京・中央区銀座というアクセスに便利な立地のクリニックです。ここでは、検査から不妊の原因を探り、タイミング法・人工授精はじめ、体外受精・顕微授精まで、お一人おひとりにあった治療を進めています。

最高水準の培養ラボラトリーで、全ての受精卵をコンピュータシステムで個別管理。自家発電装置や医療ガス配管など目に見えないところにも安全に配慮しています。不妊治療に年齢制限を設けず、初診は予約なしでその日に診察が可能です。

funin.info MEMBER

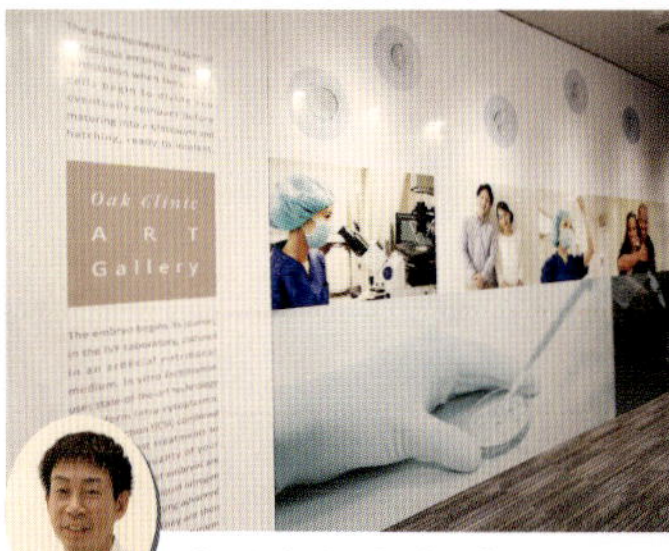

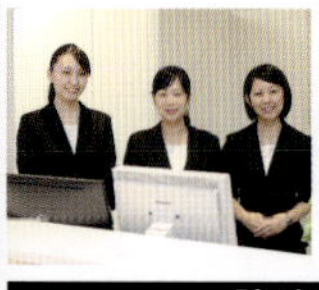

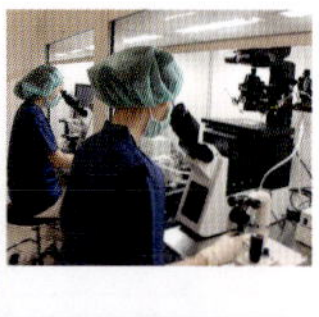

太田岳晴 院長 プロフィール

福岡大学医学部卒業。福岡大学病院、飯塚病院、福岡徳洲会病院を経て、オーク銀座レディースクリニック院長。

診療時間

	月	火	水	木	金	土	日
午前 9:00～13:00	♥	♥	♥	♥	♥	♥	♥
午後 14:00～16:00	♥	♥	♥	♥	♥	♥	休
夕方 17:00～19:00	♥	♥	♥	♥	♥	休	休

★IVF日曜外来（不定期）
※祝日は9：00～13：00

□東京都中央区銀座2-6-12　Okura House 7F
□JR山手線・京浜東北線有楽町駅 徒歩5分、東京メトロ銀座駅　徒歩3分、地下鉄有楽町線銀座１丁目駅　徒歩2分

●人工授精●体外受精●顕微授精●凍結保存●男性不妊
●漢方●カウンセリング●女医

不妊症・婦人科一般・更年期障害・その他　●千葉県・柏市

中野レディースクリニック

●TEL. 04-7162-0345　URL. http://www.nakano-lc.com

エビデンスに基づいた、イージーオーダーの不妊治療。

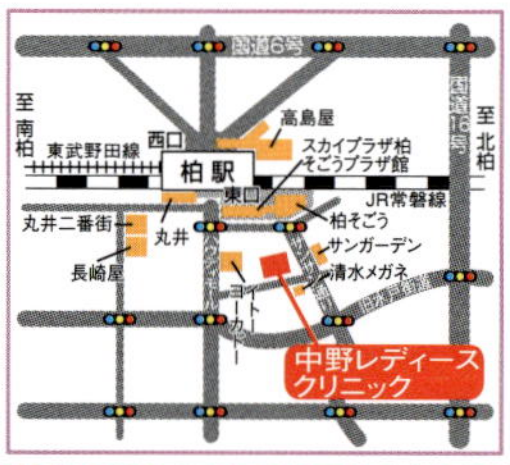

当院では、患者様お一人お一人の治療効果が高いレベルで実現できるよう、エビデンスに基づいた治療を行います。

そして、最終的に一人でも多くの方が妊娠できるよう、それぞれの方に合ったイージーオーダーの不妊治療をご提供しております。

不妊治療は、加齢とともに条件が悪くなりますから、みなさま、早めに私たちクリニックをお訪ねください。

funin.info MEMBER

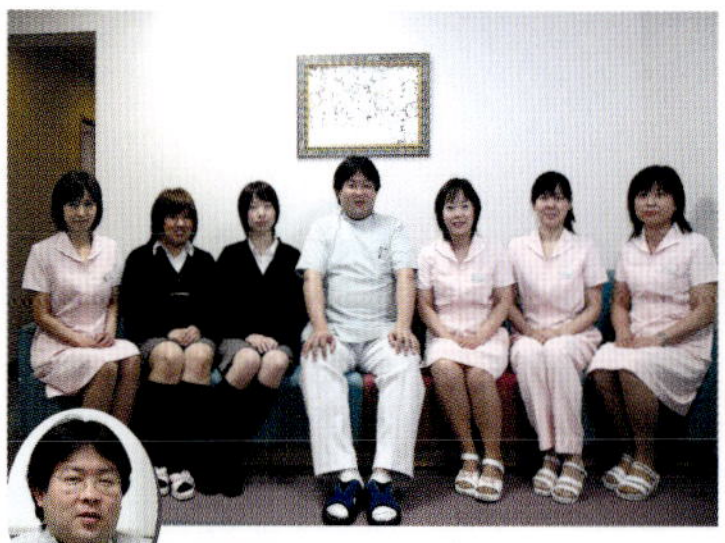

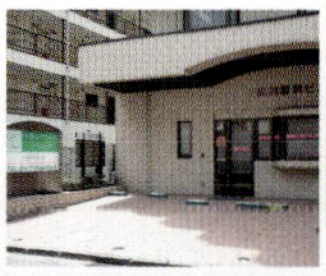

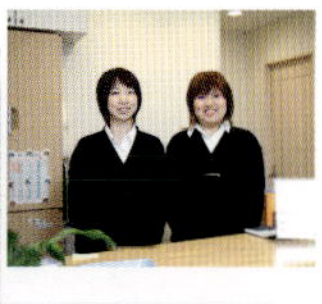

中野英之 院長 プロフィール

平成４年 東邦大学医学部卒業、平成８年 東邦大学大学院修了。
この間、東邦大学での初めての顕微授精に成功。
平成９年 東京警察病院産婦人科に出向。吊り上げ式腹腔鏡の手技を習得、実践する。
平成13年 宗産婦人科病院副院長。
平成17年 中野レディースクリニックを開設。医学博士。
日本生殖医学会認定生殖医療専門医。

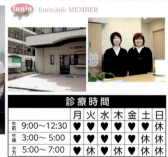

診療時間

	月	火	水	木	金	土	日
午前 9:00～12:30	♥	♥	♥	♥	♥	♥	休
午後 3:00～ 5:00	♥	♥	♥	♥	♥	休	休
夕方 5:00～ 7:00	♥	休	♥	休	♥	休	休

※土曜午後、日・祝日は休診。
※初診の方は、診療終了1時間前までにご来院下さい。

□千葉県柏市柏2-10-11-1F
□JR常磐線柏駅東口より徒歩3分

●人工授精●体外受精●顕微授精●凍結保存
●男性不妊●カウンセリング

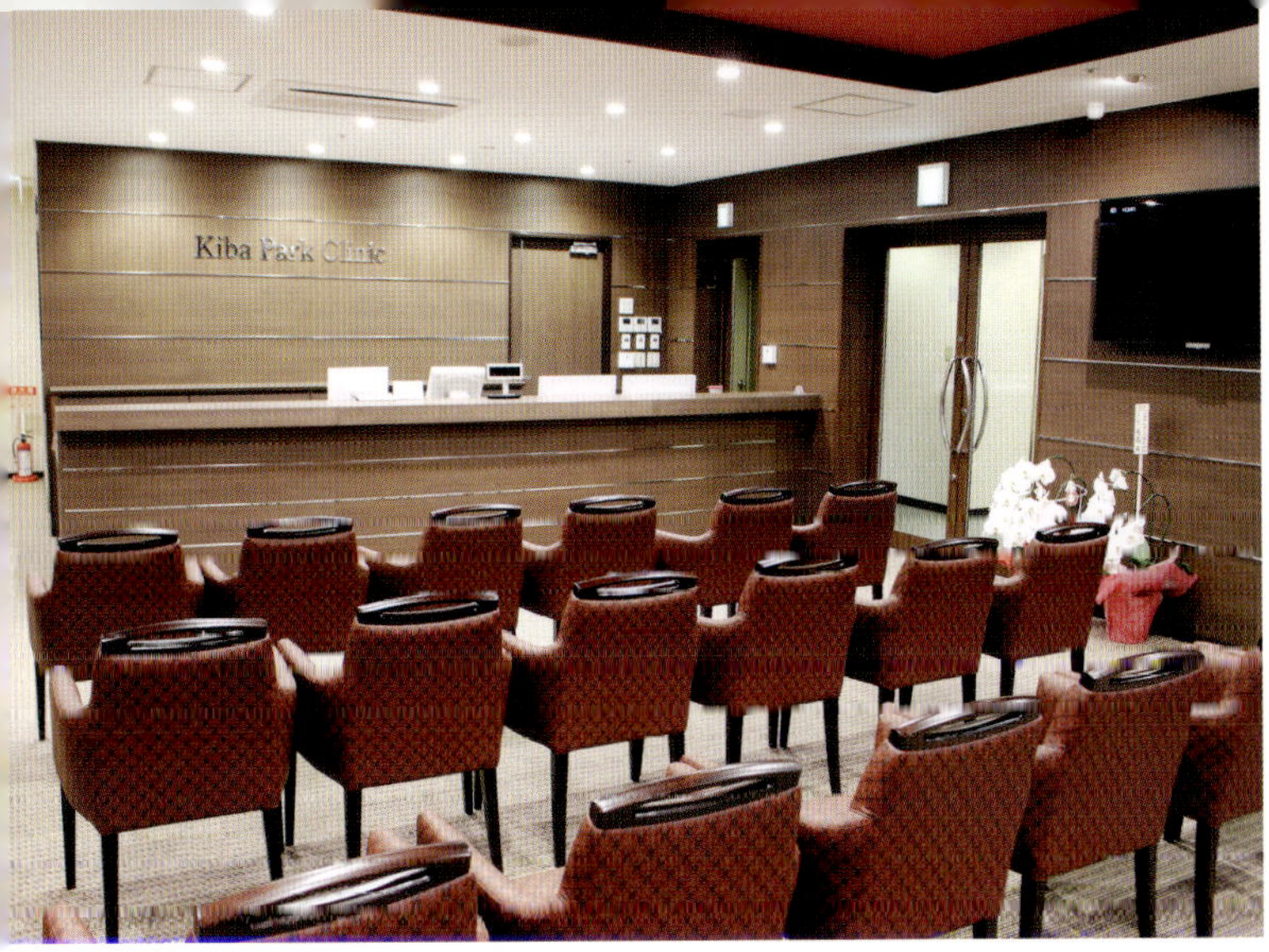

一般不妊症・体外受精・顕微授精・不育症

●東京都・江東区

木場公園クリニック・分院

●TEL. 03-5245-4122　URL. http://www.kiba-park.jp

Point

世界トップレベルの医療を提供させていただきます。

不妊症の治療は長時間を要することもあり、今後の治療方針や将来のことに不安を抱いている方も多く、心のケアを大事にしていかなければなりません。

当クリニックでは、心理カウンセラー、臨床遺伝専門医が患者様の心の悩みをバックアップさせていただきます。

一般の不妊症治療で妊娠されない方には、生殖補助技術を用いた体外受精・顕微授精を実施いたします。

ご夫婦の立場に立った生殖専門医による大学病院レベルの高品位な技術と、欧米スタイルの心の通った女性・男性不妊症の診察・検査・治療を行わせていただきます。

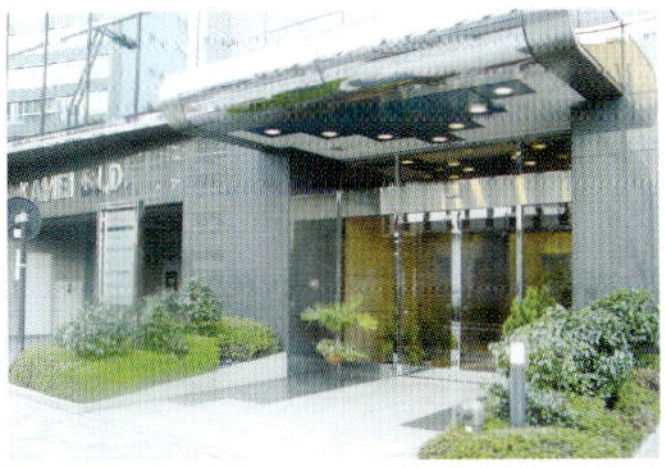

「不妊症はカップルの病気」木場公園クリニック・分院は、カップルで受診しやすいクリニックを目指して、設計・運営しています。エントランスの雰囲気はごくシンプルで、男性だけでも入りやすいです。カップルで診察を待つ人が多いので、待合室に男性がいてもなんの違和感もありません。また、多目的ホールではセミナーなどを行っています。

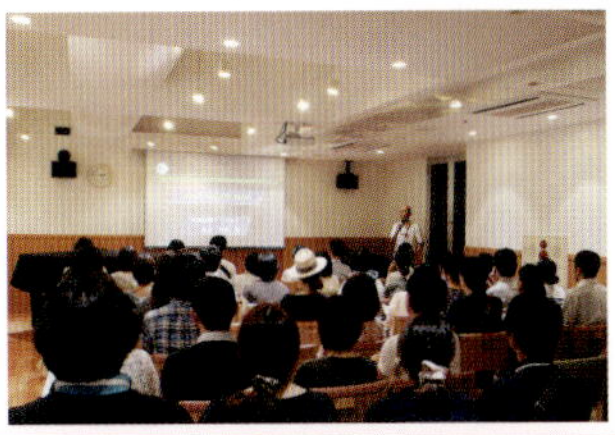

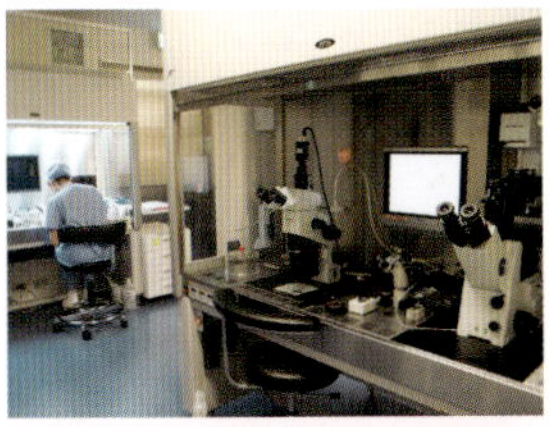

funin.info MEMBER

吉田 淳 理事長 プロフィール

昭和61年愛媛大学医学部卒業。同年５月より東京警察病院産婦人科に勤務。平成３年より池下チャイルドレディースクリニックに勤務。平成４年日本産婦人科学会専門医を取得。
その後、女性不妊症・男性不妊症の診療・治療・研究を行う。平成９年日本不妊学会賞受賞。平成11年1月木場公園クリニックを開業。「不妊症はカップルの問題」と提唱し、日本で数少ない女性不妊症・男性不妊症の両方を診察・治療できるリプロダクション専門医である。

ISO 9001 Registered　JISART Japanese Institution for Standardizing Assisted Reproductive Technology

診療時間

	月	火	水	木	金	土	日
午前 9:00〜12:00	♥	♥	♥	♥	♥	▲	休
午後 1:30〜 4:30	♥	♥	♥	♥	♥	休	休

※土曜・祝日の午前は8:30〜13:00。

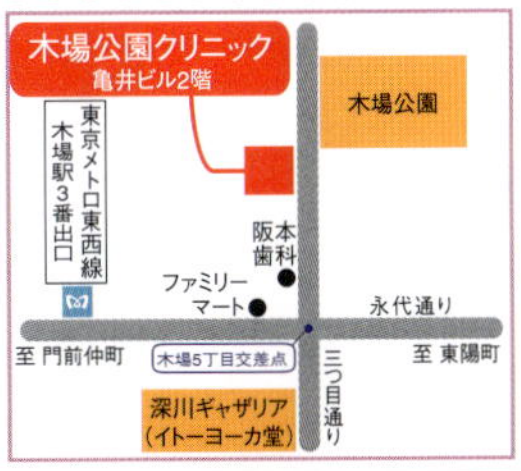

□東京都江東区木場2-17-13 亀井ビル2F・3F・5〜7F
□東京メトロ東西線木場駅3番出口より徒歩2分

●人工授精●体外受精●顕微授精●凍結保存●男性不妊●漢方●カウンセリング●運動指導●女医●鍼灸●レーザー

婦人科一般・不妊症・体外受精・顕微授精

●東京都・目黒区

とくおかレディースクリニック

●TEL.03-5701-1722　URL. http://www.tokuoka-ladies.com

Point

最先端の技術と不妊カウンセリングを提供しています。

当院は、より夫婦で取り組んでいただけるよう、男性不妊・女性不妊の両方から丁寧に治療方針を組み立て、患者様一人ひとりにあった治療を行います。

不妊治療は夫婦二人の夢と希望があって臨むもの。決して辛いだけのものにして欲しくないと、私たちは考えます。

ご夫婦しっかりと手を取り合って、不妊治療というものを乗り越える事で、本当の幸せを手にされて下さい。

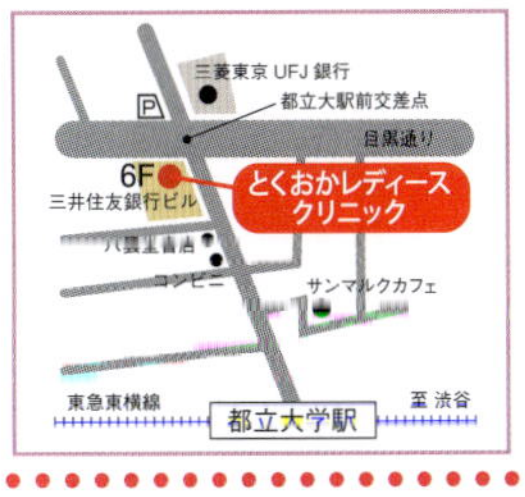

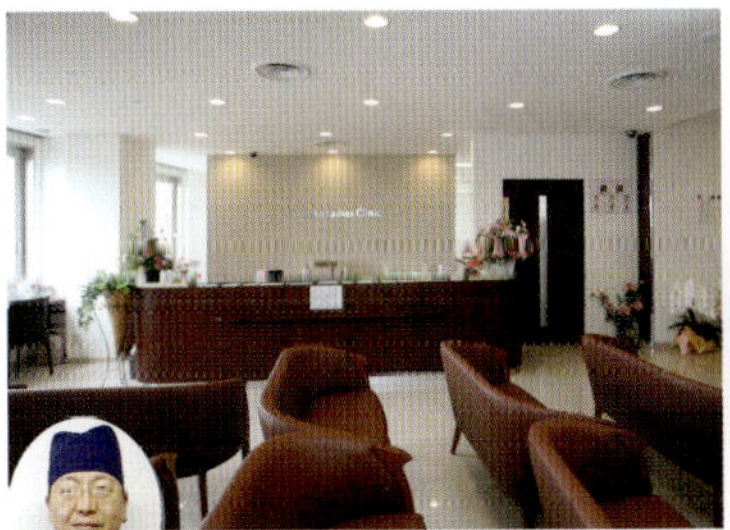

funin.info MEMBER

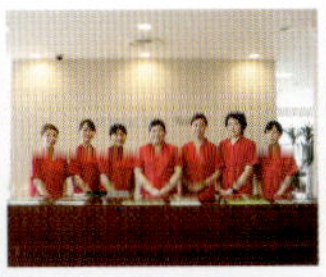

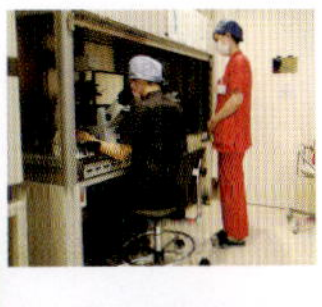

徳岡 晋 院長 プロフィール

防衛医科大学校卒業、同校産婦人科学講座入局。防衛医科大学校附属病院にて臨床研修。防衛医科大学校医学研究科（医学博士取得課程）入学。『子宮内膜症における腹腔内免疫環境の検討』にて学位。自衛隊中央病院（三宿）産婦人科勤務。防衛医科大学校付属病院勤務。木場公園クリニック（不妊症専門）勤務。5年間の木場公園クリニック勤務後独立。とくおかレディースクリニック開設。

診療時間

	月	火	水	木	金	土	日
午前 10:00〜13:00	♥	♥	♥	※	♥	♥	※
午後 3:00〜 7:00	♥	♥	♥	※	♥	★	※

※不妊外来ARTの予約診療
★予約・手術のみ

□東京都目黒区中根1-3-1
　三井住友銀行ビル6F
□東急東横線都立大学駅 徒歩1分

●人工授精●体外受精●顕微授精●凍結保存●男性不妊●漢方
●カウンセリング●食事指導●運動指導

不妊症・婦人科一般

●東京都・港区

芝公園かみやまクリニック

●TEL. 03-6414-5641　URL. http://www.s-kamiyamaclinic.com

Point

不妊症はご夫婦の問題です。ご夫婦に合った最適な治療をご提供いたします。

医療不信や医療の質が問題となる現在、我々は患者様が何を一番求められているかを見極める事が大切だと考えています。当院では、排卵誘発剤の使用や人工授精、体外受精を画一的に行うのではなく、ご夫婦のご希望に添えるよう、段階を追って進めて参ります。

不妊症の原因の半数近くは、男性にも原因があるといわれています。しかし、不妊症は女性の問題とする考え方が、広く認められています。そこで当院では、ご夫婦を同時に診療して、お二人の問題として考えていきます。男性不妊症、性機能障害の治療にも、積極的に取り組んでいます。

月に一回、妊娠準備学級（無料）を行っていますので、何でもお気軽にご相談下さい。詳しくはＨＰをご覧ください。

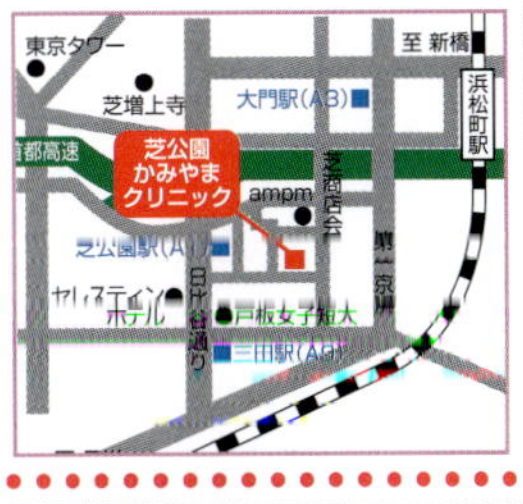

funin.info MEMBER

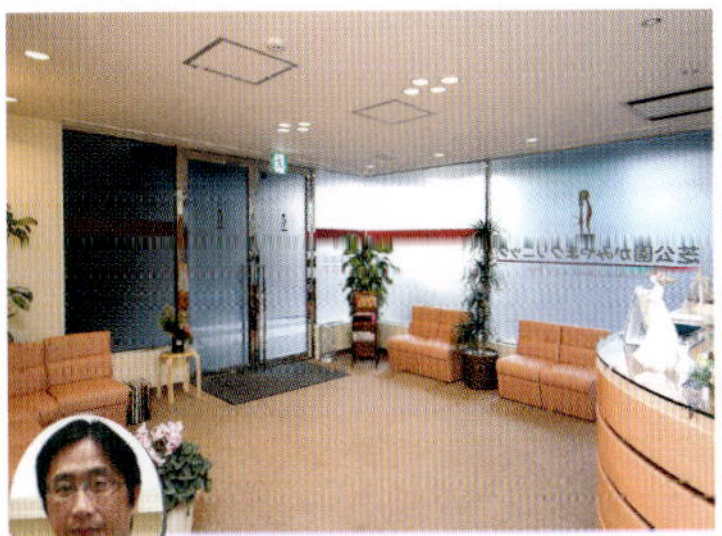

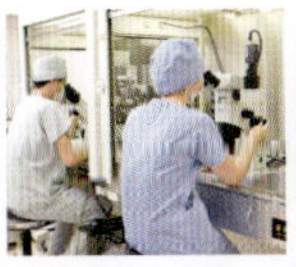

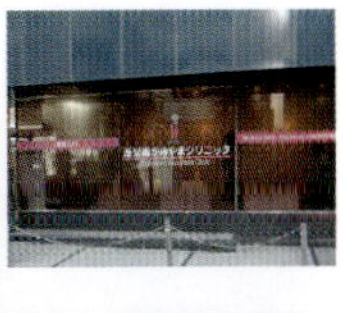

神山 洋 院長 プロフィール

昭和60年3月昭和大学医学部卒業。平成2年3月昭和大学医学部大学院医学研究科外科系産婦人科修了。平成4年5月医学博士授与。平成13年7月米国 Diamond Institute infertility and Menopauseにて体外受精の研修。平成14年10月虎の門病院産婦人科医員不妊外来担当。平成17年6月芝公園かみやまクリニック院長に就任。

診療時間

	月	火	水	木	金	土	日
午前 10:00〜13:00	♥	♥	♥	休	♥	♥	休
午後 4:00〜 7:00	♥	♥	♥	★	♥	休	休

※木曜午前、土曜の午後、日曜・祝日は休診。
★医師から指示のある方のみ。
※お電話にてご予約の上、ご来院下さい。

□東京都港区芝2-9-10 ダイユウビル1F
□都営三田線 芝公園駅 A1出口より徒歩3分、
　JR山手線田町駅 三田口・浜松町駅 南口より徒歩9分、
　都営大江戸線・都営浅草線大門駅 A3出口より徒歩9分

●人工授精●体外受精●顕微授精●凍結保存●男性不妊●漢方

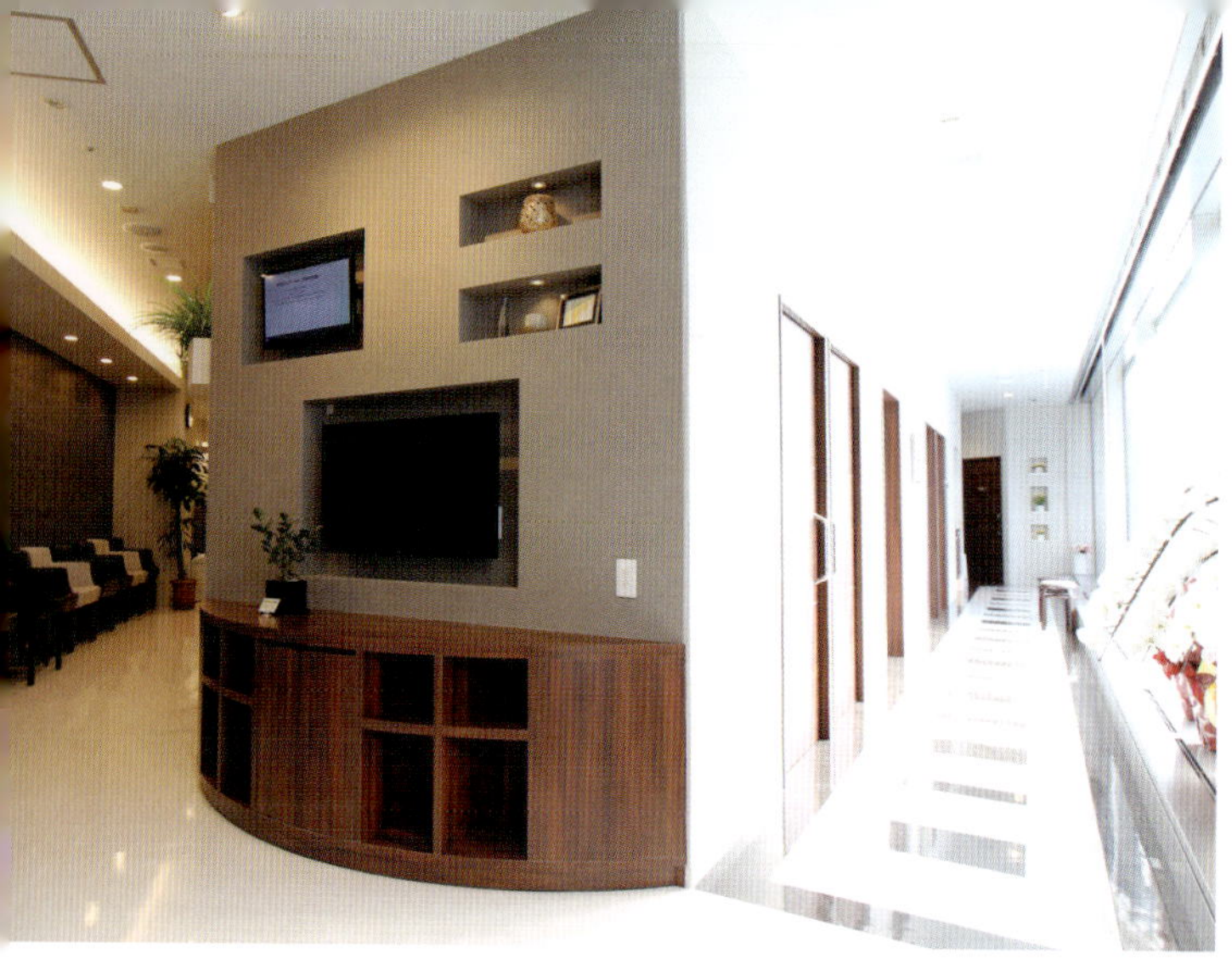

一般不妊症・体外受精・顕微授精

●東京都・品川区

はなおかIVFクリニック品川

●TEL. 03-5759-5112　URL.http://www.ivf-shinagawa.com/

患者様ごとに一番合った治療方法で妊娠を目指します。

生殖医療においては東邦大学・研究チームで15年以上も不妊治療と研究に携わり、キネマARTクリニックの理事長を経て、２０１４年10月に大崎に当クリニックをＯＰＥＮしました。

患者様の不妊背景は皆違います。

今はかなり精密に卵巣予備能（正確には残りの卵子の数）が把握できます。それと合わせ、ホルモン値・子宮内膜・卵管・精子の状態を総合的に判断し、その患者様に一番合った治療方法を考えていきます。

私たちは患者様の数だけ治療内容があると思っております。その患者様にどの方法が一番適切かをよく検討し、治療計画を綿密に立て、できるだけ短期間で妊娠して卒業していただきたいのです。

私たちは型にはまった治療はしません。一人でも多くの患者様にお母様になってほしいのです。毎回「今回の治療で卒業しましょう！」という気持ちで戦っていきます。

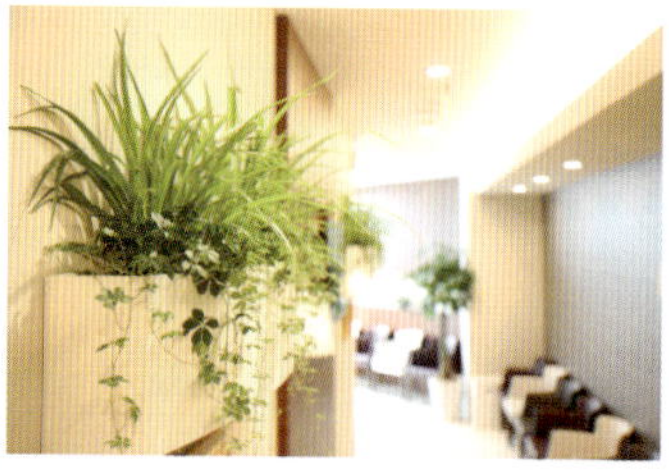

大森にある『はなおかレディースクリニック』が、患者さまの希望を叶えるために、一般不妊治療から高度生殖医療まで行える専門性の高いクリニックを品川にオープン。雰囲気もよく場所も大崎駅より徒歩90秒！多彩な都市機能が集結した、“ゲートシティ大崎”の中にあります。

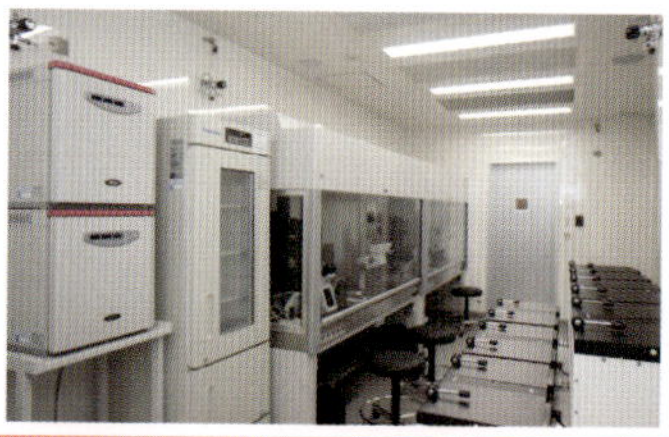

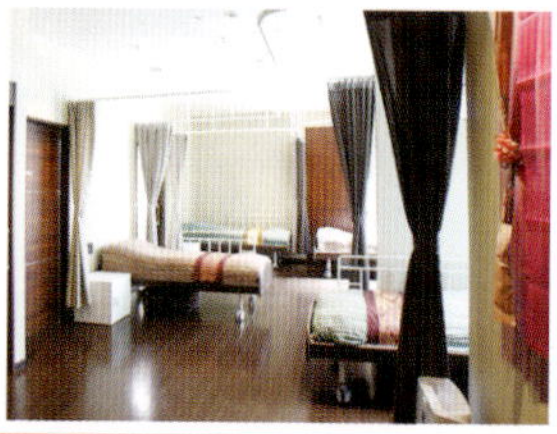

funin.info MEMBER

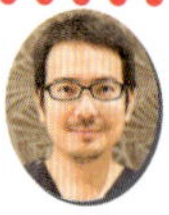

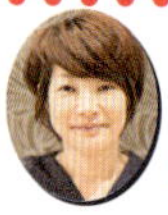

花岡正智院長 プロフィール

●東邦大学医学部卒業、三井記念病院産婦人科、国立成育医療センター病院勤務などを経て2008年はなおかレディースクリニック副院長。2014年10月～ はなおかIVFクリニック品川 院長
医学博士。臨床遺伝専門医。周産期専門医。

花岡嘉奈子 理事長 プロフィール

●東邦大学医学部卒業、東邦大学医療センター産婦人科にて生殖医療チームに所属。キネマアートクリニック理事長を勤めた後、はなおかレディースクリニック院長、はなおかIVFクリニック品川理事長。
医学博士。日本生殖医学会認定生殖医療専門医。

診療時間

	月	火	水	木	金	土	日
午前 9:00～12:00	♥	♥	♥	♥	♥	♥	休
午後 3:00～ 7:00	♥	♥	♥	♥	♥	★	休

★土曜午後は午前から引き続き17:00まで。★男性外来・第１、第３土曜日14:00～16:30まで。14:00以降のご予約はWEBからはお取りできません。お電話にてお問合せ下さい。

□東京都品川区大崎１-11-2　ゲートシティ大崎イーストタワー１F
□JR大崎駅南改札口より徒歩１分半

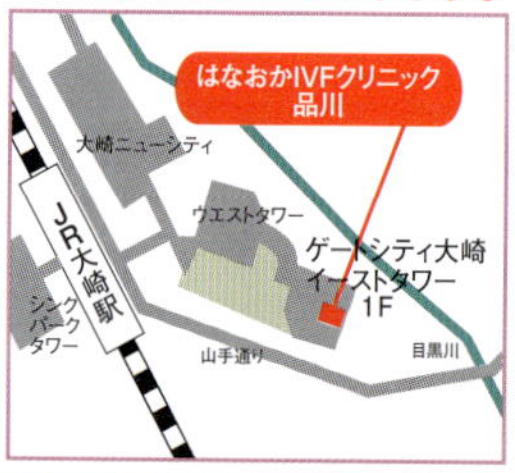

●人工授精●体外受精●顕微授精●凍結保存●男性不妊●漢方●カウンセリング●運動指導●食事指導●女医

不妊症・産科・婦人科・小児科・内科

●神奈川県・横浜市

菊名西口医院

●TEL.045-401-6444　URL. http://www.kikuna-nishiguchi-iin.jp

約6割の方が自然妊娠！プラス思考で妊娠に向けてがんばってみませんか？

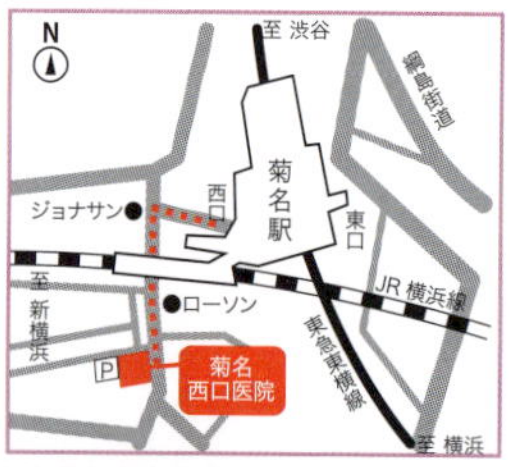

できる限り、自然に近い妊娠につながる不妊治療を心がけ、妊娠後のアフターフォローまで責任を持って診ることが、私たち菊名西口医院のモットーです。

そのため、外来の妊婦さんも約半数は不妊治療を経た妊娠成功者ですし、小児科の約３割はそのご夫婦のお子さんです。

「妊婦がいる外来は通院したくない」、「子どもがいる外来は通院したくない」というお気持ちは十分に受け止めています。だからこそ、そのご夫婦のように「妊娠できるんだ！」と、プラス思考で妊娠に向けてがんばってみませんか。

無理のない範囲で、根気強く。

基礎体温をつける気持ちになれないほど落ち込んだら、何カ月でも待ちます。通院をしばらく休んでも良いのですよ。

…『待つことも治療』ですから。

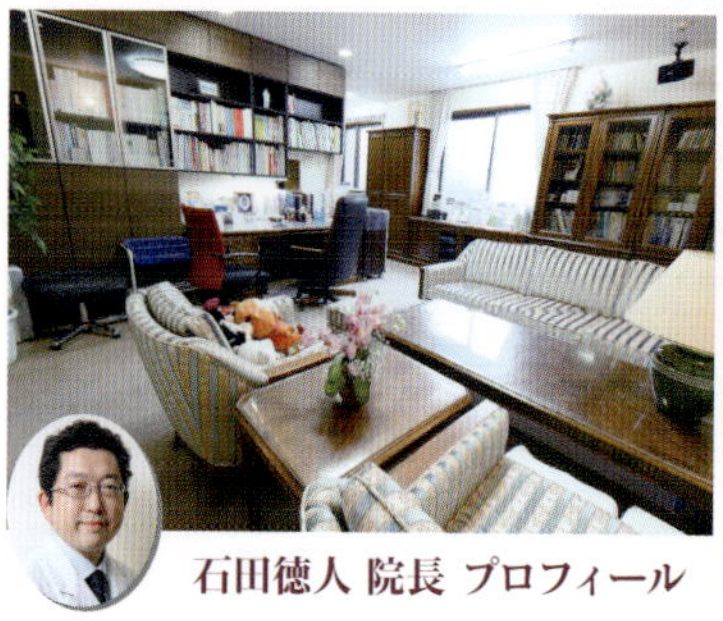

funin.info MEMBER

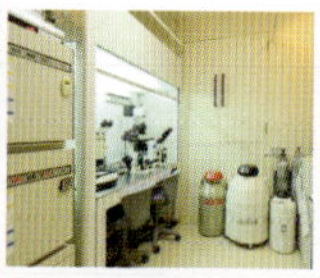

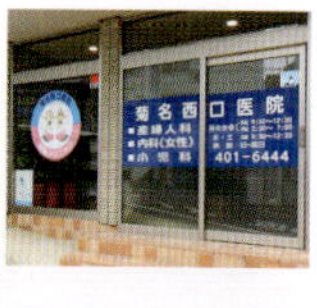

石田徳人 院長 プロフィール

平成2年金沢医科大学卒業。同年聖マリアンナ医科大学産婦人科入局。平成8年聖マリアンナ医科大学大学院修了。平成8年カナダMcGill大学生殖医学研究室客員講師。平成9年聖マリアンナ医科大学産婦人科医長。平成13年菊名西口医院開設。
日本産科婦人科学会専門医。日本生殖医学会会員。日本受精着床学会会員、高度生殖技術研究所会員。男女生み分け研究会会員。母体保護法指定医。医学博士。

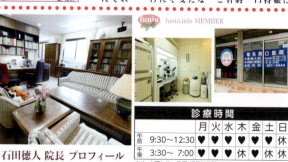

診療時間

	月	火	水	木	金	土	日
午前 9:30～12:30	♥	♥	♥	♥	♥	♥	休
午後 3:30～ 7:00	♥	♥	♥	休	♥	休	休

※木・土曜午後、日曜・祝日は休診。
※土曜午後、日曜・祝日は体外受精や顕微授精などの特殊治療を行う患者さんのみを完全予約制にて行っています。
※乳房外来、小児予防接種は予約制。

□神奈川県横浜市港北区篠原北1-3-33
□JR横浜線・東急東横線 菊名駅西口より徒歩1分
医院下に駐車場4台有り。（車でお越しの方は、その旨お伝え下さい。）

●人工授精●体外受精●顕微授精●凍結保存●男性不妊
●漢方●カウンセリング●食事指導●運動指導

不妊症・婦人科一般・産科・更年期障害・その他

●東京都・豊島区

小川クリニック

●TEL.03-3951-0356　URL. http://www.ogawaclinic.or.jp

希望に沿った治療の提案で、無理のない妊娠計画が実現。

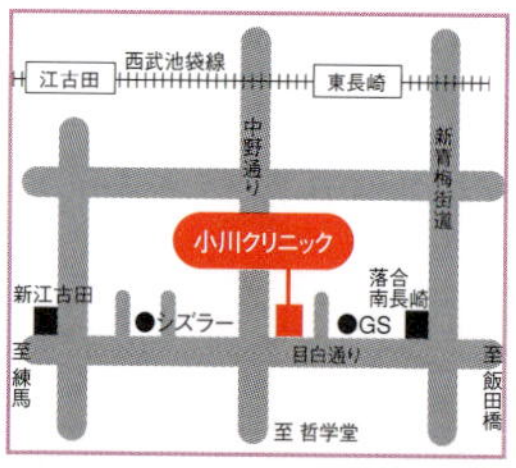

不妊治療の基本は、なるべく自然状態に近い形で妊娠を計ることです。やみくもに最新治療の力を借りることは、避けなければなりません。

まず、タイミング法より始め、漢方療法、排卵誘発剤、人工授精などその人の状態により徐々にステップアップしていきます。

当院では開院以来、高度生殖医療（体外受精、顕微授精など）の治療に到達する前に多くの方々が妊娠されています。

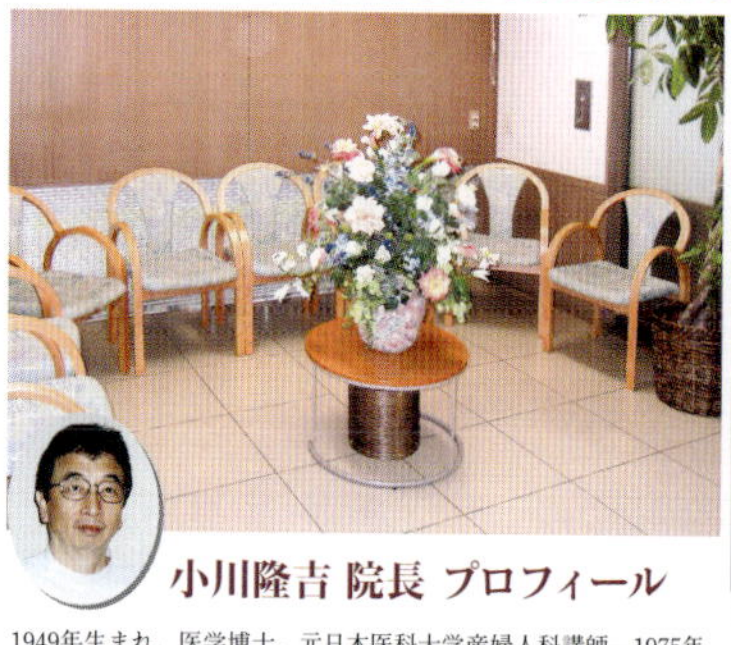

funin.info MEMBER

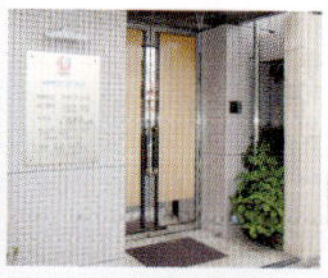

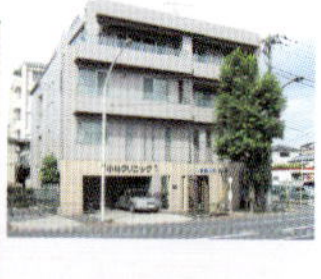

小川隆吉 院長 プロフィール

1949年生まれ。医学博士。元日本医科大学産婦人科講師。1975年日本医科大学卒業後、医局を経て1995年4月まで都立築地産院産婦人科医長として勤務。セックスカウンセラー・セラピスト協会員。日本生殖医学会会員。1995年6月不妊症を中心とした女性のための総合クリニック、小川クリニックを開院。著書に「不妊の最新治療」「ここが知りたい不妊治療」「更年期を上手に乗り切る本」「30才からの安産」などがある。

診療時間

	月	火	水	木	金	土	日
午前 9:00～12:00	♥	♥	♥	♥	♥	♥	休
午後 3:00～ 6:00	♥	♥	休	♥	♥	休	休

※水・土曜の午後、日・祝日は休診。緊急の際は、上記に限らず電話連絡の上対応いたします。

□東京都豊島区南長崎6-7-11
□西武池袋線東長崎駅、地下鉄大江戸線落合南長崎駅より徒歩8分

●人工授精●男性不妊●漢方●カウンセリング

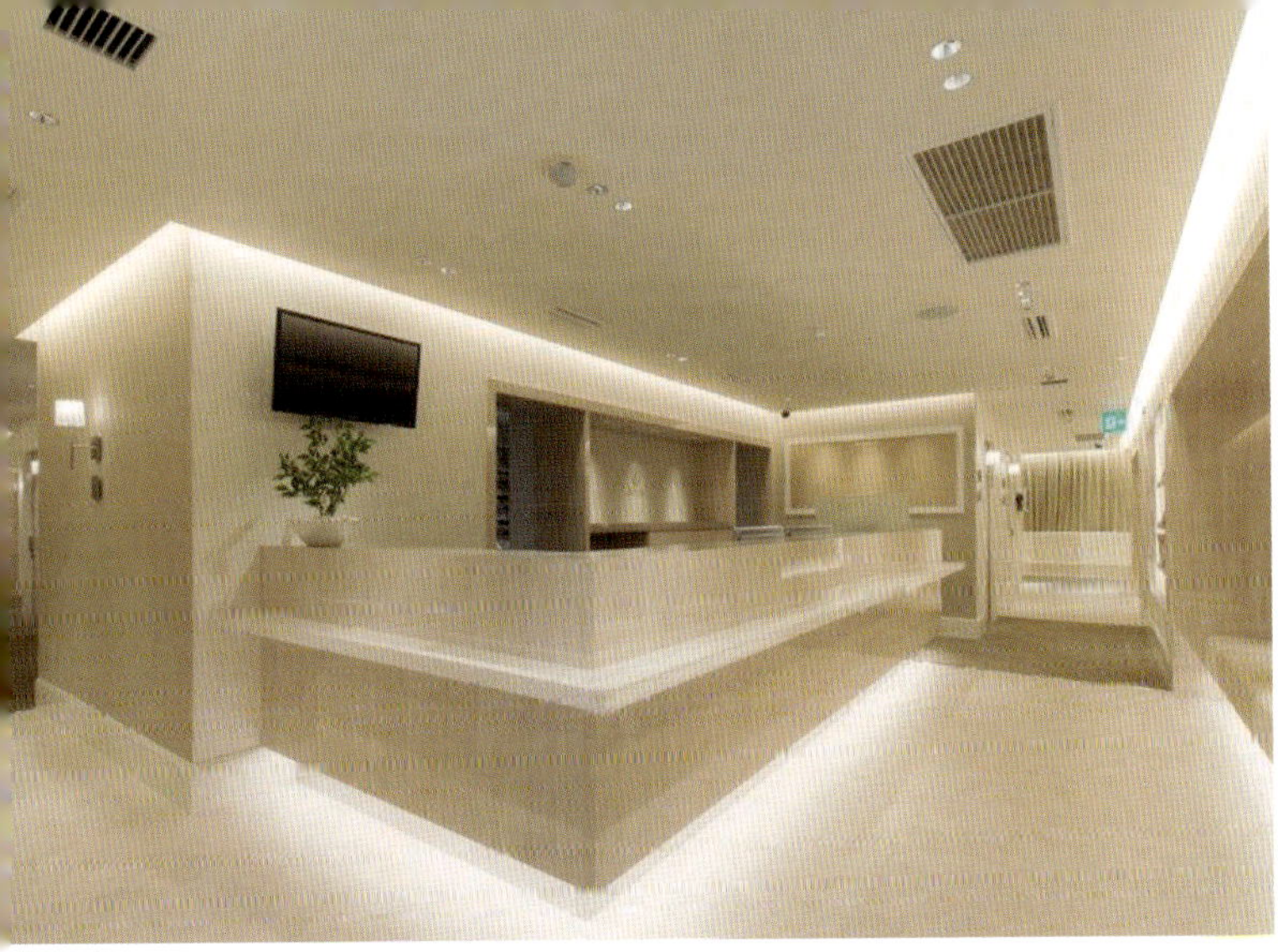

不妊不育IVFセンター・婦人科一般

●神奈川県・横浜市

神奈川レディースクリニック

●TEL. 045-290-8666　URL. http://www.klc.jp

患者様お一人おひとりのお気持ちを大切に納得のいく治療を進めていきます。

不妊・不育の治療をされている患者様の身近な存在として、気軽に活用できるクリニックでありたいというのが当クリニックのモットーです。不妊治療は、患者様の体調やお気持ちにいかに寄り添うかが大切となります。治療へのストレスや不安を少しでもとり除いて治療に臨んでいただくための多くの相談窓口を設けており、疑問や悩みをお気軽に相談できるようになっています。

不妊・不育症の原因は様々あり、複雑です。患者様のお気持ちを大切に医師・培養士・看護師がチームとして治療を進めてまいります。

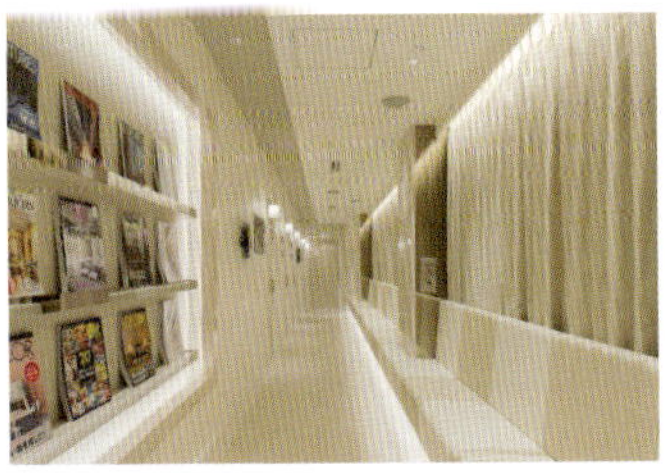

緊急時や入院の必要な方は、近隣の医療機関と提携し、24時間対応にて診療を行っております。また、携帯電話から診察の順番がわかる、受付順番表示システムを導入しております。

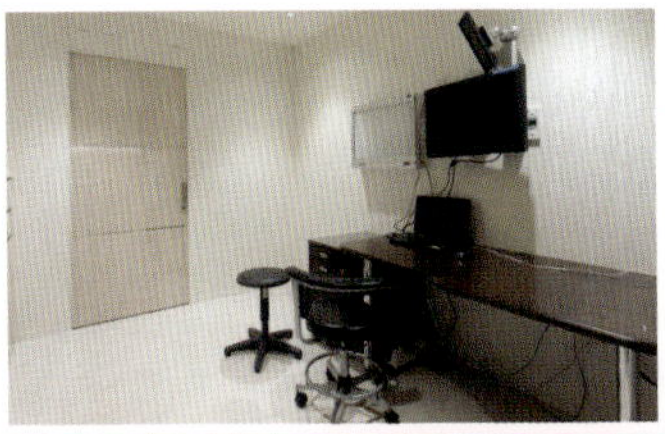

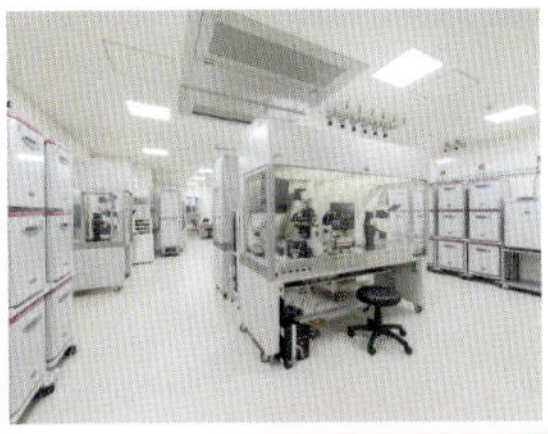

funin.info MEMBER

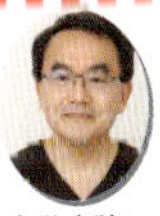

小林淳一院長 プロフィール

昭和56年慶應義塾大学医学部卒業。慶應義塾大学病院にて習慣流産で学位取得。昭和62年済生会神奈川県病院にて、IVF･不育症を専門に外来を行う。平成9年新横浜母と子の病院にて、不妊不育IVFセンターを設立。平成15年6月神奈川レディースクリニックを設立し、同センターを移動する。医学博士。日本産科婦人科学会専門医。母体保護法指定医。日本生殖医学会、日本受精着床学会、日本卵子学会会員。

診療時間

	月	火	水	木	金	土	日
午前 8:30～12:30	♥	♥	♥	★	♥	▲	▲
午後 2:00～ 7:00	♥	♥	♥	★	♥	休	休

▲土･日(第2･第4)･祝日の午前は8:30～12:00、午後休診　水曜午後は2:00～7:30。
★木曜、第1･第3･第5日曜の午前は予約制。

□神奈川県横浜市神奈川区西神奈川1-11-5　ARTVISTA 横浜ビル
□JR東神奈川駅より徒歩5分、京急仲木戸駅より徒歩8分、東急東白楽駅より徒歩7分

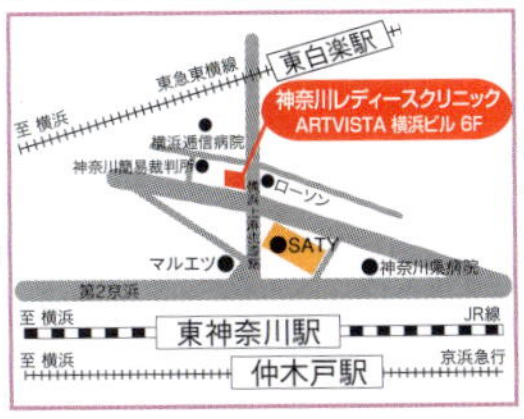

●人工授精●体外受精●顕微授精●凍結保存●男性不妊●漢方●カウンセリング●食事指導

不妊症・婦人科一般・ダイエット外来

●大阪府・大阪市

オークなんばレディースクリニック

●TEL. 06-4396-7520　URL. http://www.oakclinic-group.com/

なんばパークスタワー内にある最先端の高度な医療を提供する不妊治療・婦人科専門クリニック

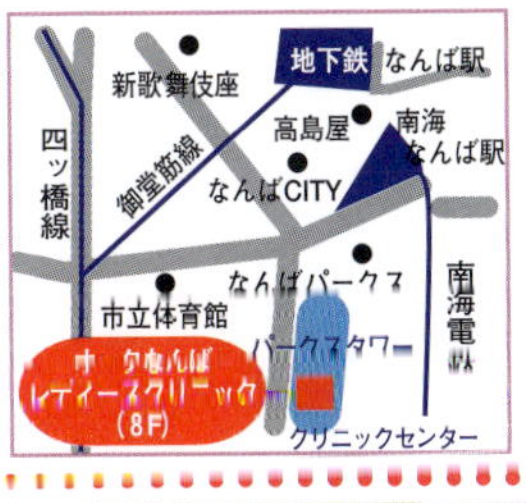

女性の医学を専門とするクリニックグループ、医療法人オーク会の一つで、なんばパークス・パークスタワー8階のクリニックフロアにあります。自家発電装置や医療ガス配管など、目に見えないところでも安全のための配慮がなされています。

体外受精では、何度も通院が必要な卵胞チェックや注射をなんばで行い、採卵や移植などは本院のオーク住吉産婦人科で行うといった、連携した診療が可能です。

排卵障害に効果のある、独自の短期集中ダイエット外来も設置しています。

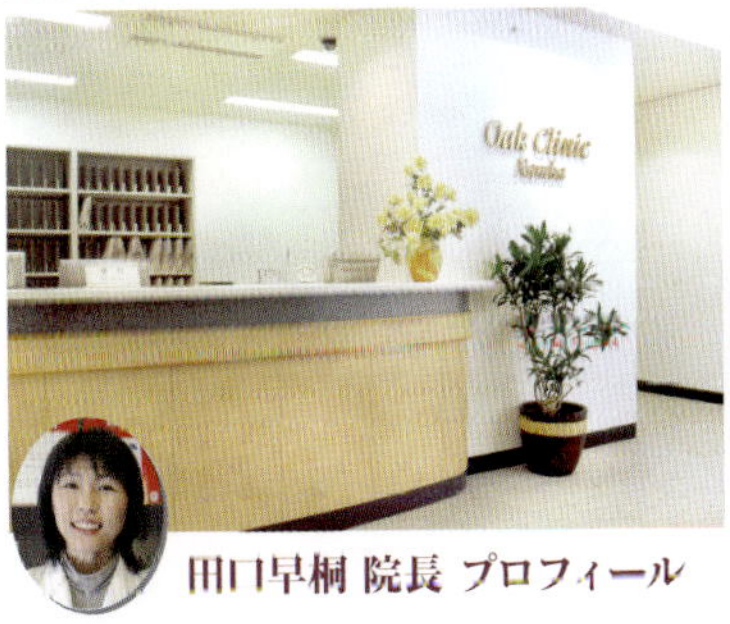

funin.info MEMBER

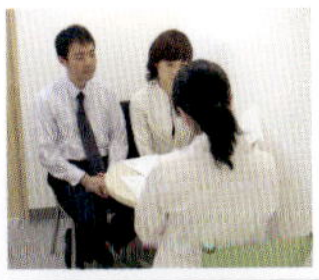

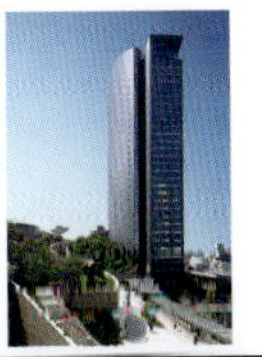

田口早桐 院長 プロフィール

川崎医科大学卒業。兵庫医科大学大学院にて抗精子抗体による不妊症について研究。兵庫医科大学病院、府中病院、オーク住吉産婦人科を経て当院で活躍。医学博士、産婦人科専門医。麻酔科標榜医、細胞診指導医。

診療時間

	月	火	水	木	金	土	日
午前 10:00～13:00	♥	♥	♥	♥	♥	♥	休
午後 14:30～16:30	休	休	休	休	♥	休	休
夕方 17:00～19:00	休	♥	♥	♥	♥	休	休

□大阪府大阪市浪速区難波中2-10-70 パークスタワー8F
□南海なんば駅徒歩3分　御堂筋線なんば駅徒歩5分

●人工授精●体外受精●顕微授精●凍結保存●男性不妊●漢方●カウンセリング●女医

不妊症・婦人科一般・ダイエット外来

●大阪府・大阪市

オーク梅田レディースクリニック

●TEL. 06-6348-1511　URL. http://www.oakclinic-group.com/

本院のオーク住吉産婦人科と連携している最先端の不妊治療・婦人科専門クリニック

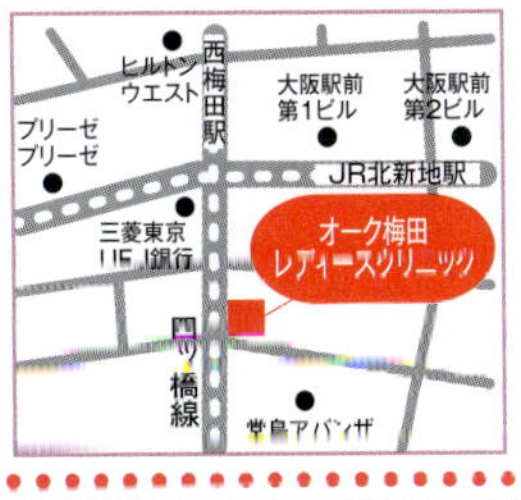

女性の医学を専門とするクリニックグループ、医療法人オーク会の一つで西梅田の堂島アバンザ横という、アクセスに便利な立地です。

医療ガス配管など、目に見えないところでも安全のための配慮がなされております。

体外受精では、何度も通院が必要な卵胞チェックや注射などは梅田で行い、採卵や移植などは本院で行うといった、連携した診療が可能です。また、「オーク式ダイエット」という独自の短期集中ダイエット･プログラムを開発し、排卵障害の改善にも効果を上げております。

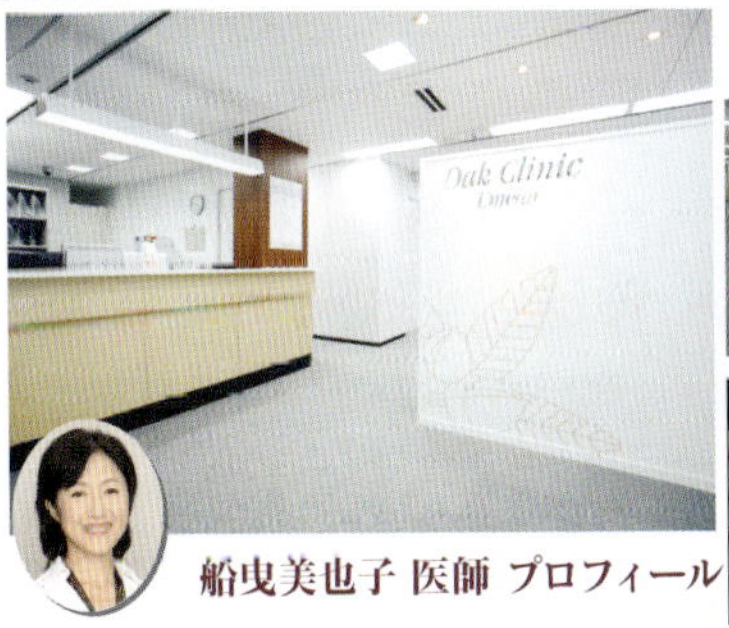

funin.info MEMBER

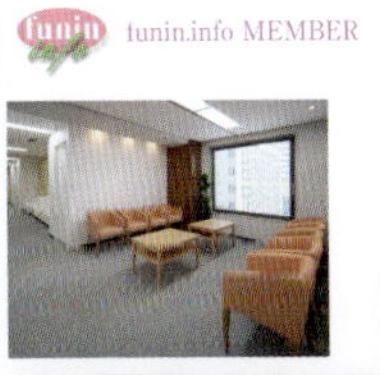

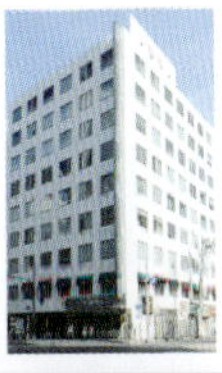

船曳美也子 医師 プロフィール

神戸大学文学部心理学科、兵庫医科大学卒業
兵庫医科大学、西宮中央市民病院、パルモア病院を経て当院へ。エジンバラ大学で未熟児の培養法などを学んだ技術と自らの不妊体験を生かし、当院・オーク住吉産婦人科で活躍する医師。産婦人科専門医。

診療時間

	月	火	水	木	金	土	日
午前 10:00～13:00	♥	♥	♥	♥	♥	♥	休
午後 14:30～16:30	休	♥	休	休	休	休	休
夕方 17:00～19:00	♥	♥	♥	♥	♥	休	休

□大阪府大阪市北区曽根崎新地1-3-16　京富ビル9F
□地下鉄四つ橋線西梅田駅、JR東西線北新地駅C60出口すぐ。JR大阪駅より徒歩7分

●人工授精●体外受精●顕微授精●凍結保存●男性不妊●漢方●カウンセリング●女医

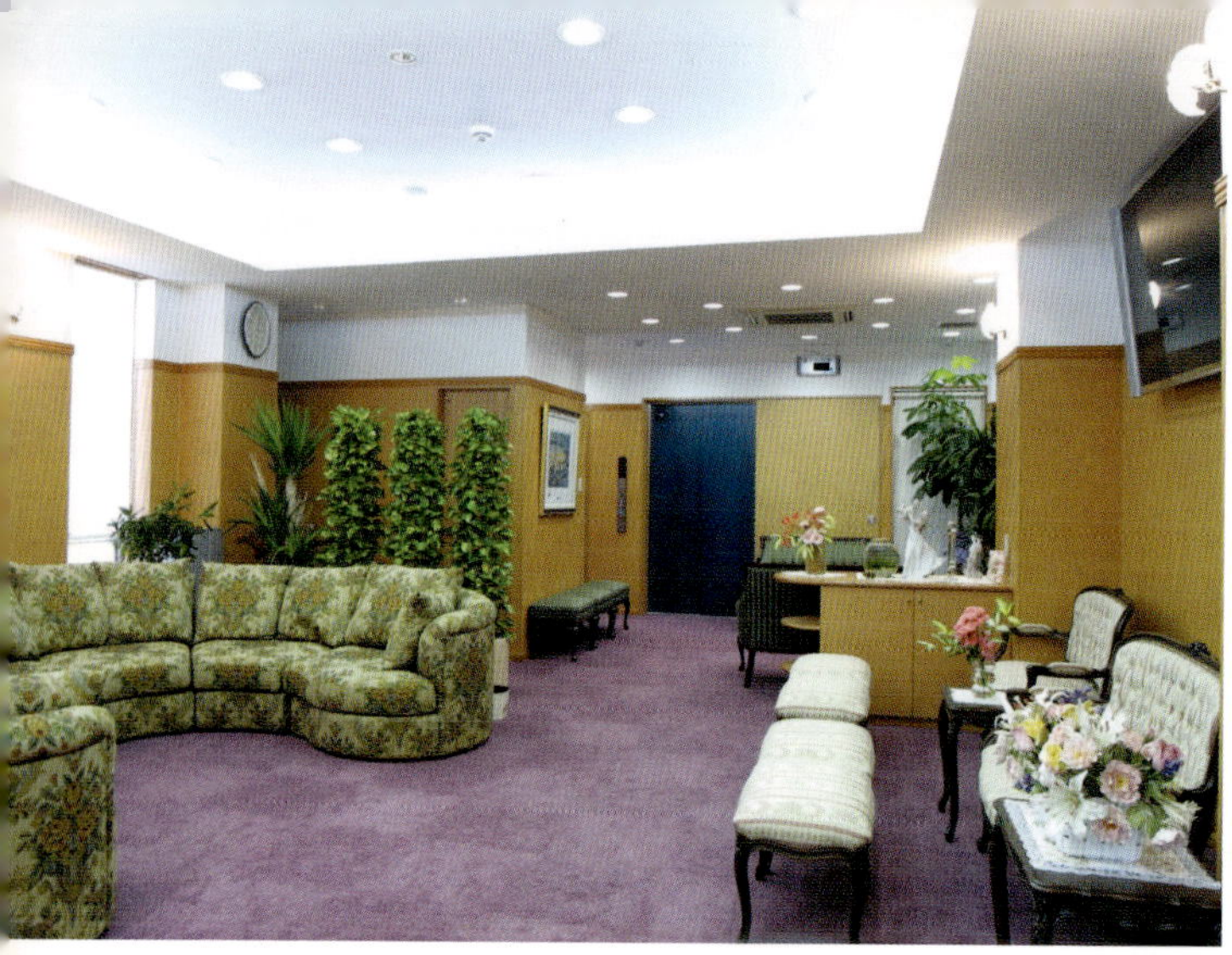

不妊症専門

●京都府・京都市

田村秀子婦人科医院

●TEL. 075-213-0523　URL. http://www.tamura-hideko.com/

Point

心の持ち方や考え方、生活習慣などを聞き、その人だけのオーダーメイドな治療の提案。

『これから病院に行くんだ』という気持ちでなく、もっとリラックスした気持ちで、たとえばレストランに食事に行く時やウィンドウショッピングの楽しさ、ホテルでお茶をする時の心地良さで来ていただけるような病院を目指しています。

また、不妊症は子どもが欲しくても自分ではどうしようもなく、かつ未体験のストレスとの戦いでもありますから、お姫さまのようにここに来たら、できれば自分主体でゆとりや自信を持てる雰囲気を作るよう心がけています。

我々は皆様が肩の力を抜いて通院して下さってこそ、治療の最大の効果を発揮できるものと思っております。ですから、そんな雰囲気作りに、これからも力を注いでいきたいと思っています。

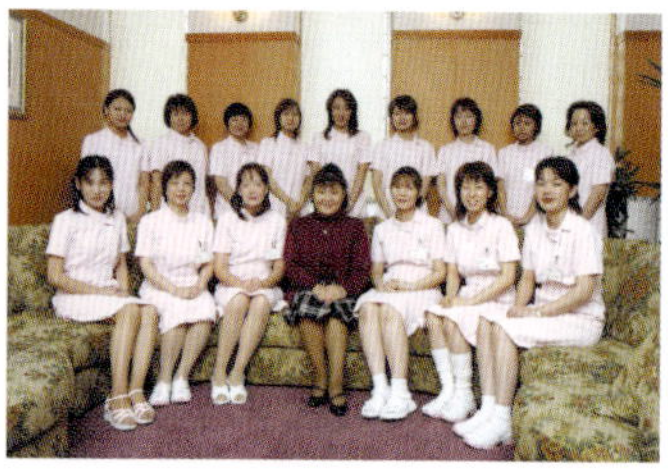

やわらかくあたたかいカラーリング。アロマテラピーによる心地よい匂い。さらに、冷たさを感じないようにと医療機器に覆いかけられたクロスなど、院内には細かな配慮がなされている。体外受精のあとに安静室（個室）でもてなされる軽食も好評。

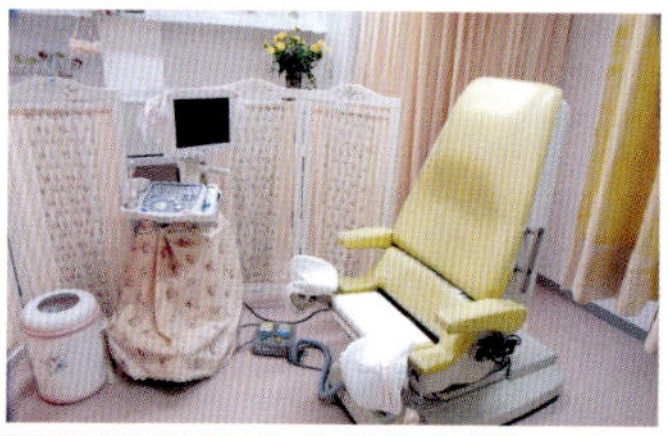

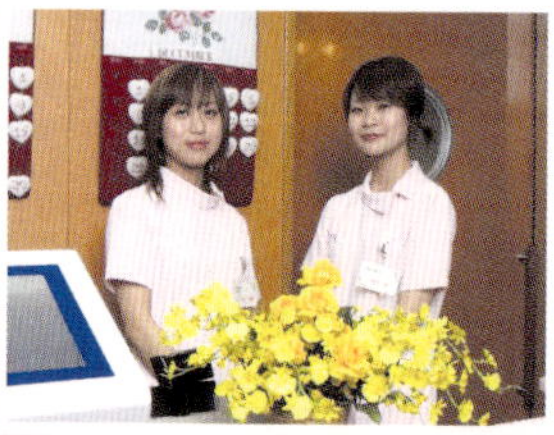

funin.info MEMBER

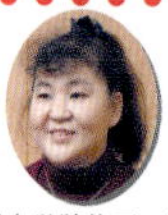

田村秀子 院長 プロフィール

昭和58年、京都府立医科大学卒業。平成元年同大学院修了。同年京都第一赤十字病院勤務。
平成3年、自ら治療し、妊娠13週での破水を乗り越えてできた双子の出産を機に義父の経営する田村産婦人科医院に勤務して不妊部門を開設。
平成7年より京都分院として田村秀子婦人科医院を開設。平成15年8月、現地に発展移転。
現在、自院、田村産婦人科医院、京都第二赤十字病院の3施設で不妊外来を担当。
専門は生殖内分泌学。医学博士。

診療時間

	月	火	水	木	金	土	日
午前 9:30～12:00	♥	♥	♥	♥	♥	♥	休
午後 1:00～ 3:00	♥	♥	♥	♥	♥	休	休
夕方 5:00～ 7:00	♥	♥	♥	♥	♥	休	休

※日·祝祭日

□京都府京都市中京区御池高倉東入ル御所八幡町229
□市営地下鉄烏丸線 御池駅1番出口 徒歩3分

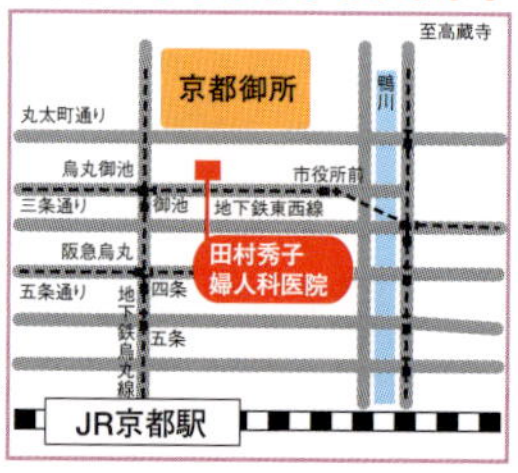

●人工授精●体外受精●顕微授精●凍結保存●男性不妊●漢方●カウンセリング●女医

不妊症・産婦人科・新生児内科・麻酔科

●愛媛県・松山市

つばきウイメンズクリニック

●TEL.089-905-1122　URL. http://www.tsubaki-wc.com/

Point

生殖医療、無痛分娩、ヘルスケアを中心に地域に根差した「かかりつけ産婦人科」

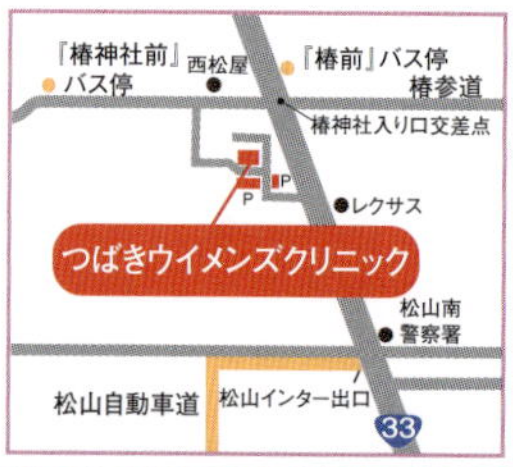

テーラーメイドの生殖医療を信念とし、より効果的な治療法を提供。体「内」受精にも注力し、積極的にＦＴ（卵管鏡下卵管形成術）などの手術も取り入れ、不必要な体外受精の予防にも努めています。高度生殖医療では高い人間性と優れた技術をもった胚培養士が高水準な培養技術を追求。妊娠後も同クリニックでの管理が可能で、無痛分娩も提供し、感動的な出産を追求。また女性医学の見地から女性の生涯にわたる健康をサポートします。

funin.info MEMBER

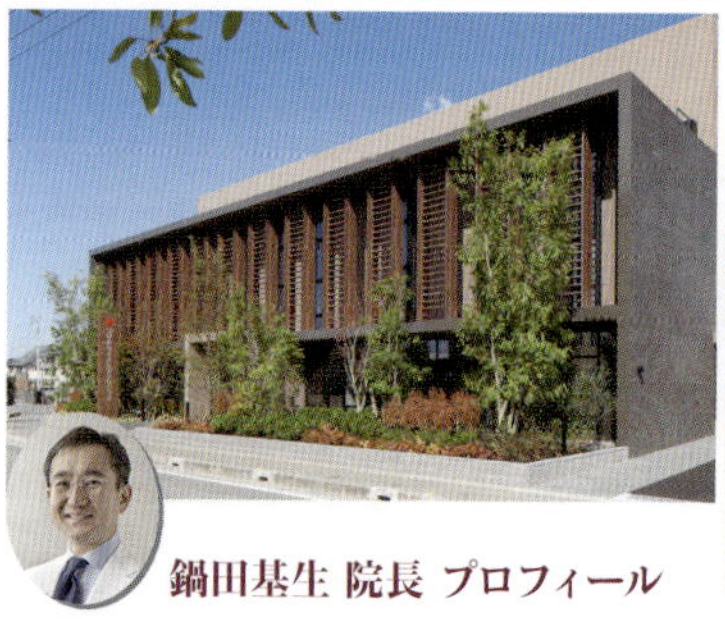

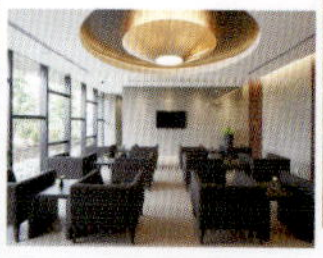

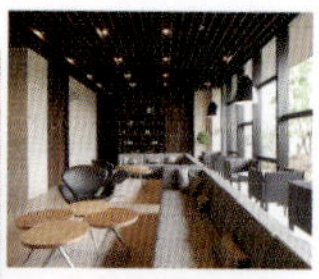

鍋田基生 院長 プロフィール

久留米大学医学部医学科卒業。愛媛大学医学部附属病院産婦人科講師、外来医長を経て現職。生殖医学、子宮内膜症の研究を中心に生殖医療の発展に寄与。県内唯一の女性医学専門医でもあり、女性のライフステージに合せた女性医療を提供する。
・医学博士・愛媛大学医学部非常勤講師・生殖医療専門医・漢方専門医・女性医学専門医・抗加齢医学専門医・管理胚培養士・日本卵子学会代議員

診療時間

	月	火	水	木	金	土	日
午前 9:00～12:00	♥	♥	♥	♥	♥	♥	休
午後 3:00～ 6:00	♥	♥	休	♥	♥	▲	休

※水曜の午後、日·祝日は休診。
▲土曜午後は3:00～5:00。

□愛媛県松山市北土居5-11-7
□伊予鉄道バス「椿前」バス停より徒歩約4分／「椿神社前」バス停より徒歩約9分

●人工授精●体外受精●顕微授精●凍結保存●漢方●カウンセリング

不妊症・リプロダクションセンター・体外受精ラボラトリー・サージセンター

●大阪府・大阪市

オーク住吉産婦人科

●TEL. 06-4398-1000　URL. http://www.oakclinic-group.com/

Point

体外受精や内視鏡手術など、高度先端医療を行う年中無休の不妊治療専門センター

24時間365日体制の高度不妊治療施設です。

国際水準の培養ラボラトリーがきめ細かくサポートし、顕微授精やＡＨＡ、ＴＥＳＥなどに対応。体外受精には積極的なコースと、税別18万5千円を切る体に優しい自然なコースをご用意。

不育外来や男性不妊外来も設けています。

毎月第2土曜日の15時からは無料の体外受精セミナーを実施。動画を使っての最新治療法の解説や体外受精の体験談などを聞いていただき、患者様同士の交流の場も設けています。

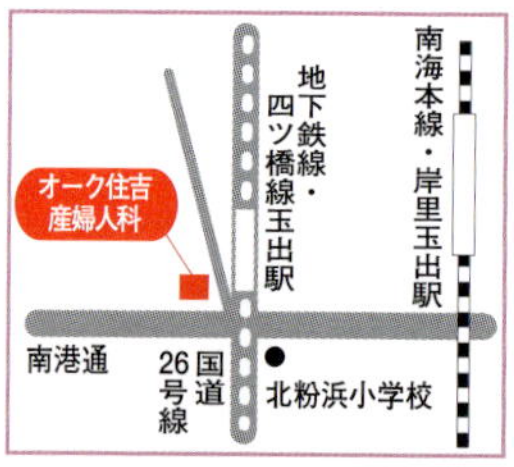

funin.info MEMBER

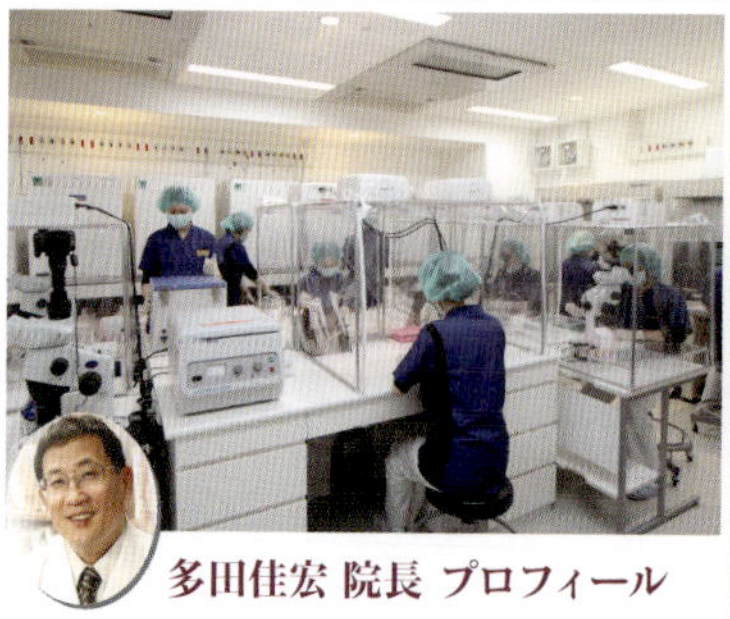

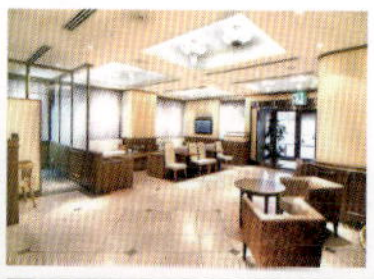

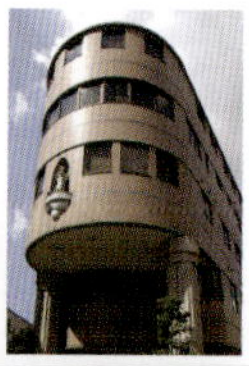

多田佳宏 院長 プロフィール

京都府立医科大学卒業。同大学産婦人科研修医、国立舞鶴病院、京都府立医科大学産婦人科修練医、京都市立病院、松下記念病院などを経て当院へ。女性の不妊治療の診察とともに、男性不妊も担当。医学博士。産婦人科専門医。

診療時間

	月	火	水	木	金	土	日
午前 9:00～13:00	♥	♥	♥	♥	♥	♥	●
午後 14:00～16:00	♥	♥	♥	♥	♥	♥	休
夕方 17:00～19:00	♥	♥	♥	♥	♥	休	休

※土曜夜·日·祝日の昼·夜は休診。●日·祝日は10:00～12:00
卵巣刺激のための注射、採卵、胚移植は日·祝日も行います。

□大阪府大阪市西成区玉出西2-7-9
□地下鉄四ッ橋線玉出駅5番出口徒歩0分
南海本線岸里玉出駅徒歩10分

●人工授精●体外受精●顕微授精●凍結保存●男性不妊●漢方●カウンセリング●女医

割烹「夢の途上」
大将 お薦めレシピ！

夫婦で 作って
食べて妊娠力アップ

ママなり

ふたりで食べる応援レシピ

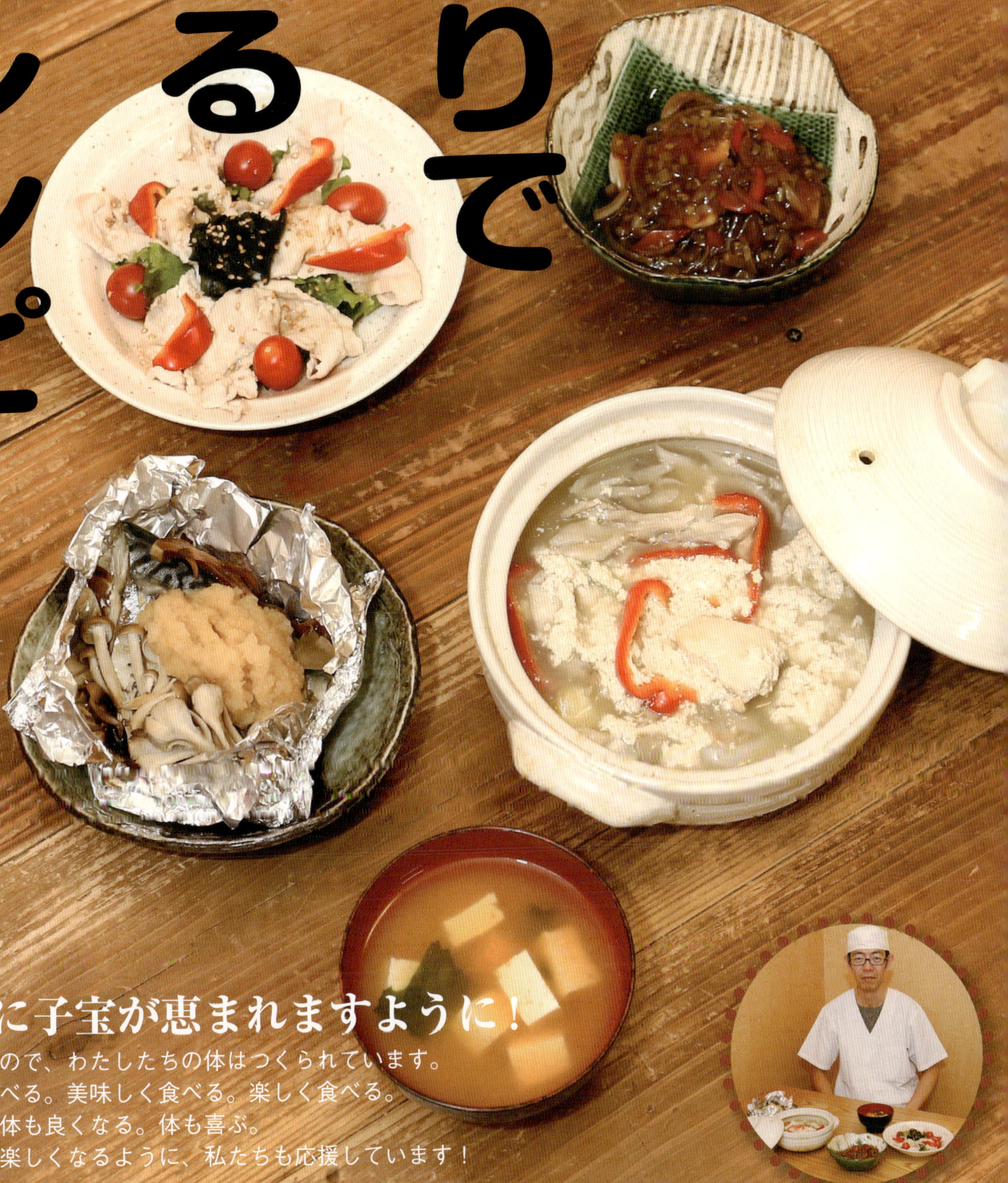

お二人に子宝が恵まれますように！

毎日食べるもので、わたしたちの体はつくられています。
良いものを食べる。美味しく食べる。楽しく食べる。
そうすれば、体も良くなる。体も喜ぶ。
そして毎日が楽しくなるように、私たちも応援しています！

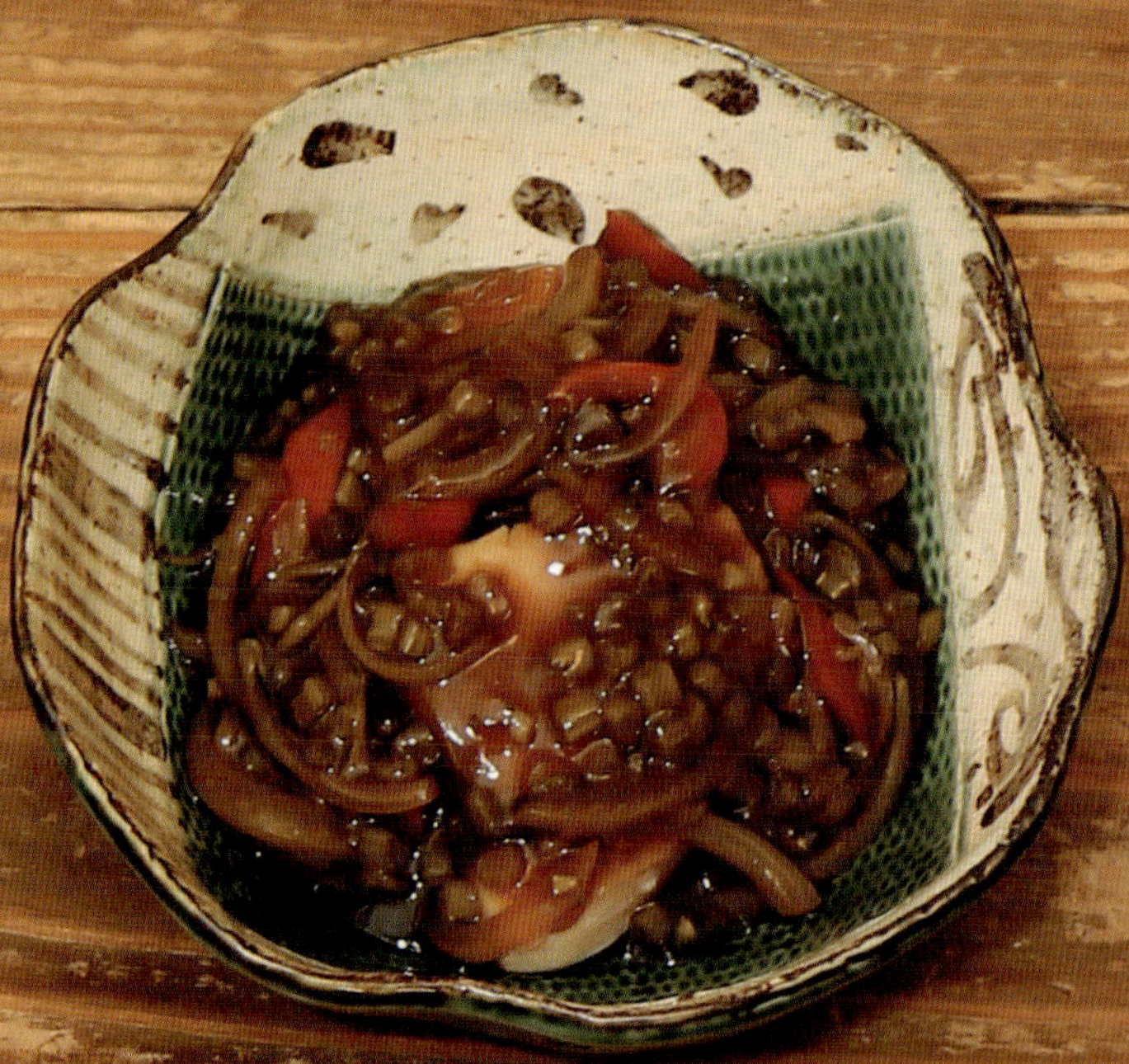

鶏むね肉の野菜甘酢あんかけ

高たんぱく、低脂肪の鶏むね肉は、ビタミンもいっぱい！甘酢あんかけにすることで、食べやすさも満点！

（材料）

鶏むね肉……………………………200ｇ
大根葉………………………………１本分
パプリカ（赤）……………………１/２個
玉ねぎ………………………………60g

A
しょう油……………………………大さじ2
砂糖…………………………………大さじ1
酢……………………………………大さじ1と1/2
片栗粉………………………………大さじ1弱

出汁 ………………………………… 200cc

（作り方）

①鶏むね肉は一口大に切り1％の塩・酒（分量外）で30分以上もみ置きする。

②大根葉、パプリカはあられ切り、玉ねぎはスライスしておく。

③Aの調味料を合わせておく。

④出汁で野菜を煮たてて火を止め、Aを入れて手早く混ぜ、あんを作る。

⑤鶏むね肉を焼く。

⑥火が通ったら皿に盛り、あんをかける。

▶大根葉にはビタミンDが、パプリカにはビタミンEとCが含まれています。
▶パプリカに含まれるビタミンは熱に強いです。
▶ビタミンEには抗酸化作用があり、ビタミンCを一緒に摂ることでビタミンEをさらに効率的に摂ることがきます。

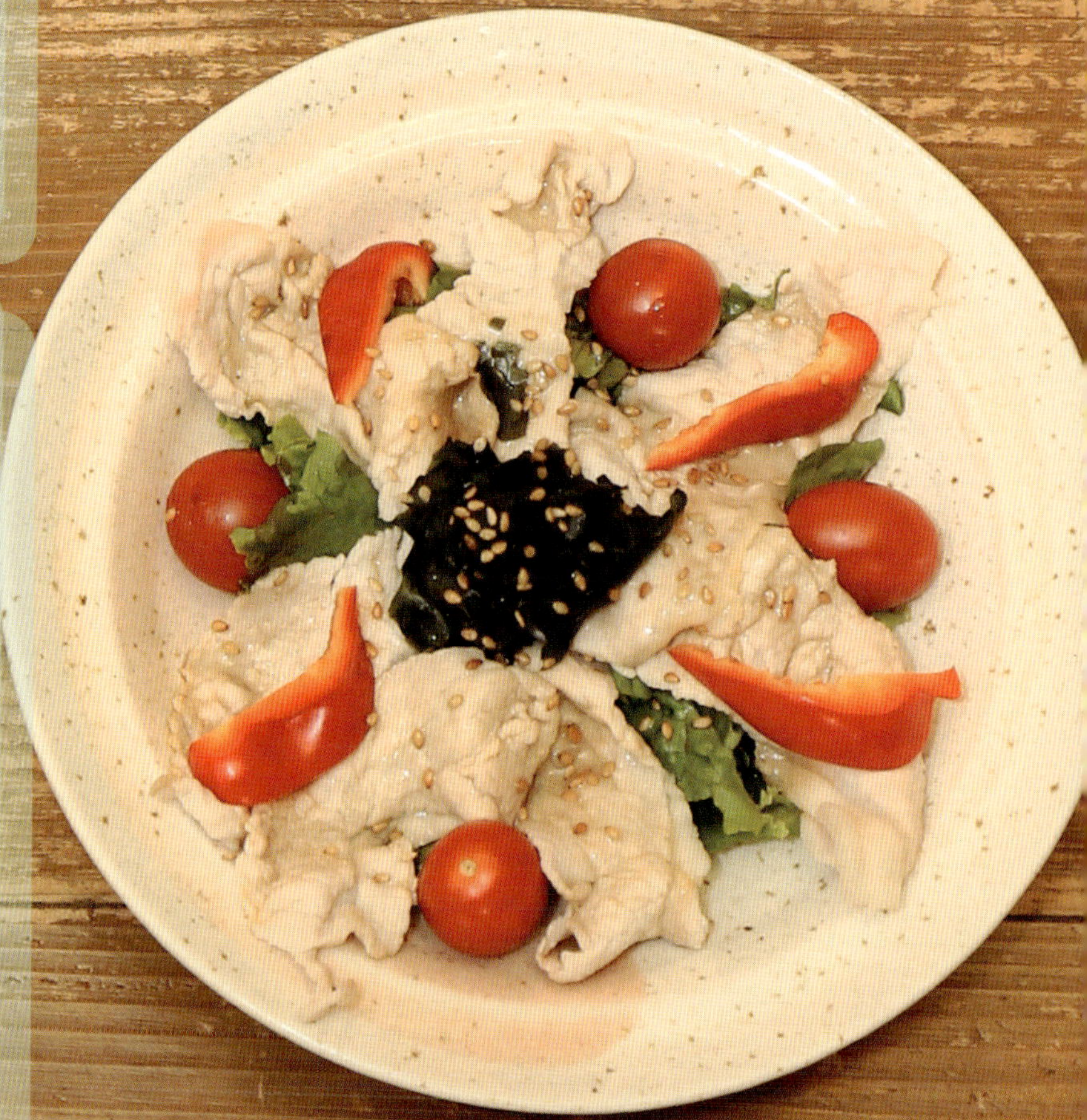

豚しゃぶサラダ

疲れたな…という時には、豚肉がおすすめ。
亜鉛もたっぷりとって疲れを癒そう！

（材料）

豚しゃぶしゃぶ用……………………… 80〜100g
レタス…………………………………… 100ｇ
パプリカ（赤）………………………… 1/4個
ミニトマト……………………………… 適量
わかめ　（乾燥可）…………………… 適量
他の野菜を増やしてもよい

ドレッシング
ひまわり油
　または米油…………………………大さじ2
濃い口しょう油………………………大さじ1
ポン酢…………………………………大さじ1

ふりかけ用
ごま、刻みのり、カシューナッツ

（作り方）

①たっぷりの湯をわかし、沸騰直前になったら豚肉を入れ、色が変わったら冷水にとる。

②わかめを戻しておく。

③レタス、パプリカは洗い、食べやすい大きさに切る。
※油はビタミンEが含まれているものを選ぶ。

▶インスタント食品は亜鉛、ビタミンDの吸収を妨げます。日頃から気を付けましょう。
▶パプリカは緑より赤の方が3倍以上栄養があります。
▶ふりかけ用のごま、のり、カシューナッツはいずれも亜鉛が多く含まれています。

美味しいと言って食べてくれる人がいて、その人のために美味しい食事を作る人がいる。そうして２人で食べれば、作って楽しい、食べて楽しい食事の時間。

料理を作る楽しさ 食べる楽しさ

魚のホイル焼き

青魚を食べて血液をきれいにしよう！
きれいな血液なら体も嬉しい。

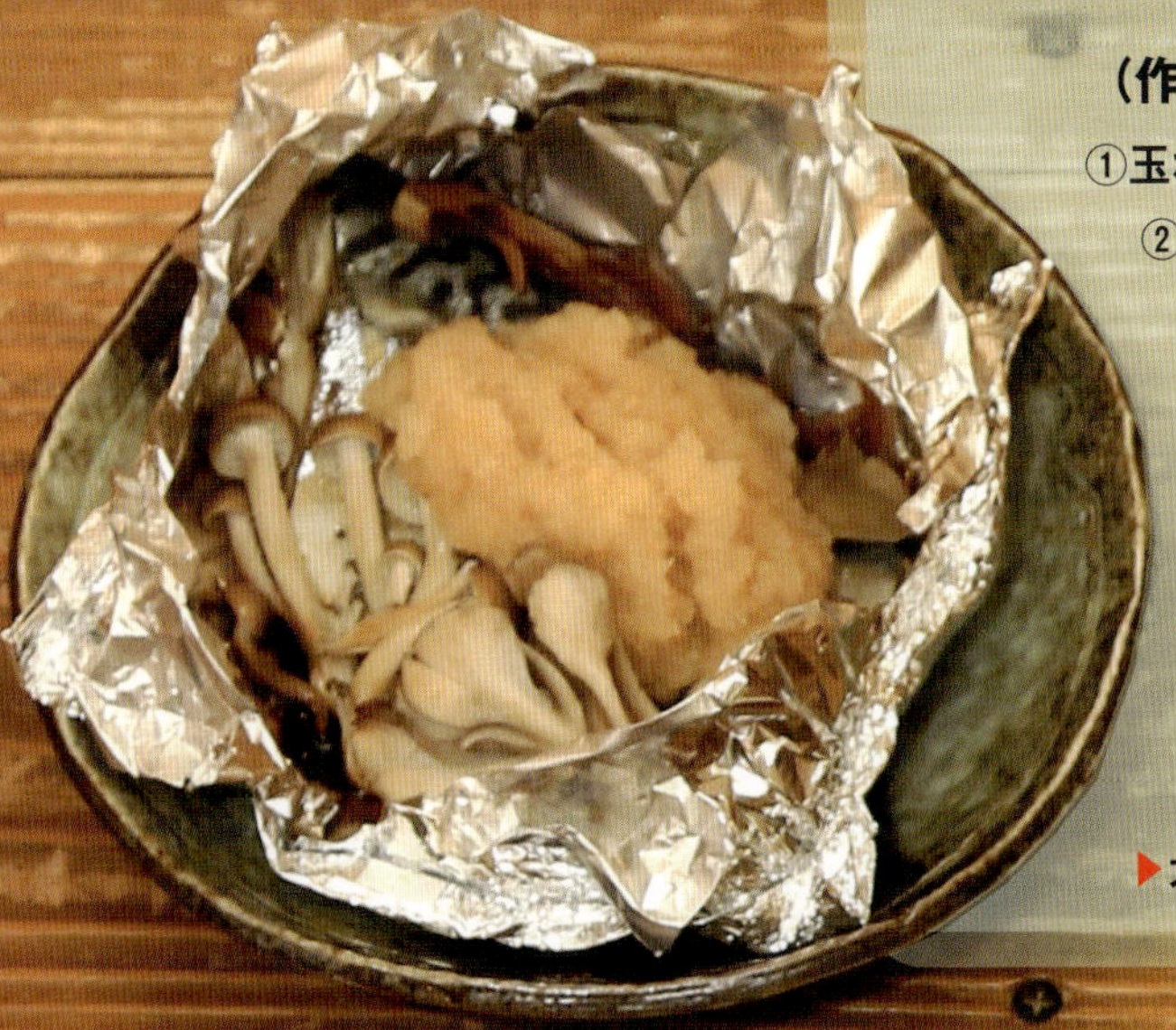

（材料）

鯖、鯖などの切り身……………………2切れ（１切れ80ｇ位）
舞茸……………………………………1/2パック
しめじ…………………………………1/2パック
玉ねぎ…………………………………50g
大根おろし……………………………100～120ｇ
ポン酢…………………………………30～40ｇ

（作り方）

①玉ねぎをスライスする。

②1人分ずつアルミホイルを広げて半分手前に玉ねぎを台にして玉ねぎ、切り身、舞茸、しめじと重ねる。

③アルミホイルの四方をしっかりと折り込み、空気が抜けないようにする。

④フライパンで焼く。

⑤フライパンが熱くなったら弱火にして10～15分　ホイルがパンパンに膨れる。

⑥ホイルの上面を十文字に切って広げ、おろしポン酢をかける。ホイルを切るとき、蒸気に注意すること。

▶大根おろしは細かい方が酵母が多く含まれ、消化、吸収を助けてくれます。

ポトフ風豆乳鍋

イソフラボンは、良質の豆乳がおすすめ。
サプリメントに頼らず食材を組み合わせて
美味しく食べよう！

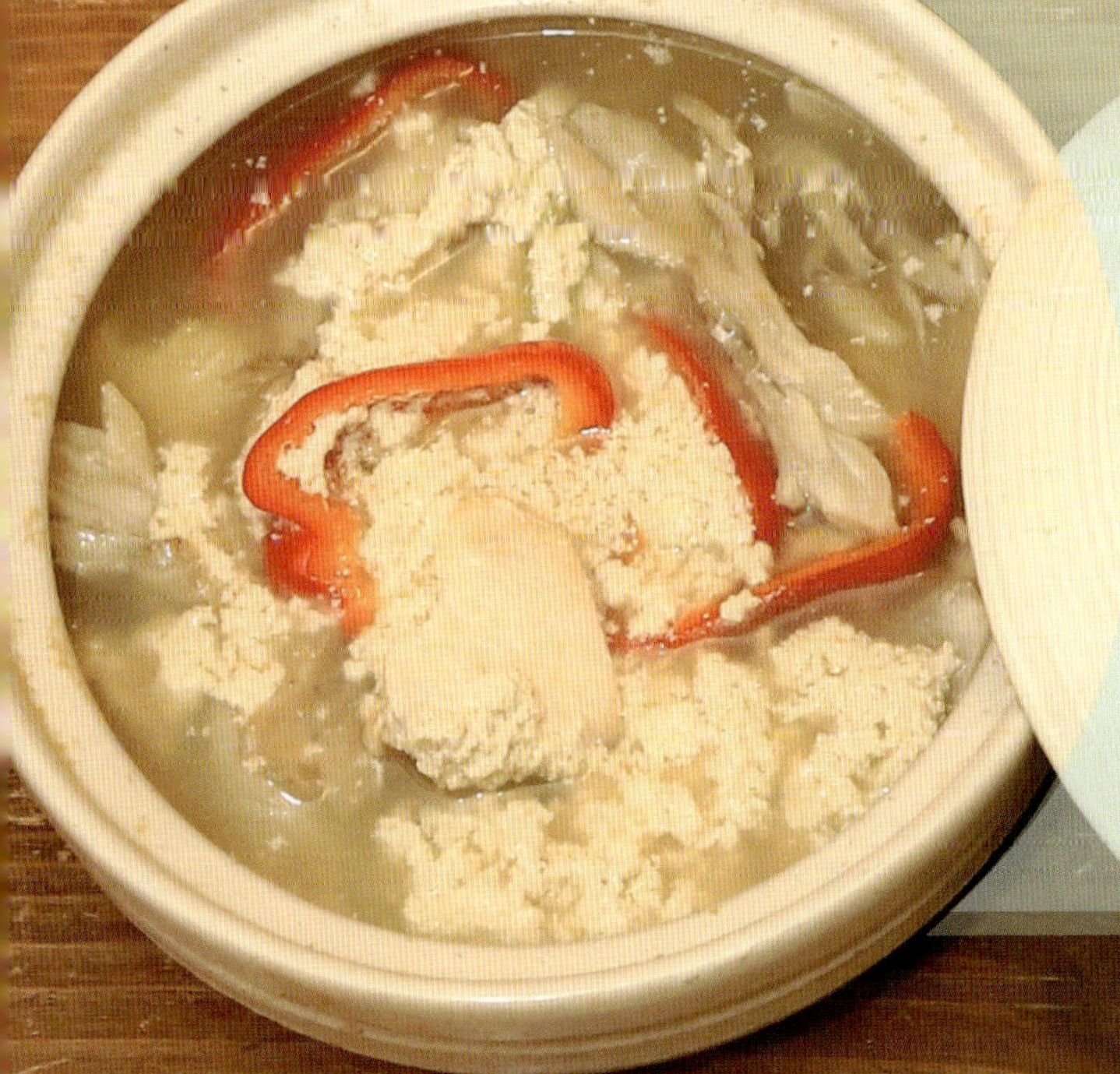

（材料）

鶏むね肉…………………………100ｇ
じゃがいも…………1個（60～70ｇ）
赤パプリカ………………………1/2個
きのこ類（舞茸、しめじなど）…適量
かぶ………………………………小1個

A
しょう油…………大さじ2
砂糖………………大さじ1
酢…………………大さじ1
パルメザンチーズ…適量

（作り方）

①鶏むね肉は一口大に切り1%の塩・酒（分量外）で30分以上もみ置きする。

②じゃがいもは一口大に切り、軽くゆでておく。

③かぶ、赤パプリカは一口大に切り、きのこ類は石づきを取り、小房に分ける。

④Ａを合わせて具材と鍋に入れ、火にかける。（ふくので注意）煮立ったら弱火にし、1分ほど煮る。

お好みでポン酢、出汁しょう油などの漬けだれをかけたり、パルメザンチーズを振りかけていただきます。シメにご飯を入れてリゾットにすると美味しいです。

▶舞茸にはビタミンDが、パルメザンチーズには亜鉛が含まれます。

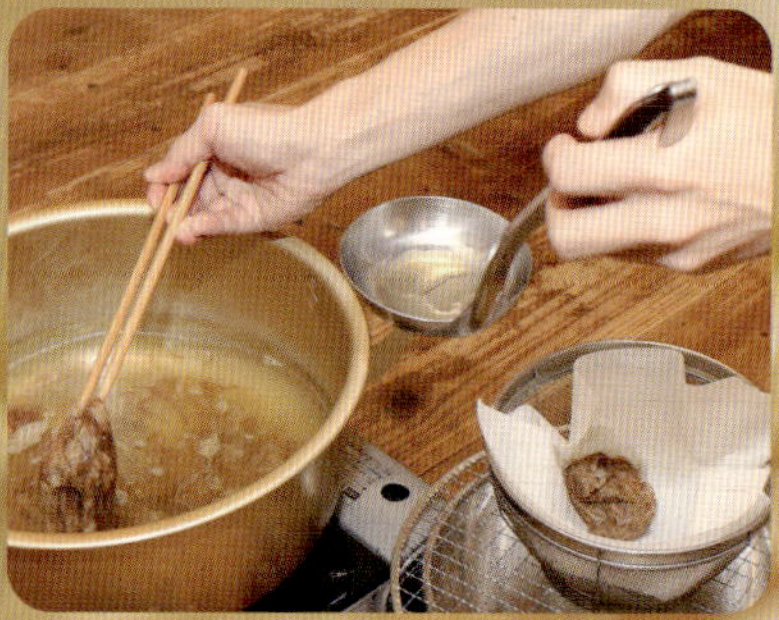

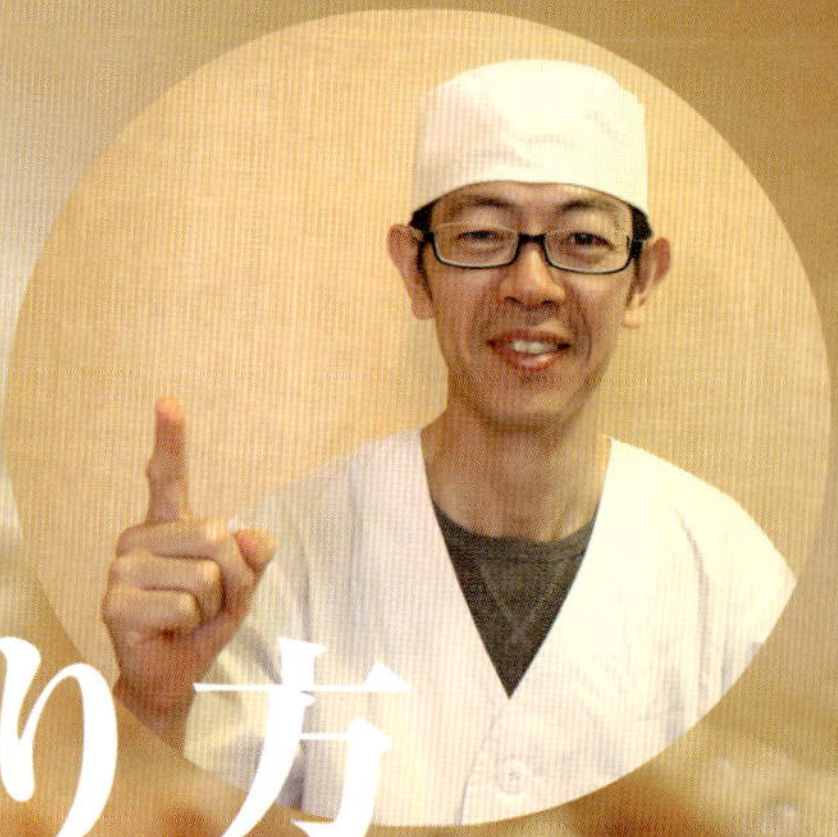

料理で大切な出汁！出汁のとり方

（材料）

水……………………… 1000cc
出汁昆布……………………10g
削りかつお…………………20g

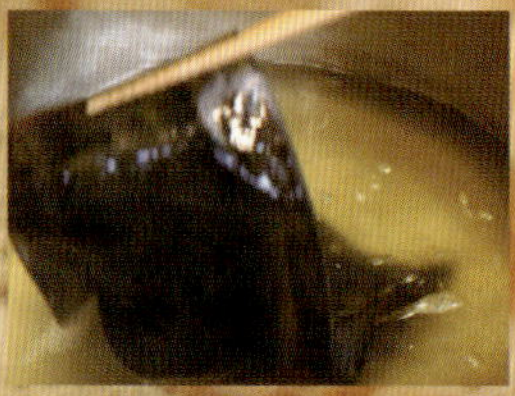

（作り方）

①鍋に水を量り入れ、さっと水洗いした昆布を鍋に入れて1時間以上漬けておく。

②強火にかけて沸いてきたら昆布を取り出して弱火にする。

③削りかつをを入れて10分ほど煮だす。この時、かき混ぜるとエグ味が出てしまうのでかき混ぜないこと。

④10分ほどしたら火を止めて10分ほど置いたままにする。(旨味が出る)

⑤濾す

▶かつおからの水滴が出るのでしばらく置いておきます。（しぼらない）
出汁をとったあとの昆布は佃煮、煮物、おでんの具として使えます。
▶かつおは二番だし、かつお煮、ふりかけなどに！

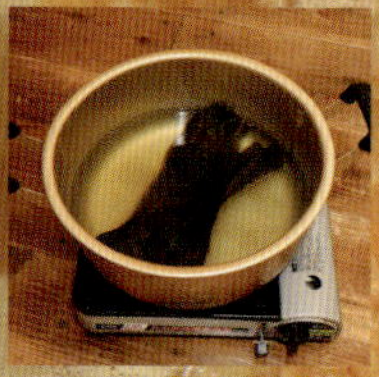 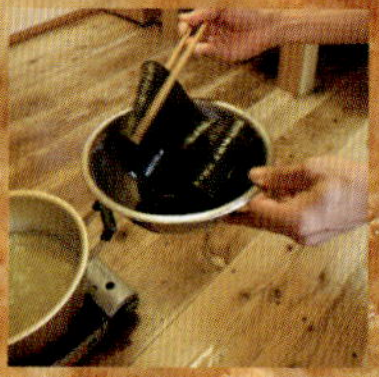 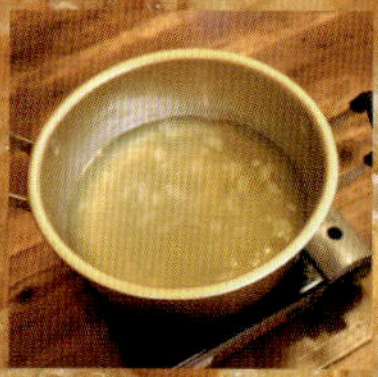 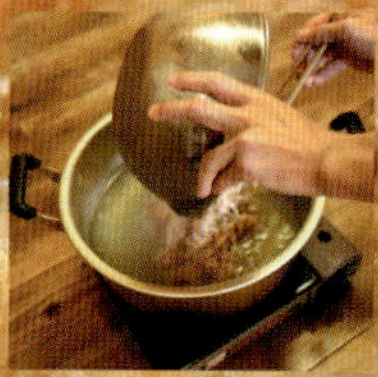 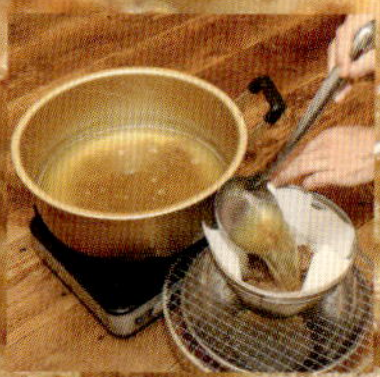 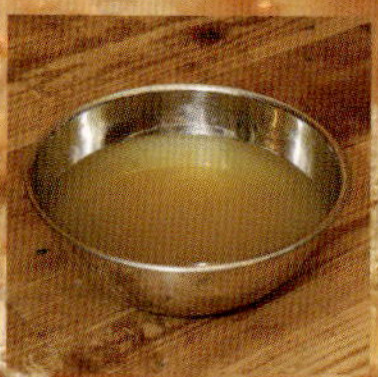

みそ汁

「味噌の医者殺し」ということわざにもあるように、発酵食品の味噌は健康食品の代表。出汁からこだわって、今日は味噌汁を作ってみて！！

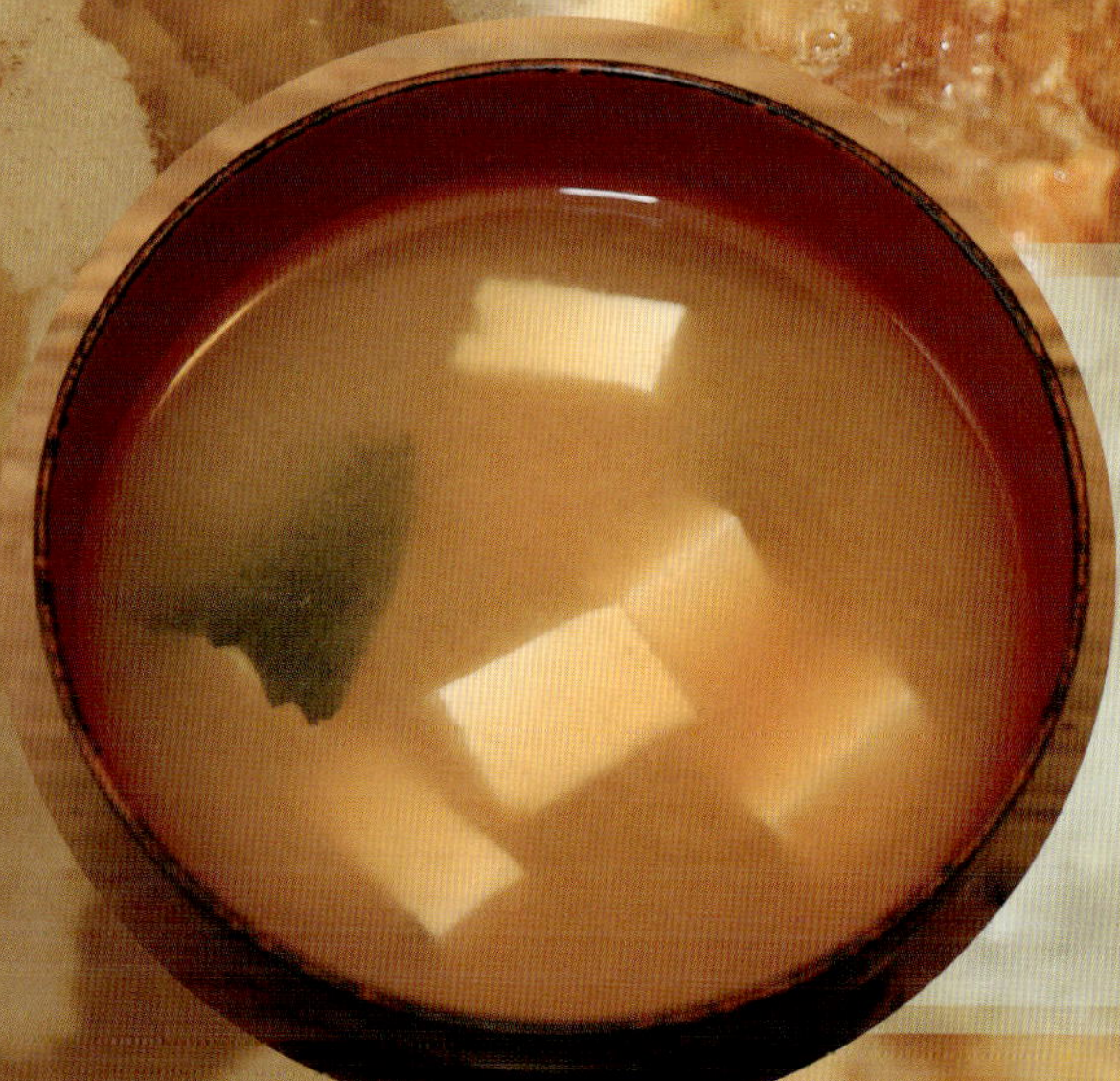

（材料）

出汁……………………………500cc
みそ……………………………40g
お好みの具材…………………適量

（作り方）

①出汁を沸かして火を止め、みそを溶く。
②具材を入れる。

▶出汁は具材を入れないことで作り置きができます。

▶そのつど、わかめ、豆腐、油揚げなど好きな具材を入れます。

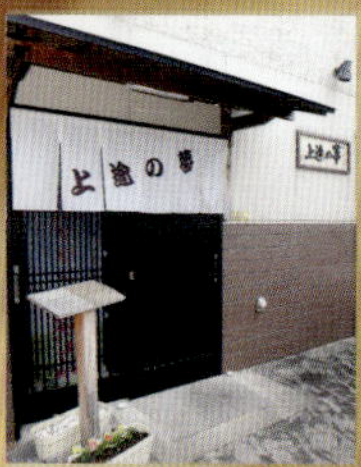

割烹『夢の途上』（2010年10月開店）
静岡県菊川市本所1440-21

店主　：松本吉延（まつもとよしのぶ）
修行歴：京・嵐山　錦………………11年
　　　　立花（ニュージーランド)… 3年

19歳から料理の道へ。健康に対しては、26歳の頃から気をつけ、ビタミンの本を読み、40歳過ぎてからは食育、ミネラルについても学び始めました。

食材それぞれには、大切な栄養素が含まれています。
また、味覚や色形、香りで食生活を楽しませ、豊かにしてくれます。
そして、それぞれに旬があり、
旬もまた私たちの生活を楽しませてくれますね。
さあ、今日は何を作ろうかしら！

注目の食材！ 今回紹介したレシピに使用した食材の中から取り上げました。

削りかつお→　だしの取り方

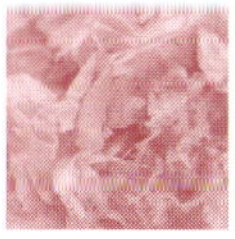

鰹節には、必須アミノ酸をすべて含む30種のアミノ酸が含まれています。その中には血中コレステロール値を下げ、血圧を正常に保つ働きのあるタウリンも含まれています。また、鰹節のうま味は主にイノシン酸とアデニル酸で、特にイノシン酸は、全身の細胞を活性化させる重要な成分です。この2つのうま味成分に昆布のグルタミン酸が加わることで相乗効果によってうま味が深まります。

昆布→　だしの取り方

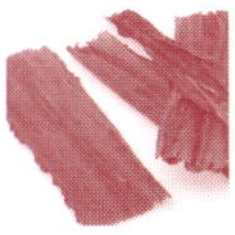

だしに向いているのは、 真昆布・羅臼昆布・利尻昆布・日高昆布の4種類があります。昆布にはミネラルが豊富で、しかも体内への消化吸収率が高く、その約80％ほどと言われています。うま味成分のグルタミン酸は、胃にあるセンサーに作用して胃腸の働きを良くし過食を防いでくれます。

鯖→　魚のホイル焼き

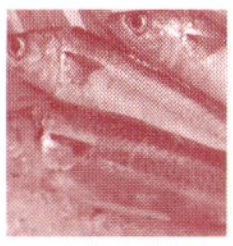

鯖は青魚としてDHAやEPA が豊富なのはもちろんですが、ミネラルの一種であるセレンも多く含まれています。セレンは抗酸化作用が高く、がん予防やアンチエイジングに効果が期待されます。またビタミンB12も多く含まれるので、貧血予防にも効果があります。

大根葉→　鶏むね肉の野菜甘酢あんかけ

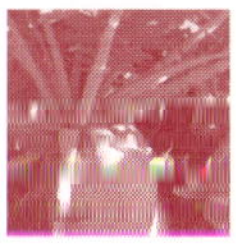

大根の葉は立派な緑黄色野菜です。その栄養成分には、ビタミンA(β-カロテン)、ビタミンC、カルシウム、鉄分、そしてビタミンKなどが豊富です。最近のスーパーなどでは葉っぱ付きの大根を見ることが少なくなってきましたが、見かけたらぜひ購入し、葉も食べましょう！

鶏むね肉→　鶏むね肉の野菜甘酢あんかけ　ほか

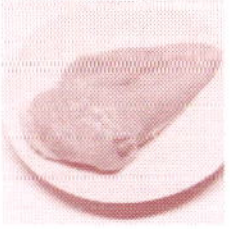

鶏肉といえば高タンパク・低カロリーでダイエットに最適ですね。鶏肉のタンパク質は、必須アミノ酸のバランスが良いうえ、消化吸収率がなんと95％と高いものです。また疲労回復や粘膜・消化器系の保護に良い、ナイアシンが多く含まれ、ビタミンB群、ビタミンAも多く含まれています。

パプリカ→　鶏むね肉の野菜甘酢あんかけ　ほか

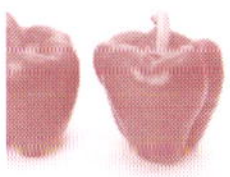

パプリカはピーマンより肉厚で甘みがあります。栄養価も、βカロテンやビタミンCはピーマンの2倍以上含まれています。色によって栄養素が若干変わるパプリカですが、赤パプリカには善玉コレステロールを増やしてくれるカプサンチンが豊富に含まれています。

ひまわり油→　豚しゃぶサラダ

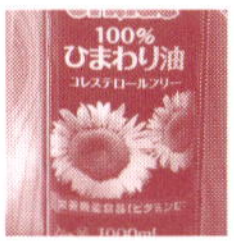

ひまわり油は、ひまわりの種から採った油で、ゴマ油やグレープシードオイルなどと同じオメガ6系の油で、脂肪酸は約70％がリノール酸、約30％がオレイン酸です。またビタミン類やミネラル類も豊富ですが、中でも抗酸化作用の高いビタミンEが豊富に含まれています。

舞茸→　魚のホイル焼き　ほか

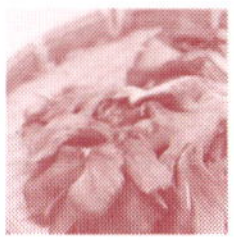

舞茸は食物繊維、ビタミンB群、ビタミンD2、ミネラルなどの栄養素を豊富に含んだ低カロリー食品です。また、免疫効果を高めるβグルカンという多糖類が多く含まれているのも特徴です。ビタミンB群やβグルカンは水溶性ですので、調理液まで飲むことのできるような汁物や煮物にすると良いでしょう。

味噌→　みそ汁

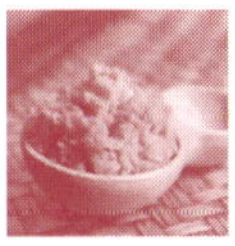

みその主原料は大豆ですが、発酵によってその栄養価はさらに優れたものになっています。「みそはがんのリスクを下げる」、「みそは生活習慣病のリスクを下げる」、「みそは老化を防ぐ」、などに関する様々な論文が発表されていることからも分かります。みそ汁とご飯を一緒にとれば、必須アミノ酸がバランスよく摂取できます。伝統的な日本食を見直してみてはいかがでしょう。

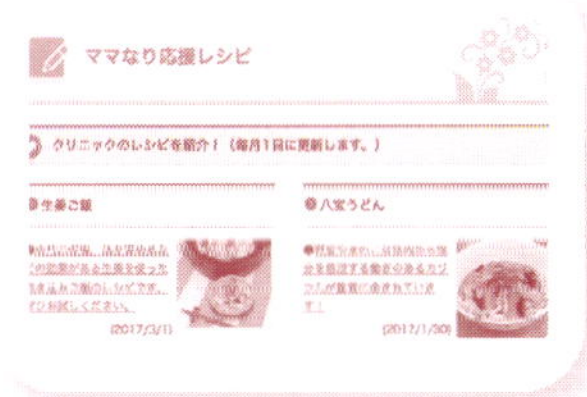

ママなり応援レシピは、
不妊治療情報センター
/funin.infoでも
紹介しています。

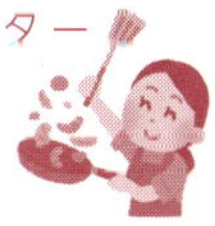

http://www.funin.info/about/recipes

LIST

全国の不妊治療 病院＆クリニック 2017

最寄りの病院（クリニック）はどこにあるの…？
あなたの街で不妊治療を受けるためのお役立ち情報です
より詳しく紹介したピックアップガイダンスは
以下の内容にてご案内しています

●印は日本産科婦人科学会のART登録施設で、体外受精の診療を行っている施設です（2017年9月現在）

病院情報、ピックアップガイダンスの見方／各項目のチェックについて

●あいうえおクリニック
Tel.000-000-0000　あいうえお市000-000　since 1999.5

医師2名　培養士2名
心理士1名(内部)

◆倫理・厳守宣言
医師／する　……■
培養士／する　……■

診療日		月	火	水	木	金	土	日	祝祭日
	am	●	●	●	●	●	●		
	pm	●		●		●			

予約受付時間　8·9·10·11·12·13·14·15·16·17·18·19·20·21·22時

ブライダルチェック＝○　婦人科検診＝○

夫婦での診療　…………●
患者への治療説明　……●
使用医薬品の説明　……●
治療費の詳細公開　……●
治療費助成金扱い　…有り
タイミング療法…………●
人工授精　………………●
人工授精（AID）…………×
体外受精　………………●
顕微授精　………………●
自然・低刺激周期採卵法　○
刺激周期採卵法(FSH,hMG)　●
凍結保存　………………●
男性不妊　○連携施設あり
不育症　…………………×
妊婦検診　………10週まで
2人目不妊通院配慮　……●
腹腔鏡検査　……………×
漢方薬の扱い　…………×
新薬の使用　……………△
カウンセリング　………△
運動指導　………………×
食事指導　………………×
女性医師がいる　………×

料金目安
初診費用　2500円～
体外受精費用　35万～40万
顕微授精費用　40万～45万

私たちの街のクリニック紹介コーナーにピックアップガイダンスを設けました。ピックアップガイダンスは不妊治療情報センター・funin.info（不妊インフォ）にある情報内で公開掲載を希望されたあなたの街の施設です。

◆倫理・厳守宣言 ってな～に？

不妊治療では、精子や卵子という生命の根源を人為的に操作する行為が含まれます。倫理的にも十分気をつけなければならない面がありますから、その確認の意志表示を求めました。読者や社会への伝言として設けてみました。ノーチェックは□、チェックは■です。ご参考に！

ただし、未チェックだからといって倫理がないというわけではありません。社会での基準不足から、回答に躊躇していたり、チェックして後で何かあったら…と心配されての結果かもしれません。ともかく医療現場でのこの意識は大切であって欲しいですね。

◆ブライダルチェック ってな～に？

結婚を控えている方、すでに結婚され妊娠したいと考えている方、または将来の結婚に備えてチェックをしたい方などが、あらかじめ妊娠や分娩を妨げる婦人科的疾患や問題を検査することです。女性ばかりでなく男性もまた検査を受けておく対象となります。

◆料金目安 この見方って？

初診費用は、検査をするかどうか、また保険適用内かどうかでも違ってきます。一般的な目安としてご覧ください。数百円レベルの記載の所は、次回からの診療でより詳しく検査が行なわれるものと考えましょう。

顕微授精は体外受精プラス費用の回答をいただいた場合にはプラスを表示させていただきました。

○＝実施している
●＝常に力を入れて実施している
△＝検討中である
×＝実施していない

病院選びや受診時のご参考に！

不妊治療費助成制度が全国的に実施される中、患者様がより安心して受診でき、信頼できる病院情報が求められています。この情報にはいろいろな要素が含まれます。ピックアップガイダンスの内容を見ながら、あなたの受診、病院への問合せなどに前向きに、無駄のない治療をおすすめ下さい！

北海道・東北地区／ 不妊治療のための病院リスト List

山形

● 山形済生病院
Tel.023-682-1111　山形市沖町

レディースクリニック高山
Tel.023-674-0815　山形市嶋北

● 山形大学医学部附属病院
Tel.023-628-1122　山形市飯田西

国井クリニック
Tel.0237-84-4103　寒河江市中郷

● ゆめクリニック
Tel.0238-26-1537　米沢市東

● 米沢市立病院
Tel.0238-22-2450　米沢市相生町

● すこやかレディースクリニック
Tel.0235-22-8418　鶴岡市東原町

たんぽぽクリニック
Tel.0235-25-6000　鶴岡市大字日枝

● 山形県立河北病院
Tel.0237-73-3131　西村山郡河北町

宮城

● 京野アートクリニック
Tel.022-722-8841　仙台市青葉区

● 東北大学病院
Tel.022-717-7000　仙台市青葉区

今泉産婦人科
Tel.022-234-3421　仙台市青葉区

桜ヒルズウイメンズクリニック
Tel.022-279-3367　仙台市青葉区

● たんぽぽレディースクリニックあすと長町
Tel.022-738-7753　仙台市太白区

● 仙台ソレイユ母子クリニック
Tel.022-248-5001　仙台市太白区

● 仙台ARTクリニック
Tel.022-741-8851　仙台市宮城野区

うつみレディスクリニック
Tel.0225-84-2868　東松島市赤井

大井産婦人科医院
Tel.022-362-3231　塩竈市新富町

● スズキ記念病院
Tel.0223-23-3111　岩沼市里の杜

福島

● いちかわクリニック
Tel.024-554-0303　福島市南矢野目

● 福島県立医科大学附属病院
Tel.024-547-1111　福島市光が丘

● アートクリニック産婦人科
Tel.024-523-1132　福島市栄町

● 福島赤十字病院
Tel.024-534-6101　福島市入江町

● 乾マタニティクリニック
Tel.024-925-0705　郡山市並木

● あべウイメンズクリニック
Tel.024-923-4188　郡山市富久山町

● ひさこファミリークリニック
Tel.024-952-4415　郡山市中ノ目

太田西ノ内病院
Tel.024-925-1188　郡山市西ノ内

寿泉堂綜合病院
Tel.024-932-6363　郡山市駅前

● あみウイメンズクリニック
Tel.0242-37-1456　会津若松市八角町

● 会津中央病院
Tel.0242-25-1515　会津若松市鶴賀町

● いわき婦人科
Tel.0246-27-2885　いわき市内郷御厩町

北海道

● 慶愛病院
Tel.0155-22-4188　帯広市東3条

釧路赤十字病院
Tel.0154-22-7171　釧路市新栄町

● 北見レディースクリニック
Tel.0157-31-0303　北見市大通東

● 中村記念愛成病院
Tel.0157-24-8131　北見市高栄東町

青森

● エフ・クリニック
Tel.017-729-4103　青森市浜田

● レディスクリニック・セントセシリア
Tel.017-738-0321　青森市筒井八ツ橋

青森県立中央病院
Tel.017-726-8111　青森市東造道

● 八戸クリニック
Tel.0178-22-7725　八戸市柏崎

● たけうちマザーズクリニック
Tel.0178-20-6556　八戸市石堂

● 下北医療センターむつ総合病院
Tel.0175-22-2111　むつ市小川町

● 婦人科 さかもとともみクリニック
Tel.0172-29-5080　弘前市早稲田

● 弘前大学医学部付属病院
Tel.0172-33-5111　弘前市本町

安斎レディスクリニック
Tel.0173-33-1103　五所川原市一ツ谷

岩手

● 岩手医科大学付属病院
Tel.019-651-5111　盛岡市内丸

● さくらウイメンズクリニック
Tel.019-621-4141　盛岡市中ノ橋通

産科婦人科吉田医院
Tel.019-622-9433　盛岡市若園町

平間産婦人科
Tel.0197-24-6601　奥州市水沢区

岩手県立二戸病院
Tel.0195-23-2191　二戸市堀野

秋田

藤盛レィディーズクリニック
Tel.018-884-3939　秋田市東通仲町

中通総合病院
Tel.018-833-1122　秋田市南通みその町

● 秋田大学医学部附属病院
Tel.018-834-1111　秋田市広面

● 清水産婦人科クリニック
Tel.018-893-5655　秋田市広面

● 設楽産婦人科内科クリニック
Tel.018-816-0311　秋田市外旭川

市立秋田総合病院
Tel.018-823-4171　秋田市川元松丘町

秋田赤十字病院
Tel.018-829-5000　秋田市上北手猿田

あきたレディースクリニック安田
Tel.018-857-4055　秋田市土崎港中央

● 池田産婦人科クリニック
Tel.0183-73-0100　湯沢市字両神

● 大曲母子医院
Tel.0187-63-2288　大曲市福住町

佐藤レディースクリニック
Tel.0187-86-0311　大仙市戸蒔

● 大館市立総合病院
Tel.0186-42-5370　大館市豊町

山形

山形市立病院済生館
Tel.023-625-5555　山形市七日町

北海道

● さっぽろARTクリニック
Tel.011-700-5880　札幌市北区

札幌マタニティ・ウイメンズホスピタル
Tel.011-746-5505　札幌市北区

● 北海道大学病院
Tel.011-716-1161　札幌市北区

● 札幌白石産科婦人科病院
Tel.011-862-7211　札幌市白石区

● 青葉産婦人科クリニック
Tel.011-893-3207　札幌市厚別区

● 五輪橋マタニティクリニック
Tel.011-571-3110　札幌市南区

● 手稲渓仁会病院
Tel.011-681-8111　札幌市手稲区

● 金山生殖医療クリニック
Tel.011-200-1122　札幌市中央区

● セントベビークリニック
Tel.011-215-0880　札幌市中央区

● 斗南病院
Tel.011-231-2121　札幌市中央区

● 円山レディースクリニック
Tel.011-614-0800　札幌市中央区

● 神谷レディースクリニック
Tel.011-231-2722　札幌市中央区

● 時計台記念クリニック
Tel.011-251-1221　札幌市中央区

● 札幌厚生病院
Tel.011-261-5331　札幌市中央区

● 札幌医科大学医学部付属病院
Tel.011-611-2111　札幌市中央区

● おおこうち産婦人科
Tel.011-233-4103　札幌市中央区

● 福住産科婦人科クリニック
Tel.011-836-1188　札幌市豊平区

● KKR札幌医療センター
Tel.011-822-1811　札幌市豊平区

● 美加レディースクリニック
Tel.011-833-7773　札幌市豊平区

琴似産科婦人科クリニック
Tel.011-612-5611　札幌市西区

● 札幌東豊病院
Tel.011-704-3911　札幌市東区

秋山記念病院
Tel.0138-46-6660　函館市石川町

製鉄記念室蘭病院
Tel.0143-44-4650　室蘭市知利別町

● 岩城産婦人科
Tel.0144-38-3800　苫小牧市緑町

● とまこまいレディースクリニック
Tel.0144-73-5353　苫小牧市弥生町

● レディースクリニックぬまのはた
Tel.0144-53-0303　苫小牧市北栄町

● エナレディースクリニック
Tel.0133-72-8688　石狩市花川南9条

● 森産科婦人科病院
Tel.0166-22-6125　旭川市7条

● みずうち産科婦人科医院
Tel.0166-31-6713　旭川市豊岡4条

● 旭川医科大学附属病院
Tel.0166-65-2111　旭川市緑が丘

帯広厚生病院
Tel.0155-24-4161　帯広市西6条

関東地区／ 不妊治療のための病院リスト List

群馬

クリニックオガワ
Tel.0279-22-1377　渋川市石原

宇津木医院
Tel.0270-64-7878　佐波郡玉村町

栃木

宇都宮中央クリニック
Tel.028-636-1121　宇都宮市馬場通り

● 平尾産婦人科医院
Tel.028-648-5222　宇都宮市鶴田

● かわつクリニック
Tel.028-639-1118　宇都宮市大寛

● 福泉医院
Tel.028-639-1122　宇都宮市下栗町

● ちかざわLadie'sクリニック
Tel.028-638-2380　宇都宮市城東

高橋あきら産婦人科医院
Tel.028-663-1103　宇都宮市東今泉

群馬

● 群馬大学医学部附属病院
Tel.027-220-7111　前橋市昭和町

● 横田マタニティーホスピタル
Tel.027-234-4135　前橋市下小出町

● いまいウイメンズクリニック
Tel.027-221-1000　前橋市東片貝町

前橋協立病院
Tel.027-265-3511　前橋市朝倉町

● 神岡産婦人科
Tel.027-253-4152　前橋市石倉町

● ときざわレディスクリニック
Tel.0276-60-2580　太田市小舞木町

真中医院
Tel.0276-72-1630　館林市本町

● 光病院
Tel.0274-24-1234　藤岡市本郷

群馬

セントラル・レディース・クリニック
Tel.027-326-7711　高崎市東町

● 高崎ARTクリニック
Tel.027-310-7701　高崎市あら町

産科婦人科舘出張　佐藤病院
Tel.027-322-2243　高崎市若松町

● セキールレディースクリニック
Tel.027-330-2200　高崎市栄町

矢崎医院
Tel.027-344-3511　高崎市剣崎町

● 上条女性クリニック
Tel.027-345-1221　高崎市栗崎町

公立富岡総合病院
Tel.0274-63-2111　富岡市富岡

● JCHO群馬中央病院
Tel.027-221-8165　前橋市紅雲町

関東地区／ 不妊治療のための病院リスト List

地区	病院名	Tel	所在地
千葉	ファミール産院	Tel.0470-24-1135	館山市北条
	● 亀田総合病院　ARTセンター	Tel.04-7092-2211	鴨川市東町
東京	● 杉山産婦人科　丸の内	Tel.03-5222-1500	千代田区丸の内
	● あいだ希望クリニック	Tel.03-3254-1124	千代田区内神田
	日本大学病院	Tel.03-3293-1711	千代田区神田駿河台
	● 小畑会浜田病院	Tel.03-5280-1166	千代田区神田駿河台
	三楽病院	Tel.03-3292-3981	千代田区神田駿河台
	杉村レディースクリニック	Tel.03-3264-8686	千代田区五番町
	エス・セットクリニック<男性不妊専門>	Tel.03-6262-0745	中央区日本橋室町
	● 日本橋ウィメンズクリニック	Tel.03-5201-1555	中央区日本橋
	● Natural ART Clinic 日本橋	Tel.03-6262-5757	中央区日本橋
	八重洲中央クリニック	Tel.03-3270-1121	中央区八重洲
	黒田インターナショナルメディカルリプロダクション	Tel.03-3555-5650	中央区新川
	こやまレディースクリニック	Tel.03-5859-5975	中央区勝どき
	● 聖路加国際病院	Tel.03-3541-5151	中央区明石町
	銀座こうのとりレディースクリニック	Tel.03-5159-2077	中央区銀座
	● はるねクリニック銀座	Tel.03-5250-6850	中央区銀座
	● 両角レディースクリニック	Tel.03-5159-1101	中央区銀座
	● オーク銀座レディースクリニック	Tel.03-3567-0099	中央区銀座
	● 銀座レディースクリニック	Tel.03-3535-1117	中央区銀座
	● 楠原ウィメンズクリニック	Tel.03-6274-6433	中央区銀座
	● 銀座すずらん通りレディスクリニック	Tel.03-3569-7711	中央区銀座
	銀座ウイメンズクリニック	Tel.03-5537-7600	中央区銀座
	● 虎の門病院	Tel.03-3588-1111	港区虎ノ門
	● 新橋夢クリニック	Tel.03-3593-2121	港区新橋
	● 東京慈恵会医科大学附属病院	Tel.03-3433-1111	港区西新橋
	● 芝公園かみやまクリニック	Tel.03-6414-5641	港区芝
	● リプロダクションクリニック東京	Tel.03-6228-5351	港区東新橋
	● 六本木レディースクリニック	Tel.0120-853-999	港区六本木
	● オリーブレディースクリニック麻布十番	Tel.03-6804-3208	港区麻布十番
	● 赤坂見附宮崎産婦人科	Tel.03-3478-6443	港区元赤坂
	● 美馬レディースクリニック	Tel.03-6277-7397	港区赤坂
	● 赤坂レディースクリニック	Tel.03-5545-4123	港区赤坂
	● 檜町ウィメンズクリニック	Tel.03-3589-5622	港区赤坂
	● 山王病院 リプロダクションセンター	Tel.03-3402-3151	港区赤坂
	● クリニック ドゥ ランジュ	Tel.03-5413-8067	港区北青山
	たて山レディスクリニック	Tel.03-3408-5526	港区南青山
	● 東京HARTクリニック	Tel.03-5766-3660	港区南青山
	● 北里研究所病院	Tel.03-3444-6161	港区白金
	● 京野レディースクリニック高輪	Tel.03-6408-4124	港区高輪
	● 城南レディスクリニック品川	Tel.03-3440-5562	港区高輪
	● 秋葉原ART Clinic	Tel.03-5807-6888	台東区上野
	● 日本医科大学付属病院 女性診療科	Tel.03-3822-2131	文京区千駄木

地区	病院名	Tel	所在地
埼玉	● 恵愛生殖医療クリニック志木	Tel.048-485-1155	新座市東北
	● 大塚産婦人科	Tel.048-479-7802	新座市片山
	● ウィメンズクリニックふじみ野	Tel.049-293-8210	富士見市ふじみ野西
	● ミューズレディスクリニック	Tel.049-256-8656	ふじみ野市霞ヶ丘
	● 吉田産科婦人科医院	Tel.04-2932-8781	入間市野田
	● 瀬戸病院	Tel.04-2922-0221	所沢市金山町
	● さくらレディスクリニック	Tel.042-992-0371	所沢市くすのき台
	● 熊谷総合病院	Tel.048-521-0065	熊谷市中西
	平田クリニック	Tel.048-526-1171	熊谷市肥塚
	Women's Clinic ひらしま産婦人科	Tel.048-722-1103	上尾市原市
	上尾中央総合病院	Tel.048-773-1111	上尾市柏座
	みやざきクリニック	Tel.0493-72-2233	比企郡小川町
千葉	● 高橋ウイメンズクリニック	Tel.043-243-8024	千葉市中央区
	● 千葉メディカルセンター	Tel.043-261-5111	千葉市中央区
	● 千葉大学医学部附属病院	Tel.043-226-2121	千葉市中央区
	● 亀田IVFクリニック幕張	Tel.043-296-8141	千葉市美浜区
	● みやけウィメンズクリニック	Tel.043-293-3500	千葉市緑区
	川崎レディースクリニック	Tel.04-7155-3451	流山市東初石
	ジュノ・ヴェスタクリニック八田	Tel.047-385-3281	松戸市牧の原
	● 大川レデイースクリニック	Tel.047-341-3011	松戸市馬橋
	● 松戸市立病院	Tel.047-363-2171	松戸市上本郷
	● 本八幡レディースクリニック	Tel.047-322-7755	市川市八幡
	● 東京歯科大学市川総合病院	Tel.047-322-0151	市川市菅野
	● さち・レディースクリニック	Tel.047-495-2050	船橋市印内町
	北原産婦人科	Tel.047-465-5501	船橋市習志野台
	● 共立習志野台病院	Tel.047-466-3018	船橋市習志野台
	● 津田沼IVFクリニック	Tel.047-455-3111	船橋市前原西
	● 窪谷産婦人科IVFクリニック	Tel.04-7136-2601	柏市柏
	● 中野レディースクリニック	Tel.04-7162-0345	柏市柏
	● さくらウィメンズクリニック	Tel.047-700-7077	浦安市北栄
	● パークシティ吉田レディースクリニック	Tel.047-316-3321	浦安市明海
	● 順天堂大学医学部附属浦安病院	Tel.047-353-3111	浦安市富岡
	● そうクリニック	Tel.043-424-1103	四街道市大日
	● 東邦大学医学部附属佐倉病院	Tel.043-462-8811	佐倉市下志津
	● 高橋レディースクリニック	Tel.043-463-2129	佐倉市ユーカリが丘
	● 日吉台レディースクリニック	Tel.0476-92-1103	富里市日吉台
	● 成田赤十字病院	Tel.0476-22-2311	成田市飯田町
	淡路ウィメンズクリニック	Tel.043-440-7820	八街市八街
	増田産婦人科	Tel.0479-73-1100	匝瑳市八日市場
	旭中央病院	Tel.0479-63-8111	旭市イ
	● 宗田マタニティクリニック	Tel.0436-24-4103	市原市根田
	● 重城産婦人科小児科	Tel.0438-41-3700	木更津市万石
	● 薬丸病院	Tel.0438-25-0381	木更津市富士見

地区	病院名	Tel	所在地
栃木	かしわぶち産婦人科	Tel.028-663-3715	宇都宮市海道町
	● 済生会 宇都宮病院	Tel.028-626-5500	宇都宮市竹林町
	● 獨協医科大学病院	Tel.0282-86-1111	下都賀郡壬生町
	● 那須赤十字病院	Tel.0287-23-1122	大田原市中日原
	匠レディースクリニック	Tel.0283-21-0003	佐野市奈良渕町
	佐野厚生総合病院	Tel.0283-22-5222	佐野市堀米町
	● 城山公園すずきクリニック	Tel.0283-22-0195	佐野市久保町
	● 中央クリニック	Tel.0285-40-1121	下野市薬師寺
	● 自治医科大学病院	Tel.0285-44-2111	下野市薬師寺
	● 石塚産婦人科	Tel.0287-36-6231	那須塩原市三島
	● 国際医療福祉大学病院	Tel.0287-37-2221	那須塩原市井口
茨城	● いがらしクリニック	Tel.0297-62-0936	龍ヶ崎市栄町
	● 筑波大学附属病院	Tel.029-853-3900	つくば市天久保
	● つくばARTクリニック	Tel.029-863-6111	つくば市竹園
	● 筑波学園病院	Tel.029-836-1355	つくば市上横場
	● 遠藤産婦人科医院	Tel.0296-20-1000	筑西市中舘
	● 根本産婦人科医院	Tel.0296-77-0431	笠間市八雲
	江幡産婦人科病院	Tel.029-224-3223	水戸市備前町
	● 石渡産婦人科病院	Tel.029-221-2553	水戸市上水戸
	● 植野産婦人科医院	Tel.029-221-2513	水戸市五軒町
	岩崎病院	Tel.029-241-8700	水戸市笠原町
	● 小塙医院	Tel.0299-58-3185	小美玉市田木谷
	原レディスクリニック	Tel.029-276-9577	ひたちなか市笹野町
	● 福地レディースクリニック	Tel.0294-27-7521	日立市鹿島町
埼玉	● セントウィメンズクリニック	Tel.048-871-1771	さいたま市浦和区
	● JCHO埼玉メディカルセンター	Tel.048-832-4951	さいたま市浦和区
	● すごうウィメンズクリニック	Tel.048-650-0098	さいたま市大宮区
	● 秋山レディースクリニック	Tel.048-663-0005	さいたま市大宮区
	● 大宮レディスクリニック	Tel.048-648-1657	さいたま市大宮区
	● かしわざき産婦人科	Tel.048-641-8077	さいたま市大宮区
	● 大宮中央総合病院	Tel.048-663-2501	さいたま市北区
	● あらかきウィメンズクリニック	Tel.048-838-1107	さいたま市南区
	● 丸山記念総合病院	Tel.048-757-3511	さいたま市岩槻区
	● 大和たまごクリニック	Tel.048-757-8100	さいたま市岩槻区
	● ソフィア祐子レディースクリニック	Tel.048-253-7877	川口市西川口
	● 永井マザーズホスピタル	Tel.048-959-1311	三郷市上彦名
	● 産婦人科菅原病院	Tel.048-964-3321	越谷市越谷
	● ゆうレディースクリニック	Tel.048-967-3122	越谷市南越谷
	● 獨協医科大学越谷病院	Tel.048-965-1111	越谷市南越谷
	● スピカレディースクリニック	Tel.0480-65-7750	加須市南篠崎
	● 中村レディスクリニック	Tel.048-562-3505	羽生市中岩瀬
	● 埼玉医科大学病院	Tel.049-276-1297	入間郡毛呂山町
	● 埼玉医科大学総合医療センター	Tel.049-228-3674	川越市鴨田

関東地区／ 不妊治療のための病院リスト List

神奈川

● こまちレディースクリニック	Tel.042-357-3535	多摩市落合
● 川崎市立川崎病院	Tel.044-233-5521	川崎市川崎区
近藤産婦人科	Tel.044-411-3894	川崎市中原区
日本医科大学武蔵小杉病院	Tel.044-733-5181	川崎市中原区
● ノア・ウィメンズクリニック	Tel.044-739-4122	川崎市中原区
● 南生田レディースクリニック	Tel.044-930-3223	川崎市多摩区
● 新百合ヶ丘総合病院	Tel.044-322-9991	川崎市麻生区
● 聖マリアンナ医科大学病院 生殖医療センター	Tel.044-977-8111	川崎市宮前区
● みなとみらい夢クリニック	Tel.045-228-3131	横浜市西区
● 神奈川レディースクリニック	Tel.045-290-8666	横浜市神奈川区
● 横浜HARTクリニック	Tel.045-620-5731	横浜市神奈川区
● 菊名西口医院	Tel.045-401-6444	横浜市港北区
● アモルクリニック	Tel.045-475-1000	横浜市港北区
● なかむらアートクリニック	Tel.045-534-6534	横浜市港北区
● CMポートクリニック	Tel.045-948-3761	横浜市都筑区
かもい女性総合クリニック	Tel.045-929-3700	横浜市都筑区
● 産婦人科クリニックさくら	Tel.045-911-9936	横浜市青葉区
● 田園都市レディースクリニック	Tel.045-988-1124	横浜市青葉区
● 済生会横浜市東部病院	Tel.045-576-3000	横浜市鶴見区
元町宮地クリニック＜男性不妊＞	Tel.045-263-9115	横浜市中区
● 馬車道レディスクリニック	Tel.045-228-1680	横浜市中区
● 横浜市立大学医学部附属市民総合医療センター	Tel.045-261-5656	横浜市南区
● 東條ARTクリニック	Tel.045-841-0501	横浜市港南区
● 東條ウイメンズホスピタル	Tel.045-843-1121	横浜市港南区
● 福田ウイメンズクリニック	Tel.045-825-5525	横浜市戸塚区
塩崎産婦人科	Tel.046-889-1103	三浦市南下浦町
● 愛育レディーズクリニック	Tel.046-277-3316	大和市南林間
塩塚クリニック	Tel.046-228-4628	厚木市旭町
● 海老名レディースクリニック	Tel.046-236-1105	海老名市中央
● 矢内原ウィメンズクリニック	Tel.0467-50-0112	鎌倉市大船
● 湘南レディースクリニック	Tel.0466-55-5066	藤沢市鵠沼花沢町
● 山下湘南夢クリニック	Tel.0466-55-5011	藤沢市鵠沼石上町
● メディカルパーク湘南	Tel.0466-41-0331	藤沢市湘南台
● 神奈川ARTクリニック	Tel.042-701-3855	相模原市南区
● 北里大学病院	Tel.042-778-8415	相模原市南区
● ソフィアレディスクリニック	Tel.042-776-3636	相模原市中央区
長谷川レディースクリニック	Tel.042-700-5680	相模原市緑区
みうらレディースクリニック	Tel.0467-59-4103	茅ヶ崎市東海岸南
平塚市民病院	Tel.0463-32-0015	平塚市南原
牧野クリニック	Tel.0463-21-2364	平塚市八重咲町
● 須藤産婦人科医院	Tel.0463-77-7666	秦野市南矢名
伊勢原協同病院	Tel.0463-94-2111	伊勢原市桜台
● 東海大学医学部附属病院	Tel.0463-93-1121	伊勢原市下糟屋

東京

● 慶應義塾大学病院	Tel.03-3353-1211	新宿区信濃町
● 東京医科大学病院	Tel.03-3342-6111	新宿区西新宿
● 新宿ARTクリニック	Tel.03-5324-5577	新宿区西新宿
● うつみやす子レディースクリニック	Tel.03-3368-3781	新宿区西新宿
● 加藤レディスクリニック	Tel.03-3366-3777	新宿区西新宿
● 国立国際医療研究センター病院	Tel.03-3202-7181	新宿区戸山
● 東京女子医科大学病院	Tel.03-3353-8111	新宿区河田町
東京山手メディカルセンター	Tel.03-3364-0251	新宿区百人町
● 桜の芽クリニック	Tel.03-6908-7740	新宿区高田馬場
野原産婦人科クリニック	Tel.03-3386-2525	中野区上高田
新中野女性クリニック	Tel.03-3384-3281	中野区本町
● 藤間産婦人科医院	Tel.03-3372-5700	中野区弥生町
河北総合病院	Tel.03-3339-2121	杉並区阿佐ヶ谷北
● 荻窪病院 虹クリニック	Tel.03-5335-6577	杉並区荻窪
● 慶愛クリニック	Tel.03-3987-3090	豊島区東池袋
● 松本レディースクリニック 不妊センター	Tel.03-5958-5633	豊島区東池袋
● 池袋えざきレディースクリニック	Tel.03-5911-0034	豊島区池袋
小川クリニック	Tel.03-3951-0356	豊島区南長崎
● 帝京大学医学部附属病院	Tel.03-3964-1211	板橋区加賀
荘病院	Tel.03-3963-0551	板橋区板橋
● 日本大学医学部附属板橋病院	Tel.03-3972-8111	板橋区大谷口上町
● ときわ台レディースクリニック	Tel.03-5915-5207	板橋区常盤台
渡辺産婦人科医院	Tel.03-5399-3008	板橋区高島平
● ウイメンズ・クリニック大泉学園	Tel.03-5935-1010	練馬区東大泉
● 池下レディースクリニック吉祥寺	Tel.0422-27-2965	武蔵野市吉祥寺本町
● うすだレディースクリニック	Tel.0422-28-0363	武蔵野市吉祥寺本町
● 武蔵境いわもと婦人科クリニック	Tel.0422-31-3737	武蔵野市境南町
● 杏林大学医学部附属病院	Tel.0422-47-5511	三鷹市新川
● ウィメンズクリニック神野	Tel.0424-80-3105	調布市国領町
● 幸町IVFクリニック	Tel.042-365-0341	府中市府中町
● 貝原レディースクリニック	Tel.042-352-8341	府中市府中町
● シュンレディースクリニック小平	Tel.042-329-4103	小平市喜平町
● 立川ARTレディースクリニック	Tel.042-527-1124	立川市曙町
● 井上レディスクリニック	Tel.042-529-0111	立川市富士見町
● 小泉産婦人科医院	Tel.042-626-7070	八王子市八幡町
みなみ野レディースクリニック	Tel.042-632-8044	八王子市西片倉
南大沢婦人科皮膚科クリニック	Tel.0426-74-0855	八王子市南大沢
西島産婦人科医院	Tel.0426-61-6642	八王子市千人町
● みむろウィメンズクリニック	Tel.042-710-3609	町田市原町田
● ひろいウィメンズクリニック	Tel.042-850-9027	町田市森野
町田市民病院	Tel.042-722-2230	町田市旭町
松岡レディスクリニック	Tel.042-479-5656	東久留米市東本町
日本医科大学附属多摩永山病院	Tel.042-371-2111	多摩市永山

東京

● 順天堂大学医学部附属順天堂医院	Tel.03-3813-3111	文京区本郷
● 東京大学医学部附属病院	Tel.03-3815-5411	文京区本郷
● 東京医科歯科大学医学部附属病院	Tel.03-5803-5684	文京区湯島
● 中野レディースクリニック	Tel.03-5390-6030	北区王子
● 東京北医療センター	Tel.03-5963-3311	北区赤羽台
● 日暮里レディースクリニック	Tel.03-5615-1181	荒川区西日暮里
● 臼井医院	Tel.03-3605-0381	足立区東和
池上レディースクリニック	Tel.03-5838-0228	足立区伊興
アーク米山クリニック	Tel.03-3849-3333	足立区西新井栄町
● 真島クリニック	Tel.03-3849-4127	足立区関原
東京慈恵会医科大学葛飾医療センター	Tel.03-3603-2111	葛飾区青戸
● あいウイメンズクリニック	Tel.03-3829-2522	墨田区錦糸
大倉医院	Tel.03-3611-4077	墨田区墨田
● 木場公園クリニック・分院	Tel.03-5245-4122	江東区木場
● 東峯婦人クリニック	Tel.03-3630-0303	江東区木場
● 五の橋レディスクリニック	Tel.03-5836-2600	江東区亀戸
はなおかレディースクリニック	Tel.03-5767-5285	品川区南大井
● クリニック飯塚	Tel.03-3495-8761	品川区西五反田
● はなおかIVFクリニック品川	Tel.03-5759-5112	品川区大崎
● 昭和大学病院	Tel.03-3784-8000	品川区旗の台
● 東邦大学医療センター大森病院	Tel.03-3762-4151	大田区大森西
とちぎクリニック	Tel.03-3777-7712	大田区山王
大森赤十字病院	Tel.03-3775-3111	大田区中央
● キネマアートクリニック	Tel.03-5480-1940	大田区蒲田
● ファティリティクリニック東京	Tel.03-3477-0369	渋谷区東
● 日本赤十字社医療センター	Tel.03-3400-1311	渋谷区広尾
恵比寿つじクリニック＜男性不妊専門＞	Tel.03-5768-7883	渋谷区恵比寿南
● はらメディカルクリニック	Tel.03-3356-4211	渋谷区千駄ヶ谷
篠原クリニック	Tel.03-3377-6633	渋谷区笹塚
みやぎしレディースクリニック	Tel.03-5731-8866	目黒区八雲
● とくおかレディースクリニック	Tel.03-5701-1722	目黒区中根
● 峯レディースクリニック	Tel.03-5731-8161	目黒区自由が丘
● 三軒茶屋ウィメンズクリニック	Tel.03-5779-7155	世田谷区太子堂
● 梅ヶ丘産婦人科	Tel.03-3429-6036	世田谷区梅丘
● 杉山産婦人科	Tel.03-5454-5666	世田谷区大原
藤沢レディースクリニック	Tel.03-5727-1212	世田谷区喜多見
● 国立生育医療研究センター	Tel.03-3416-0181	世田谷区大蔵
● ローズレディースクリニック	Tel.03-3703-0114	世田谷区等々力
● 陣内ウィメンズクリニック	Tel.03-3722-2255	世田谷区奥沢
● 田園都市レディースクリニック二子玉川	Tel.03-3707-2455	世田谷区玉川
にしなレディースクリニック	Tel.03-5797-3247	世田谷区用賀
用賀レディースクリニック	Tel.03-5491-5137	世田谷区上用賀
池ノ上産婦人科	Tel.03-3467-4608	世田谷区上北沢

関東地区／ピックアップ クリニックガイダンス　PICK UP

●ときざわレディスクリニック
太田市　since 2005.4

Tel.0276-60-2580　太田市小舞木町256

医師１名　培養士3名
心理士０名
◆倫理・厳守宣言
医　師/する…■
培養士/する…■

診療日		月	火	水	木	金	土	日	祝祭日
	am	●	●	●	●	●	●		
	pm	●		●		●			
予約受付時間	8·9·10·11·12·13·14·15·16·17·18·19·20·21·22時								

ブライダルチェック＝○　婦人科検診＝○

夫婦での診療 …………●
患者への治療説明 ……●
使用医薬品の説明 ……●
治療費の詳細公開 ……●
治療費助成金扱い …有り
タイミング療法 ………○
人工授精 ………………●
人工授精（AID） ………×
体外受精 ………………●
顕微授精 ………………●
自然・低刺激周期採卵法 ●
刺激周期採卵法(FSH,hMG) ●
凍結保存 ………………●
男性不妊 ………………●
不育症 …………………○
妊婦健診 ……○10週まで
2人目不妊通院配慮 …○
腹腔鏡検査 ……………×
漢方薬の扱い …………○
新薬の使用 ……………●
カウンセリング ………●
運動指導 ………………△
食事指導 ………………△
女性医師がいる ………×

料金目安
初診費用　1,000円～
体外受精費用　27万～35万円
顕微授精費用　32万～40万円

●秋山レディースクリニック
さいたま市　since 2003.2

Tel.048-663-0005　さいたま市大宮区大成町3-542

医師１名　培養士１名
心理士０名
◆倫理・厳守宣言
医　師/する…■
培養士/する…■

診療日		月	火	水	木	金	土	日	祝祭日
	am	●	●		●	●	●		
	pm	●	●		●	●			
予約受付時間	8·9·10·11·12·13·14·15·16·17·18·19·20·21·22時								

ブライダルチェック＝●　婦人科検診＝●

夫婦での診療 …………●
患者への治療説明 ……●
使用医薬品の説明 ……●
治療費の詳細公開 ……●
治療費助成金扱い …有り
タイミング療法 ………●
人工授精 ………………●
人工授精（AID） ………×
体外受精 ………………●
顕微授精 ………………●
自然・低刺激周期採卵法 ●
刺激周期採卵法(FSH,hMG) ●
凍結保存 ………………●
男性不妊　○連携施設あり
不育症 …………………●
妊婦健診 ……○15週まで
2人目不妊通院配慮 …●
腹腔鏡検査 ……………×
漢方薬の扱い …………●
新薬の使用 ……………●
カウンセリング ………●
運動指導 ………………×
食事指導 ………………×
女性医師がいる ………×

料金目安
初診費用　1,000円～
体外受精費用　20万円～
顕微授精費用　25万円～

●恵愛生殖医療クリニック志木
新座市　since 2009.4

Tel.048-485-1155　新座市東北2-34-15　ホワイトハイツ2F

医師4名　培養士5名
心理士1名（内部）
◆倫理・厳守宣言
医　師/する…■
培養士/する…■

診療日		月	火	水	木	金	土	日	祝祭日
	am	●	●	●	●	●	●		
	pm	●	●	●	●	●			
診療受付時間	8·9·10·11·12·13·14·15·16·17·18·19·20·21·22時								

ブライダルチェック＝○　婦人科検診＝○

夫婦での診療 …………●
患者への治療説明 ……●
使用医薬品の説明 ……○
治療費の詳細公開 ……●
治療費助成金扱い …有り
タイミング療法 ………●
人工授精 ………………●
人工授精（AID） ………×
体外受精 ………………●
顕微授精 ………………●
自然・低刺激周期採卵法 ●
刺激周期採卵法(FSH,hMG) ●
凍結保存 ………………●
男性不妊　○連携施設あり
不育症 …………………●
妊婦検診 ………………×
2人目不妊通院配慮 …○
腹腔鏡検査 ……………×
漢方薬の扱い …………○
新薬の使用 ……………●
カウンセリング ………○
運動指導 ………………×
食事指導 ………………×
女性医師がいる ………●

料金目安
初診費用　2万円～
体外受精費用　16.8万～40万円
顕微授精費用　22.05万～45万円

●パークシティ吉田レディースクリニック
浦安市　since 2004.5

Tel.047-316-3321　浦安市明海5-7-5 パークシティ東京ベイ新浦安ドクターズベイ

医師１名　培養士１名
心理士０名
◆倫理・厳守宣言
医　師/する…■
培養士/する…■

診療日		月	火	水	木	金	土	日	祝祭日
	am	●	●	●	●	●	●	▲	▲
	pm	●	●	●		●			
予約受付時間	8·9·10·11·12·13·14·15·16·17·18·19·20·21·22時								

ブライダルチェック＝○　婦人科検診＝●　▲日曜·祝日は予約診療

夫婦での診療 …………○
患者への治療説明 ……●
使用医薬品の説明 ……●
治療費の詳細公開 ……●
治療費助成金扱い …有り
タイミング療法 ………●
人工授精 ………………●
人工授精（AID） ………×
体外受精 ………………●
顕微授精 ………………△
自然・低刺激周期採卵法 ●
刺激周期採卵法(FSH,hMG) ●
凍結保存 ………………○
男性不妊　○連携施設あり
不育症 …………………●
妊婦健診 ……○34週まで
2人目不妊通院配慮 …○
腹腔鏡検査 ……………×
漢方薬の扱い …………●
新薬の使用 ……………○
カウンセリング ………○
運動指導 ………………○
食事指導 ………………○
女性医師がいる ………×

料金目安
初診費用　5,000円～
体外受精費用　30万～35万円
顕微授精費用　―

●中野レディースクリニック
柏市　since2005.4

Tel.04-7162-0345　柏市柏2-10-11-1Ｆ

医師１名　培養士2名
心理士０名
◆倫理・厳守宣言
医　師/する…■
培養士/する…■

診療日		月	火	水	木	金	土	日	祝祭日
	am	●	●	●	●	●	●		
	pm	●	▲	●	▲	●			
予約受付時間	8·9·10·11·12·13·14·15·16·17·18·19·20·21·22時								

ブライダルチェック＝△　婦人科検診＝●　▲火・木曜は午後５時まで

夫婦での診療 …………●
患者への治療説明 ……●
使用医薬品の説明 ……●
治療費の詳細公開 ……○
治療費助成金扱い …有り
タイミング療法 ………●
人工授精 ………………●
人工授精（AID） ………×
体外受精 ………………●
顕微授精 ………………●
自然・低刺激周期採卵法 ●
刺激周期採卵法(FSH,hMG) ●
凍結保存 ………………●
男性不妊　●連携施設あり
不育症 …………………●
妊婦健診○12～30週まで
2人目不妊通院配慮 …○
腹腔鏡検査 ……………●
漢方薬の扱い …………○
新薬の使用 ……………●
カウンセリング ………△
運動指導 ………………△
食事指導 ………………△
女性医師がいる ………×

料金目安
初診費用　－
体外受精費用　30万～35万円
顕微授精費用　40万～45万円

男性不妊専門　エス・セットクリニック
中央区　since 2012.9

Tel.03-6262-0745　中央区日本橋室町4-3-12 バンセイ室町ビル10F

医師６名　培養士0名
心理士0名
◆倫理・厳守宣言
医　師/する…■
培養士/する…■

診療日		月	火	水	木	金	土	日	祝祭日
	am						●	●	●
	pm	●	●	●	●	●	●	●	●
予約受付時間	8·9·10·11·12·13·14·15·16·17·18·19·20·21·22時								

ブライダルチェック＝●　婦人科検診＝×　※完全予約制

夫婦での診療 …………●
患者への治療説明 ……●
使用医薬品の説明 ……●
治療費の詳細公開 ……●
治療費助成金扱い ……△
タイミング療法 ………×
人工授精 ………………×
人工授精（AID） ………×
体外受精 ………………×
顕微授精 ………………×
自然・低刺激周期採卵法 ×
刺激周期採卵法(FSH,hMG) ×
凍結保存 ………………●
男性不妊 ………………●
不育症 …………………×
妊婦健診 ………………×
2人目不妊通院配慮 …●
腹腔鏡検査 ……………×
漢方薬の扱い …………●
新薬の使用 ……………●
カウンセリング ………●
運動指導 ………………×
食事指導 ………………○
女性医師がいる ………×

料金目安
初診費用　5,400円～
体外受精費用　－
顕微授精費用　－

●赤坂レディースクリニック
港区　since 2016.4

Tel.03-5545-4123　港区赤坂5-4-7 The Hexagon 4F

医師1名　培養士2名
心理士０名
◆倫理・厳守宣言
医　師/する…■
培養士/する…■

診療日		月	火	水	木	金	土	日	祝祭日
	am	●	●		●	●	●		
	pm	●	●		●	●	▲		
予約受付時間	8·9·10·11·12·13·14·15·16·17·18·19·20·21·22時								

ブライダルチェック＝○　婦人科検診＝×　▲土曜午後は17:00まで

夫婦での診療 …………●
患者への治療説明 ……●
使用医薬品の説明 ……●
治療費の詳細公開 ……●
治療費助成金扱い …有り
タイミング療法 ………●
人工授精 ………………●
人工授精（AID） ………×
体外受精 ………………●
顕微授精 ………………●
自然・低刺激周期採卵法 ●
刺激周期採卵法(FSH,hMG) ●
凍結保存 ………………●
男性不妊　○連携施設あり
不育症 …………………○
妊婦検診 ……○10週まで
2人目不妊通院配慮 …●
腹腔鏡検査 ……………×
漢方薬の扱い …………●
新薬の使用 ……………●
カウンセリング ………○
運動指導 ………………×
食事指導 ………………×
女性医師がいる ………●

料金目安
初診費用　2万円～
体外受精費用　20万円～
顕微授精費用　25万円～

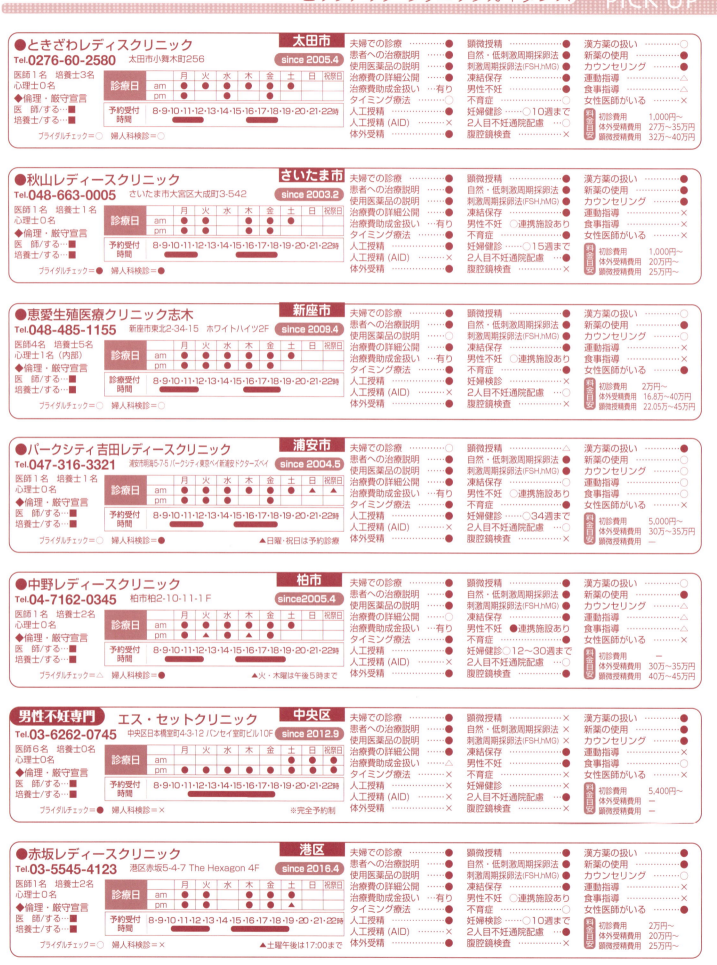

関東地区／ピックアップ クリニックガイダンス PICK UP

●新橋夢クリニック
港区 since 2007.04

Tel.03-3593-2121 港区新橋2-5-1 EXCEL新橋

医師7名 培養士22名
心理士0名

◆倫理・厳守宣言
医 師/する…■
培養士/する…■

診療日	月	火	水	木	金	土	日	祝祭日
am	●	●	●	●	●	●	●	●
pm	●	●	●	●	●			

予約受付時間 8・9・10・11・12・13・14・15・16・17・18・19・20・21・22時

ブライダルチェック＝× 婦人科検診＝×

夫婦での診療	●	顕微授精	●	漢方薬の扱い	×
患者への治療説明	●	自然・低刺激周期採卵法	●	新薬の使用	○
使用医薬品の説明	●	刺激周期採卵法(FSH,hMG)	×	カウンセリング	×
治療費の詳細公開	●	凍結保存	●	運動指導	×
治療費助成金扱い	有り	男性不妊	●	食事指導	×
タイミング療法	×	不育症	×	女性医師がいる	○
人工授精	×	妊婦健診	○10週まで		
人工授精 (AID)	×	2人目不妊通院配慮	○		
体外受精	●	腹腔鏡検査	×		

料金目安：HPを参照 http://www.yumeclinic.net

●はなおかIVFクリニック品川
品川区 since 2014.10

Tel.03-5759-5112 品川区大崎1-11-2 ゲートシティ大崎イーストタワー

医師2名 培養士4名
心理士1名 カウンセラー1名

◆倫理・厳守宣言
医 師/する…■
培養士/する…■

診療日	月	火	水	木	金	土	日	祝祭日
am	●	●	●	●	●	●		★
pm	●	●	●	●	●	▲		★

予約受付時間 8・9・10・11・12・13・14・15・16・17・18・19・20・21・22時

ブライダルチェック＝△ 婦人科検診＝× ▲土曜午後は15時～16時半 ★祝祭日は特殊外来

夫婦での診療	●	顕微授精	●	漢方薬の扱い	○
患者への治療説明	●	自然・低刺激周期採卵法	●	新薬の使用	●
使用医薬品の説明	●	刺激周期採卵法(FSH,hMG)	●	カウンセリング	●
治療費の詳細公開	●	凍結保存	●	運動指導	○
治療費助成金扱い	有り	男性不妊	連携施設あり	食事指導	○
タイミング療法	●	不育症	○	女性医師がいる	●
人工授精	●	妊婦検診	○6週まで		
人工授精 (AID)	×	2人目不妊通院配慮	△		
体外受精	●	腹腔鏡検査	△		

料金目安：初診費用 5,000円～ / 体外受精費用・顕微授精費用 成功報酬制度

●はらメディカルクリニック
渋谷区 since1991.6

Tel.03-3356-4211 渋谷区千駄ヶ谷5-8-10

医師6名 培養士9名
心理士1名(内部)

◆倫理・厳守宣言
医 師/する…■
培養士/する…■

診療日	月	火	水	木	金	土	日	祝祭日
am	●	●	●	●	●	●		●
pm	●	●	●	●	●	●		

予約受付時間 8・9・10・11・12・13・14・15・16・17・18・19・20・21・22時

ブライダルチェック＝○ 婦人科検診＝×

夫婦での診療	●	顕微授精	●	漢方薬の扱い	●
患者への治療説明	●	自然・低刺激周期採卵法	●	新薬の使用	●
使用医薬品の説明	●	刺激周期採卵法(FSH,hMG)	●	カウンセリング	●
治療費の詳細公開	●	凍結保存	●	運動指導	●
治療費助成金扱い	有り	男性不妊	●	食事指導	●
タイミング療法	●	不育症	●	女性医師がいる	○
人工授精	●	妊婦健診	×		
人工授精 (AID)	●	2人目不妊通院配慮	×		
体外受精	●	腹腔鏡検査	×		

料金目安：初診費用 810円～ / 体外受精費用 173,250～40万円 / 顕微授精費用 193,250～50万円

●三軒茶屋ウィメンズクリニック
世田谷区 since2011.2

Tel.03-5779-7155 世田谷区太子堂1-12-34-2F

医師1名 培養士3名
心理士0名

◆倫理・厳守宣言
医 師/する…■
培養士/する…■

診療日	月	火	水	木	金	土	日	祝祭日
am	●	●	●	●	●	●		
pm	●	●	●		●			

予約受付時間 8・9・10・11・12・13・14・15・16・17・18・19・20・21・22時

ブライダルチェック＝○ 婦人科検診＝○

夫婦での診療	●	顕微授精	●	漢方薬の扱い	○
患者への治療説明	●	自然・低刺激周期採卵法	●	新薬の使用	○
使用医薬品の説明	●	刺激周期採卵法(FSH,hMG)	●	カウンセリング	△
治療費の詳細公開	●	凍結保存	●	運動指導	×
治療費助成金扱い	有り	男性不妊	○連係施設あり	食事指導	×
タイミング療法	●	不育症	○	女性医師がいる	×
人工授精	●	妊婦健診	○8週まで		
人工授精 (AID)	×	2人目不妊通院配慮	△		
体外受精	●	腹腔鏡検査	×		

料金目安：初診費用 2,500円～ / 体外受精費用 21万～28万円 / 顕微授精費用 26万～38万円

●荻窪病院 虹クリニック
杉並区 since 2008.12

Tel.03-5335-6577 杉並区荻窪4-32-2 東洋時計ビル8階/9階

医師7名 培養士4名
心理士0名

◆倫理・厳守宣言
医 師/する…■
培養士/する…■

診療日	月	火	水	木	金	土	日	祝祭日
am	●	●	●	●	●	●		
pm	●	●	●	●	●	●		

診療受付時間 8・9・10・11・12・13・14・15・16・17・18・19・20・21・22時

ブライダルチェック＝○ 婦人科検診＝×

夫婦での診療	●	顕微授精	●	漢方薬の扱い	○
患者への治療説明	●	自然・低刺激周期採卵法	●	新薬の使用	●
使用医薬品の説明	●	刺激周期採卵法(FSH,hMG)	●	カウンセリング	●
治療費の詳細公開	●	凍結保存	●	運動指導	△
治療費助成金扱い	有り	男性不妊	○連携施設あり	食事指導	△
タイミング療法	○	不育症	○	女性医師がいる	×
人工授精	●	妊婦検診	○8週まで		
人工授精 (AID)	×	2人目不妊通院配慮	△		
体外受精	●	腹腔鏡検査	×		

料金目安：初診費用 5,000円～ / 体外受精費用 40万～50万円 / 顕微授精費用 40万～60万円

●松本レディースクリニック 不妊センター
豊島区 since1999.12

Tel.03-5958-5633 豊島区東池袋2-60-3 グレイスロータリービル1F

医師11名 培養士6名
心理士1名

◆倫理・厳守宣言
医 師/する…■
培養士/する…■

診療日	月	火	水	木	金	土	日	祝祭日
am	●	●	●	●	●	●	▲	▲
pm	●	●		●	●	●		

予約受付時間 8・9・10・11・12・13・14・15・16・17・18・19・20・21・22時

ブライダルチェック＝● 婦人科検診＝●

夫婦での診療	●	顕微授精	●	漢方薬の扱い	●
患者への治療説明	●	自然・低刺激周期採卵法	●	新薬の使用	△
使用医薬品の説明	●	刺激周期採卵法(FSH,hMG)	●	カウンセリング	○
治療費の詳細公開	●	凍結保存	●	運動指導	×
治療費助成金扱い	有り	男性不妊	○	食事指導	×
タイミング療法	●	不育症	○	女性医師がいる	●
人工授精	●	妊婦健診	×		
人工授精 (AID)	×	2人目不妊通院配慮	○		
体外受精	●	腹腔鏡検査	×		

料金目安：初診費用 3,000円～ / 体外受精費用 27万円～ / 顕微授精費用 29万円～

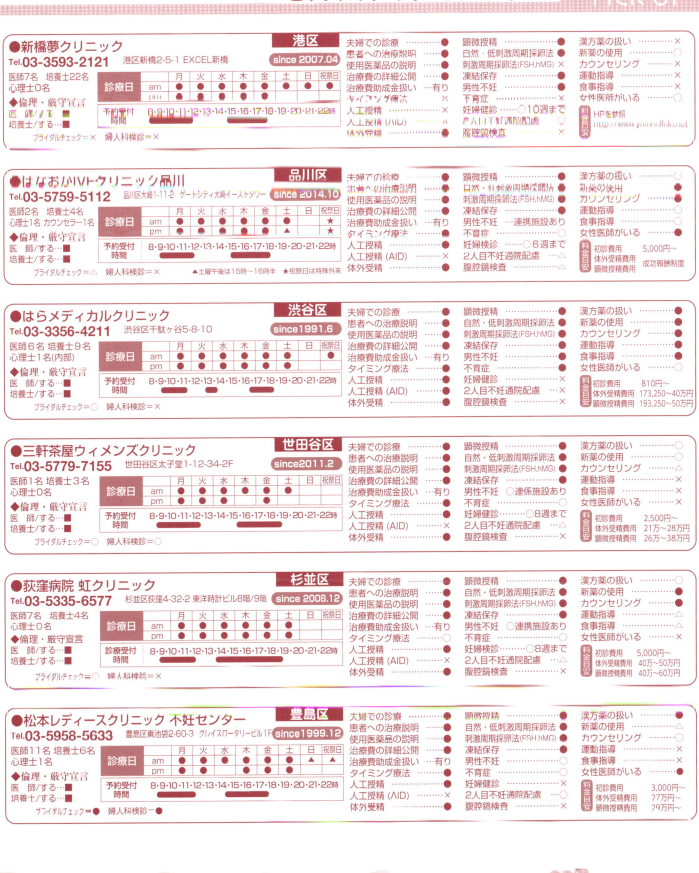

関東地区／ピックアップ クリニックガイダンス　PICK UP

●ウイメンズ・クリニック大泉学園　練馬区

Tel.03-5935-1010　練馬区東大泉1-27-19　アラウダ大泉ビル3～5F　since 2005.11

医師5名　培養士7名
心理士1名（内部）
◆倫理・厳守宣言
医　師/する…■
培養士/する…■

診療日		月	火	水	木	金	土	日	祝祭日
	am	●	●	●	●	●	●		
	pm		●	●		●			

予約受付時間　8・9・10・11・12・13・14・15・16・17・18・19・20・21・22時

ブライダルチェック＝ー　婦人科検診＝○

夫婦での診療 ……………○
患者への治療説明 ……●
使用医薬品の説明 ……○
治療費の詳細公開 ……●
治療費助成金扱い …有り
タイミング療法 ………●
人工授精 ………………●
人工授精（AID） ………×
体外受精 ………………●

顕微授精 ………………●
自然・低刺激周期採卵法 ●
刺激周期採卵法(FSH,hMG) ●
凍結保存 ………………●
男性不妊　○連携施設あり
不育症 …………………○
妊婦健診 ……○12週まで
2人目不妊通院配慮 …●
腹腔鏡検査 ……………●

漢方薬の扱い …………○
新薬の使用 ……………○
カウンセリング ………●
運動指導 ………………△
食事指導 ………………△
女性医師がいる ………○

料金目安
初診費用　15,000円～
体外受精費用　16万円～
顕微授精費用　22万円～

●幸町IVFクリニック　府中市

Tel.042-365-0341　府中市府中町1-18-17 コンテント府中1F・2F　since 1990.4

医師3名　培養士3名
心理士0名
◆倫理・厳守宣言
医　師/する…■
培養士/する…■

診療日		月	火	水	木	金	土	日	祝祭日
	am		●	●	●	●	●	●	
	pm		●	●	●	●	▲	▲	

予約受付時間　8・9・10・11・12・13・14・15・16・17・18・19・20・21・22時

ブライダルチェック＝×　婦人科検診＝○　▲土日の受付時間は15:00～16:00

夫婦での診療 ……………●
患者への治療説明 ……●
使用医薬品の説明 ……●
治療費の詳細公開 ……○
治療費助成金扱い …有り
タイミング療法 ………×
人工授精 ………………×
人工授精（AID） ………×
体外受精 ………………●

顕微授精 ………………●
自然・低刺激周期採卵法 ●
刺激周期採卵法(FSH,hMG) ●
凍結保存 ………………●
男性不妊　●連携施設あり
不育症 …………………○
妊婦健診 ……○10週まで
2人目不妊通院配慮 …△
腹腔鏡検査 ……………×

漢方薬の扱い …………○
新薬の使用 ……………●
カウンセリング ………△
運動指導 ………………△
食事指導 ………………△
女性医師がいる ………×

料金目安
初診費用　850円～
体外受精費用　33万～36万円
顕微授精費用　39万～55万円

●みなとみらい夢クリニック　横浜市

Tel.045-228-3131　横浜市西区みなとみらい3-6-3　MMパークビル2F　since 2008.2

医師5名　培養士18名
心理士0名
◆倫理・厳守宣言
医　師/する…■
培養士/する…■

診療日		月	火	水	木	金	土	日	祝祭日
	am	●	●	●	★	●	□	★	□
	pm	●	■	●		●			

予約受付時間※　8・9・10・11・12・13・14・15・16・17・18・19・20・21・22時

ブライダルチェック＝×　婦人科検診＝×
■火曜午後は14:30～16:30　□土曜・祝日は8:30～13:00
※診療時間に準ずる　★木・日曜完全予約制(採卵・移植のみ)

夫婦での診療 ……………●
患者への治療説明 ……●
使用医薬品の説明 ……●
治療費の詳細公開 ……●
治療費助成金扱い …有り
タイミング療法 ………●
人工授精 ………………●
人工授精（AID） ………×
体外受精 ………………●

顕微授精 ………………●
自然・低刺激周期採卵法 ●
刺激周期採卵法(FSH,hMG) ×
凍結保存 ………………●
男性不妊 ………………●
不育症 …………………●
妊婦検診…………9週まで
2人目不妊通院配慮 …●
腹腔鏡検査 ……………×

漢方薬の扱い …………○
新薬の使用 ……………○
カウンセリング ………○
運動指導 ………………×
食事指導 ………………×
女性医師がいる ………○

料金目安
初診費用　4,000円～
体外受精費用　34.5万円～
顕微授精費用　上記+3,2万～5,4万円

●神奈川レディースクリニック　横浜市

Tel.045-290-8666　横浜市神奈川区西神奈川1-11-5 ARTVISTA横浜ビル　since 2003.6

医師3名　培養士13名
心理士0名
◆倫理・厳守宣言
医　師/する…■
培養士/する…■

診療日		月	火	水	木	金	土	日	祝祭日
	am	●	●	●	●	●	●	●	●
	pm	●	●	●	△	●			

診療受付時間　8・9・10・11・12・13・14・15・16・17・18・19・20・21・22時

ブライダルチェック＝×　婦人科検診＝○　※受付順番システム導入（携帯で順番確認可能）△完全予約

夫婦での診療 ……………●
患者への治療説明 ……●
使用医薬品の説明 ……●
治療費の詳細公開 ……●
治療費助成金扱い …有り
タイミング療法 ………●
人工授精 ………………●
人工授精（AID） ………×
体外受精 ………………●

顕微授精 ………………●
自然・低刺激周期採卵法 ●
刺激周期採卵法(FSH,hMG) ●
凍結保存 ………………●
男性不妊　●連携施設あり
不育症 …………………●
妊婦健診 ………………×
2人目不妊通院配慮 …●
腹腔鏡検査 ……………×

漢方薬の扱い …………●
新薬の使用 ……………●
カウンセリング ………●
運動指導 ………………○
食事指導 ………………○
女性医師がいる ………×

料金目安
初診費用　6,000～ 2万円
体外受精費用　38万～42万円
顕微授精費用　40万～45万円

●馬車道レディスクリニック　横浜市

Tel.045-228-1680　横浜市中区相生町4-65-3 馬車道メディカルスクエア　since 2001.4

医師2名　培養士5名
心理士0名
◆倫理・厳守宣言
医　師/する…■
培養士/する…■

診療日		月	火	水	木	金	土	日	祝祭日
	am	●		●	●	●	●	●	
	pm	●		●	●	●			

予約受付時間　8・9・10・11・12・13・14・15・16・17・18・19・20・21・22時

ブライダルチェック＝○　婦人科検診＝×　※予約受付は24時間対応

夫婦での診療 ……………●
患者への治療説明 ……●
使用医薬品の説明 ……●
治療費の詳細公開 ……●
治療費助成金扱い …有り
タイミング療法 ………●
人工授精 ………………●
人工授精（AID） ………×
体外受精 ………………●

顕微授精 ………………●
自然・低刺激周期採卵法 ●
刺激周期採卵法(FSH,hMG) ●
凍結保存 ………………●
男性不妊　○連携施設あり
不育症 …………………×
妊婦健診 ……○10週まで
2人目不妊通院配慮 …●
腹腔鏡検査 ……………×

漢方薬の扱い …………○
新薬の使用 ……………●
カウンセリング ………△
運動指導 ………………△
食事指導 ………………△
女性医師がいる ………○

料金目安
初診費用　5,000円～
体外受精費用　25万～30万円
顕微授精費用　32万～37万円

●福田ウイメンズクリニック　横浜市

Tel.045-825-5525　横浜市戸塚区品濃町550-3　木村ビル2F　since 1993.8

医師1名　培養士4名
心理士0名
◆倫理・厳守宣言
医　師/する…■
培養士/する…■

診療日		月	火	水	木	金	土	日	祝祭日
	am	●	●	●	●	●	●		
	pm	●	●	●		●			

予約受付時間　8・9・10・11・12・13・14・15・16・17・18・19・20・21・22時

ブライダルチェック＝○　婦人科検診＝○

夫婦での診療 ……………●
患者への治療説明 ……●
使用医薬品の説明 ……●
治療費の詳細公開 ……●
治療費助成金扱い …有り
タイミング療法 ………●
人工授精 ………………●
人工授精（AID） ………×
体外受精 ………………●

顕微授精 ………………●
自然・低刺激周期採卵法 ●
刺激周期採卵法(FSH,hMG) ●
凍結保存 ………………●
男性不妊　●連携施設あり
不育症 …………………○
妊婦健診 ………………○
2人目不妊通院配慮 …●
腹腔鏡検査 ……………×

漢方薬の扱い …………○
新薬の使用 ……………●
カウンセリング ………○
運動指導 ………………△
食事指導 ………………△
女性医師がいる ………×

料金目安
初診費用　4,620円～
体外受精費用　25万～30万円
顕微授精費用　30万～35万円

●湘南レディースクリニック　藤沢市

Tel.0466-55-5066　藤沢市鵠沼花沢町1-12 第5相澤ビル5・6F　since 2007.9

医師3名　培養士6名
心理士0名
◆倫理・厳守宣言
医　師/する…■
培養士/する…■

診療日		月	火	水	木	金	土	日	祝祭日
	am	●	●	●	●	●	●	●	
	pm	●	●	●	●	●			

予約受付時間　8・9・10・11・12・13・14・15・16・17・18・19・20・21・22時

ブライダルチェック＝○　婦人科検診＝●　※再診受付はWEBにて24時間対応

夫婦での診療 ……………●
患者への治療説明 ……●
使用医薬品の説明 ……●
治療費の詳細公開 ……●
治療費助成金扱い …有り
タイミング療法 ………●
人工授精 ………………●
人工授精（AID） ………×
体外受精 ………………●

顕微授精 ………………●
自然・低刺激周期採卵法 ●
刺激周期採卵法(FSH,hMG) ●
凍結保存 ………………●
男性不妊　○連携施設あり
不育症 …………………●
妊婦健診 ………32週まで
2人目不妊通院配慮 …●
腹腔鏡検査 ……………×

漢方薬の扱い …………●
新薬の使用 ……………●
カウンセリング ………●
運動指導 ………………○
食事指導 ………………○
女性医師がいる ………×

料金目安
初診費用　5,000円～
体外受精費用　15万～29万円
顕微授精費用　19万～35万円

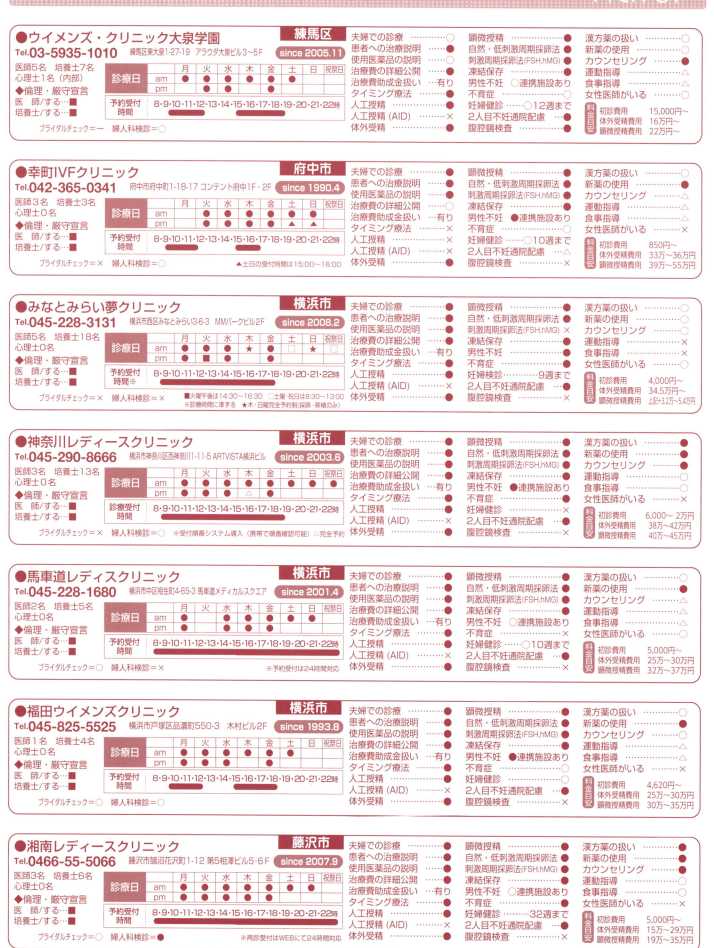

中部地区／ 不妊治療のための病院リスト　List

石川

● 永遠幸レディスクリニック　Tel.0761-23-1555　小松市小島町
荒木病院　Tel.0761-22-0301　小松市若杉町
川北レイクサイドクリニック　Tel.0761-22-0232　小松市今江町
● 恵寿総合病院　Tel.0767-52-3211　七尾市富岡町
● 深江レディースクリニック　Tel.076-294-3336　野々市市郷町

福井

● 本多レディースクリニック　Tel.0776-24-6800　福井市宝永
福井県立病院　Tel.0776-54-5151　福井市四ツ井
大月産婦人科クリニック　Tel.0776-35-3035　福井市足羽
● 西ウイミンズクリニック　Tel.0776-33-3663　福井市木田
公立丹南病院　Tel.0778-51-2260　鯖江市三六町
● 中山クリニック　Tel.0770-56-5588　小浜市多田
● 福井大学医学部附属病院　Tel.0776-61-3111　吉田郡永平寺町

岐阜

● 髙橋産婦人科　Tel.058-263-5726　岐阜市梅ケ枝町
● 古田産科婦人科クリニック　Tel.058-265-2395　岐阜市金町
● 岐阜大学医学部附属病院　Tel.058-230-6000　岐阜市柳戸
石原産婦人科　Tel.058-241-3535　岐阜市芥見嵯峨
● 操レディスホスピタル　Tel.058-233-8811　岐阜市津島町
● おおのレディースクリニック　Tel.058-233-0201　岐阜市光町
● 花林レディースクリニック　Tel.058-393-1122　羽島市竹鼻町
もりレディースクラブクリニック　Tel.0584-74-1888　大垣市河間町
● クリニックママ　Tel.0584-73-5111　大垣市今宿
● 大垣市民病院　Tel.0584-81-3341　大垣市南頬町
東海中央病院　Tel.058-382-3101　各務原市蘇原東島町
久美愛厚生病院　Tel.0577-32-1115　高山市中切町
● 中西ウィメンズクリニック　Tel.0572-25-8882　多治見市大正町
とまつレディースクリニック　Tel.0574-61-1138　可児市広見
● 松波総合病院　Tel.058-388-0111　羽島郡笠松町

新潟

● 新潟大学医歯学総合病院　Tel.025-227-2460　新潟市中央区旭町通
● 済生会新潟第二病院　Tel.025-233-6161　新潟市西区寺地
荒川レディースクリニック　Tel.025-672-2785　新潟市西蒲区
● レディスクリニック石黒　Tel.0256-33-0150　三条市荒町
● 関塚医院　Tel.0254-26-1405　新発田市小舟町

富山

かみいち総合病院　Tel.076-472-1212　中新川郡上市町
● 富山赤十字病院　Tel.076-433-2222　富山市牛島本町
● 小嶋ウィメンズクリニック　Tel.076-432-1788　富山市五福
● 富山県立中央病院　Tel.0764-24-1531　富山市西長江
● 女性クリニックWe! TOYAMA　Tel.076-493-5533　富山市根塚町
富山市民病院　Tel.0764-22-1112　富山市今泉北部町
高岡市民病院　Tel.0766-23-0204　高岡市宝町
● あいARTクリニック　Tel.0766-27-3311　高岡市下伏間江
済生会高岡病院　Tel.0766-21-0570　高岡市二塚
厚生連高岡病院　Tel.0766-21-3930　高岡市永楽町
黒部市民病院　Tel.0765-54-2211　黒部市三日市
● あわの産婦人科医院　Tel.0765-72-0588　下新川郡入善町
津田産婦人科医院　Tel.0763-33-3035　砺波市寿町

石川

● 石川県立中央病院　Tel.076-237-8211　金沢市鞍月東
吉澤レディースクリニック　Tel.076-266-8155　金沢市稚日野町
金沢大学附属病院　Tel.076-265-2000　金沢市宝町
金沢医療センター　Tel.076-262-4161　金沢市石引
● 金沢たまごクリニック　Tel.076-237-3300　金沢市諸江町
うきた産婦人科医院　Tel.076-291-2277　金沢市新神田
● 鈴木レディスホスピタル　Tel.076-242-3155　金沢市寺町
金沢医科大学病院　Tel.076-286-2211　河北郡内灘町
やまぎしレディスクリニック　Tel.076-287-6066　野々市市藤平田

山梨

● 楽袋レディースクリニック　Tel.055-226-3711　甲府市飯田
● 吉田婦人クリニック　Tel.055-226-5566　中巨摩郡昭和町
● 山梨大学医学部附属病院　Tel.055-273-1111　中央市下河東

長野

● 吉澤産婦人科医院　Tel.026-226-8476　長野市七瀬中町
長野赤十字病院　Tel.026-226-4131　長野市若里
● 長野市民病院　Tel.026-295-1199　長野市富竹
● 篠ノ井総合病院　Tel.026-292-2261　長野市篠ノ井会
● 佐久市立国保浅間総合病院　Tel.0267-67-2295　佐久市岩村田
● 佐久平エンゼルクリニック　Tel.0267-67-5816　佐久市長土呂
● 三浦産婦人科　Tel.0268-22-0350　上田市中央
● わかばレディス＆マタニティクリニック　Tel.0263-45-0103　松本市浅間温泉
● 信州大学医学部附属病院　Tel.0263-35-4600　松本市旭
● 北原レディースクリニック　Tel.0263-48-3186　松本市島立
● 菜の花マタニティクリニック　Tel.0265-76-7087　伊那市日影
平岡産婦人科　Tel.0266-72-6133　茅野市ちの
● 諏訪マタニティークリニック　Tel.0266-28-6100　諏訪郡下諏訪町
ひろおか　さくらレディースウィメンズクリニック　Tel.0263-85-0013　塩尻市広丘吉田

新潟

● 立川綜合病院不妊体外受精センター　Tel.0258-33-3111　長岡市神田町
● 長岡レディースクリニック　Tel.0258-22-7780　長岡市新保
セントポーリアウイメンズクリニック　Tel.0258-21-0800　長岡市南七日町
● 大島クリニック　Tel.025-522-2000　上越市鴨島
● 菅谷ウィメンズクリニック　Tel.025-546-7660　上越市新光町
● 源川産婦人科クリニック　Tel.025-272-5252　新潟市東区
● 木戸病院　Tel.025-273-2151　新潟市東区上木戸
● 新津産科婦人科クリニック　Tel.025-384-4103　新潟市江南区
● 産科・婦人科ロイヤルハートクリニック　Tel.025-244-1122　新潟市中央区天神尾
● 荒川　大桃エンゼルマザークリニック　Tel.025-281-1103　新潟市中央区出来島

中部地区／ ピックアップ クリニックガイダンス　PICK UP

●吉澤産婦人科医院

長野市　since 1966.2

Tel.026-226-8475　長野市七瀬中町96

医師１名　培養士4名
不妊カウンセラー5名

◆倫理・厳守宣言
医　師/する…■
培養士/する…■

診療日	月	火	水	木	金	土	日	祝祭日
am	●	●	●	●	●	●		
pm	●	●		●	●			

予約受付時間　8・9・10・11・12・13・14・15・16・17・18・19・20・21・22時

ブライダルチェック＝○　婦人科検診＝○

夫婦での診療 ……○
患者への治療説明 ……○
使用医薬品の説明 ……○
治療費の詳細公開 ……○
治療費助成金扱い …有り
タイミング療法 ……○
人工授精 ……●
人工授精（AID） ……×
体外受精 ……●

顕微授精 ……●
自然・低刺激周期採卵法 ×
刺激周期採卵法(FSH,hMG) ●
凍結保存 ……●
男性不妊 ……○
不育症 ……○
妊婦健診 ……×
2人目不妊通院配慮 …○
腹腔鏡検査 ……×

漢方薬の扱い ……○
新薬の使用 ……○
カウンセリング ……●
運動指導 ……×
食事指導 ……×
女性医師がいる ……×

料金目安
初診費用　–
体外受精費用　25万円～
顕微授精費用　30万円～

●操レディスホスピタル

岐阜市　since 2001.1

Tel.058-233-8811　岐阜市津島町6-19

医師３名　培養士0名
心理士１名（内部）

◆倫理・厳守宣言
医　師/する…■
培養士/する…■

診療日	月	火	水	木	金	土	日	祝祭日
am	●	●	●	●	●	●		
pm	●	●	●		●	●		

予約受付時間　8・9・10・11・12・13・14・15・16・17・18・19・20・21・22時

ブライダルチェック＝○　婦人科検診＝●

夫婦での診療 ……●
患者への治療説明 ……●
使用医薬品の説明 ……●
治療費の詳細公開 ……●
治療費助成金扱い …有り
タイミング療法 ……●
人工授精 ……●
人工授精（AID） ……×
体外受精 ……●

顕微授精 ……●
自然・低刺激周期採卵法 ●
刺激周期採卵法(FSH,hMG) ●
凍結保存 ……●
男性不妊 ……●
不育症 ……●
妊婦健診 ……分娩まで
2人目不妊通院配慮 …●
腹腔鏡検査 ……×

漢方薬の扱い ……●
新薬の使用 ……●
カウンセリング ……●
運動指導 ……●
食事指導 ……●
女性医師がいる ……●

料金目安
初診費用　–
体外受精費用　18万円～
顕微授精費用　上記＋3万円～

中部地区／ ピックアップ クリニックガイダンス　PICK UP

●中西ウィメンズクリニック

多治見市

Tel.0572-25-8882　多治見市大正町1-45

since 2003.7

医師4名　培養士5名
心理士0名

◆倫理・厳守宣言
医　師/する…■
培養士/する…■

診療日		月	火	水	木	金	土	日	祝祭日
	am	●	●	●	●	●	●		
	pm	●	●	●		●			

予約受付時間　8・9・10・11・12・13・14・15・16・17・18・19・20・21・22時

ブライダルチェック＝○　婦人科検診＝○

夫婦での診療 …………○
患者への治療説明 ……●
使用医薬品の説明 ……●
治療費の詳細公開 ……●
治療費助成金扱い …有り
タイミング療法 ………●
人工授精 ………………●
人工授精 (AID) ………×
体外受精 ………………●

顕微授精 ………………●
自然・低刺激周期採卵法 ○
刺激周期採卵法(FSH,hMG) ●
凍結保存 ………………●
男性不妊 ○連係施設あり
不育症 …………………○
妊婦健診 ……●分娩まで
2人目不妊通院配慮 …●
腹腔鏡検査 ……………×

漢方薬の扱い …………●
新薬の使用 ……………○
カウンセリング ………●
運動指導 ………………○
食事指導 ………………○
女性医師がいる ………×

料金目安
初診費用　3,000円～
体外受精費用　22万円～
顕微授精費用　上記+5万円～

東海地区／ 不妊治療のための病院リスト　List

愛知

若葉台クリニック Tel.052-777-2888 名古屋市名東区
● あいこ女性クリニック Tel.052-777-8080 名古屋市名東区
● 名古屋大学医学部附属病院 Tel.052-741-2111 名古屋市昭和区
● 名古屋市立大学病院 Tel.052-851-5511 名古屋市瑞穂区
● 八事レディースクリニック Tel.052-834-1060 名古屋市天白区
平針北クリニック Tel.052-803-1103 日進市赤池町
● 森脇レディースクリニック Tel.0561-33-5512 みよし市三好町
● 藤田保健衛生大学病院 Tel.0562-93-2111 豊明市沓掛町
● グリーンベルARTクリニック Tel.0120-822-229 豊田市喜多町
● トヨタ記念病院不妊センター　ジョイファミリー Tel.0565-28-0100 豊田市平和町
● ふたばクリニック Tel.0569-20-5000 半田市吉田町
● 原田レディースクリニック Tel.0562-36-1103 知多市寺本新町
● 江南厚生病院 Tel.0587-51-3333 江南市高屋町
● 小牧市民病院 Tel.0568-76-4131 小牧市常普請
● 浅田レディース勝川クリニック Tel.0568-35-2203 春日井市松新町
公立陶生病院 Tel.0561-82-5101 瀬戸市西追分町
● 中原クリニック Tel.0561-88-0311 瀬戸市山手町
一宮市立市民病院 Tel.0586-71-1911 一宮市文京
● つかはらレディースクリニック Tel.0586-81-8000 一宮市浅野居森野
● 可世木レディスクリニック Tel.0586-47-7333 一宮市平和

三重

● こうのとりWOMAN'S CAREクリニック Tel.059-355-5577 四日市市諏訪栄町
● 慈芳産婦人科 Tel.059-353-0508 四日市市ときわ
● みのうらレディースクリニック Tel.059-380-0018 鈴鹿市磯山
● ヨナハ産婦人科小児科病院 Tel.0594-27-1703 桑名市大字和泉
金丸産婦人科 Tel.059-229-5722 津市観音寺町
● 三重大学病院 Tel.059-232-1111 津市江戸橋
● 西山産婦人科 Tel.059-232-0123 津市栗真中山町
山本産婦人科 Tel.059-235-2118 津市雲出本郷町
● 済生会松阪総合病院 Tel.0598-51-2626 松阪市朝日町
本橋産婦人科 Tel.0596-23-4103 伊勢市一之木
武田産婦人科 Tel.0595-64-7655 名張市鴻之台
● 森川病院 Tel.0595-21-2425 伊賀市上野忍町

愛知

稲垣レディスクリニック Tel.0563-54-1188 西尾市横手町
● 八千代病院 Tel.0566-97-8111 安城市住吉町
● G&Oレディスクリニック Tel.0566-27-4103 刈谷市泉田町
セントソフィアクリニック婦人科 Tel.052-551-1595 名古屋市中村区
● ダイヤビルレディースクリニック Tel.052-561-1881 名古屋市中村区
● 浅田レディース名古屋駅前クリニック Tel.052-551-2203 名古屋市中村区
かとうのりこレディースクリニック Tel.052-587-2888 名古屋市中村区
● レディースクリニックミュウ Tel.052-551-7111 名古屋市中村区
かなくらレディスクリニック Tel.052-587-3111 名古屋市中村区
● 名古屋第一赤十字病院 Tel.052-481-5111 名古屋市中村区
川合産婦人科 Tel.052-502-1501 名古屋市西区
● 野崎クリニック Tel.052-303-3811 名古屋市中川区
● 金山レディースクリニック Tel.052-681-2241 名古屋市熱田区
● 山口レディスクリニック Tel.052-823-2121 名古屋市南区
名古屋市立緑市民病院 Tel.052-892-1331 名古屋市緑区
● ロイヤルベルクリニック 不妊センター Tel.052-879-6660 名古屋市緑区
● おち夢クリニック名古屋 Tel.052-968-2203 名古屋市中区
飯田レディースクリニック Tel.052-241-0512 名古屋市中区
● いくたウィメンズクリニック Tel.052-263-1250 名古屋市中区
● 可世木病院 Tel.052-251-8801 名古屋市中区
● 成田病院 Tel.052-221-1595 名古屋市中区
● おかだウィメンズクリニック Tel.052-683-0018 名古屋市中区
名古屋逓信病院 Tel.052-932-7128 名古屋市東区
上野レディスクリニック Tel.052-981-1184 名古屋市北区
平田レディースクリニック Tel.052-914-7277 名古屋市北区
● 稲垣婦人科 Tel.052-910-5550 名古屋市北区
● 星ケ丘マタニティ病院 Tel.052-782-6211 名古屋市千種区
咲江レディスクリニック Tel.052-757-0222 名古屋市千種区
名古屋市立東市民病院 Tel.052-721-7171 名古屋市千種区
● さわだウイメンズクリニック Tel.052-788-3588 名古屋市千種区
● フラワーベルARTクリニック Tel.0120-822-229 名古屋市千種区
レディースクリニック山原 Tel.052-731-8181 名古屋市千種区

静岡

● 小島レディースクリニック Tel.055-952-1133 沼津市大岡
● いながきレディースクリニック Tel.055-926-1709 沼津市宮前町
● 沼津市立病院 Tel.055-924-5100 沼津市東椎路
● 岩端医院 Tel.055-962-1368 沼津市大手町
● かぬき岩端医院 Tel.055-932-8189 沼津市下香貫前原
聖隷沼津病院 Tel.0559-52-1000 沼津市本字松下
こまきウィメンズクリニック Tel.055-972-1057 三島市西若町
● 三島レディースクリニック Tel.055-991-0770 三島市南本町
● 富士市立中央病院 Tel.0545-52-1131 富士市高島町
● 望月産婦人科医院 Tel.0545-34-0445 富士市比奈
宮崎クリニック Tel.0545-66-3731 富士市松岡
● 静岡赤十字病院 Tel.054-254-4311 静岡市葵区
静岡市立静岡病院 Tel.054-253-3125 静岡市葵区
レディースクリニック古川 Tel.054-249-3733 静岡市葵区
● 静岡レディースクリニック Tel.054-251-0770 静岡市葵区
● 俵IVFクリニック Tel.054-288-2882 静岡市駿河区
静岡市立清水病院 Tel.054-336-1111 静岡市清水区
● 焼津市立総合病院 Tel.054-623-3111 焼津市道原
● 浜松医科大学病院 Tel.053-435-2309 浜松市東区
● アクトタワークリニック Tel.053-413-1124 浜松市東区
● 聖隷浜松病院 Tel.053-474-2222 浜松市中区
● 西村ウイメンズクリニック Tel.053-479-0222 浜松市中区
● 聖隷三方原病院リプロダクションセンター Tel.053-436-1251 浜松市北区
● 可睡の杜レディースクリニック Tel.0538-49-5656 袋井市可睡の杜
● 西垣ARTクリニック Tel.0538-33-4455 磐田市中泉

愛知

● 豊橋市民病院 総合生殖医療センター Tel.0532-33-6111 豊橋市青竹町
● つつじが丘ウイメンズクリニック Tel.0532-66-5550 豊橋市つつじが丘
● 竹内産婦人科　ARTセンター Tel.0532-52-3463 豊橋市新本町
● 藤澤フラウエンクリニク Tel.0533-84-1180 豊川市四ツ谷町
豊川市民病院 Tel.0533-86-1111 豊川市光明町
エンジェルベルホスピタル Tel.0564-66-0050 岡崎市錦町
● ARTクリニックみらい Tel.0564-24-9293 岡崎市大樹寺

東海地区／ピックアップ クリニックガイダンス PICK UP

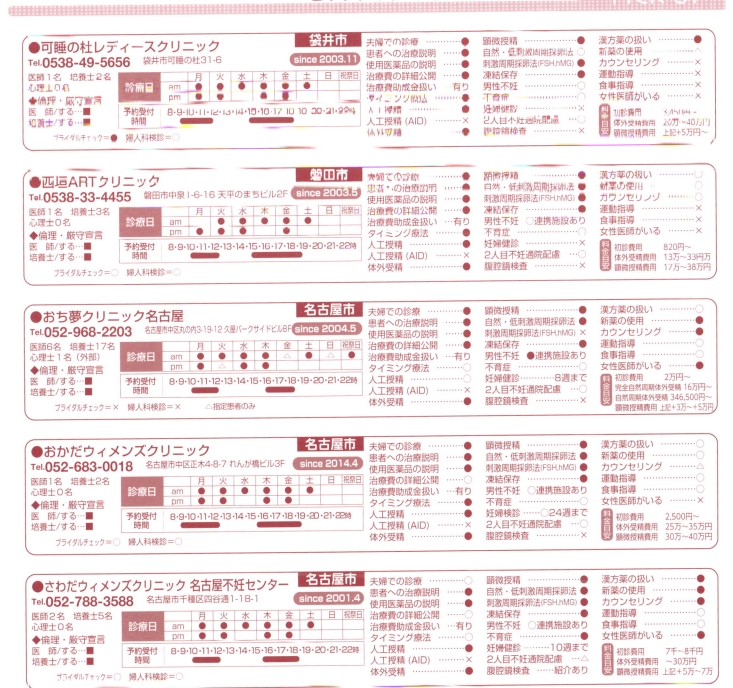

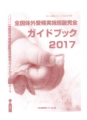

●可睡の杜レディースクリニック　袋井市

Tel.0538-49-5656　袋井市可睡の杜31-6　since 2003.11

医師1名　培養士2名
心理士0名
◆倫理・厳守宣言
医　師/する…■
培養士/する…■

診療日		月	火	水	木	金	土	日	祝祭日
	am	●	●	●	●	●	●		
	pm	●	●		●	●			

予約受付時間　8·9·10·11·12·13·14·15·16·17·18·19·20·21·22時

ブライダルチェック＝●　婦人科検診＝○

- 夫婦での診療 …●
- 患者への治療説明 …●
- 使用医薬品の説明 …●
- 治療費の詳細公開 …●
- 治療費助成金扱い …有り
- タイミング療法 …●
- 人工授精 …●
- 人工授精 (AID) …×
- 体外受精 …●
- 顕微授精 …●
- 自然・低刺激周期採卵法 ○
- 刺激周期採卵法(FSH,hMG) ●
- 凍結保存 …●
- 男性不妊 …○
- 不育症 …○
- 妊婦健診 …×
- 2人目不妊通院配慮 …○
- 腹腔鏡検査 …×
- 漢方薬の扱い …●
- 新薬の使用 …△
- カウンセリング …×
- 運動指導 …×
- 食事指導 …×
- 女性医師がいる …×

料金目安
初診費用　3,450円～
体外受精費用　20万～40万円
顕微授精費用　上記+5万円～

●西垣ARTクリニック　磐田市

Tel.0538-33-4455　磐田市中泉1-6-16 天平のまちビル2F　since 2003.5

医師1名　培養士3名
心理士0名
◆倫理・厳守宣言
医　師/する…■
培養士/する…■

診療日		月	火	水	木	金	土	日	祝祭日
	am		●	●	●	●	●		
	pm	●	●	●		●			

予約受付時間　8·9·10·11·12·13·14·15·16·17·18·19·20·21·22時

ブライダルチェック＝○　婦人科検診＝○

- 夫婦での診療 …●
- 患者への治療説明 …●
- 使用医薬品の説明 …●
- 治療費の詳細公開 …●
- 治療費助成金扱い …有り
- タイミング療法 …●
- 人工授精 …●
- 人工授精 (AID) …×
- 体外受精 …●
- 顕微授精 …●
- 自然・低刺激周期採卵法 ●
- 刺激周期採卵法(FSH,hMG) ●
- 凍結保存 …●
- 男性不妊 ○連携施設あり
- 不育症 …○
- 妊婦健診 …×
- 2人目不妊通院配慮 …○
- 腹腔鏡検査 …×
- 漢方薬の扱い …○
- 新薬の使用 …○
- カウンセリング …○
- 運動指導 …×
- 食事指導 …×
- 女性医師がいる …×

料金目安
初診費用　820円～
体外受精費用　13万～33円万
顕微授精費用　17万～38万円

●おち夢クリニック名古屋　名古屋市

Tel.052-968-2203　名古屋市中区丸の内3-19-12 久屋パークサイドビル8F　since 2004.5

医師6名　培養士17名
心理士1名（外部）
◆倫理・厳守宣言
医　師/する…■
培養士/する…■

診療日		月	火	水	木	金	土	日	祝祭日
	am	●	●	●	●	△	●	△	●
	pm	●	△	●	●				

予約受付時間　8·9·10·11·12·13·14·15·16·17·18·19·20·21·22時

ブライダルチェック＝×　婦人科検診＝×　△指定患者のみ

- 夫婦での診療 …●
- 患者への治療説明 …●
- 使用医薬品の説明 …●
- 治療費の詳細公開 …●
- 治療費助成金扱い …有り
- タイミング療法 …○
- 人工授精 …○
- 人工授精 (AID) …×
- 体外受精 …●
- 顕微授精 …●
- 自然・低刺激周期採卵法 ●
- 刺激周期採卵法(FSH,hMG) ×
- 凍結保存 …●
- 男性不妊 ●連携施設あり
- 不育症 …○
- 妊婦健診 …8週まで
- 2人目不妊通院配慮 …○
- 腹腔鏡検査 …×
- 漢方薬の扱い …○
- 新薬の使用 …●
- カウンセリング …●
- 運動指導 …○
- 食事指導 …○
- 女性医師がいる …●

料金目安
初診費用　2万円～
完全自然周期体外受精 16万円～
自然周期体外受精 346,500円～
顕微授精費用 上記+3万～+5万円

●おかだウィメンズクリニック　名古屋市

Tel.052-683-0018　名古屋市中区正木4-8-7 れんが橋ビル3F　since 2014.4

医師1名　培養士2名
心理士0名
◆倫理・厳守宣言
医　師/する…■
培養士/する…■

診療日		月	火	水	木	金	土	日	祝祭日
	am	●	●	●	●	●	●		
	pm	●	●		●	●			

予約受付時間　8·9·10·11·12·13·14·15·16·17·18·19·20·21·22時

ブライダルチェック＝○　婦人科検診＝○

- 夫婦での診療 …●
- 患者への治療説明 …●
- 使用医薬品の説明 …●
- 治療費の詳細公開 …○
- 治療費助成金扱い …有り
- タイミング療法 …●
- 人工授精 …●
- 人工授精 (AID) …×
- 体外受精 …●
- 顕微授精 …●
- 自然・低刺激周期採卵法 ●
- 刺激周期採卵法(FSH,hMG) ●
- 凍結保存 …●
- 男性不妊 ○連携施設あり
- 不育症 …○
- 妊婦検診 …○24週まで
- 2人目不妊通院配慮 …○
- 腹腔鏡検査 …×
- 漢方薬の扱い …○
- 新薬の使用 …○
- カウンセリング …△
- 運動指導 …○
- 食事指導 …○
- 女性医師がいる …×

料金目安
初診費用　2,500円～
体外受精費用　25万～35万円
顕微授精費用　30万～40万円

●さわだウィメンズクリニック 名古屋不妊センター　名古屋市

Tel.052-788-3588　名古屋市千種区四谷通1-18-1　since 2001.4

医師2名　培養士5名
心理士0名
◆倫理・厳守宣言
医　師/する…■
培養士/する…■

診療日		月	火	水	木	金	土	日	祝祭日
	am	●	●	●	●	●	●		
	pm	●	●		●	●			

予約受付時間　8·9·10·11·12·13·14·15·16·17·18·19·20·21·22時

ブライダルチェック＝○　婦人科検診＝○

- 夫婦での診療 …○
- 患者への治療説明 …●
- 使用医薬品の説明 …●
- 治療費の詳細公開 …○
- 治療費助成金扱い …有り
- タイミング療法 …○
- 人工授精 …●
- 人工授精 (AID) …×
- 体外受精 …●
- 顕微授精 …●
- 自然・低刺激周期採卵法 ●
- 刺激周期採卵法(FSH,hMG) ●
- 凍結保存 …●
- 男性不妊 ○連携施設あり
- 不育症 …●
- 妊婦健診 …10週まで
- 2人目不妊通院配慮 …△
- 腹腔鏡検査 …紹介あり
- 漢方薬の扱い …●
- 新薬の使用 …●
- カウンセリング …●
- 運動指導 …○
- 食事指導 …○
- 女性医師がいる …●

料金目安
初診費用　7千～8千円
体外受精費用　～30万円
顕微授精費用　上記+5万～7万

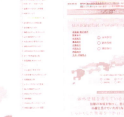

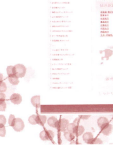

近畿地区／ 不妊治療のための病院リスト List

大阪

サンタマリア病院
Tel.072-627-3459 茨木市新庄町

● 大阪医科大学附属病院
Tel.072-683-1221 高槻市大学町

● 後藤レディースクリニック
Tel.072-683-8510 高槻市天神町

● イワサクリニック セント・マリー不妊センター
Tel.072-831-1666 寝屋川市香里本通町

● ひらかたARTクリニック
Tel.072-861-1124 枚方市大垣内町

折野産婦人科
Tel.072-857-0243 枚方市楠葉朝日

● 関西医科大学附属病院
Tel.072-804-0101 枚方市新町

● 天の川レディースクリニック
Tel.072-861-1124 交野市私部西

● IVF大阪クリニック
Tel.06-6747-8824 東大阪市長田東

なかじまレディースクリニック
Tel.072-929-0506 八尾市東本町

平松産婦人科クリニック
Tel.072-955-8881 藤井寺市藤井寺

船内クリニック
Tel.072-955-0678 藤井寺市藤井寺

● てらにしレディースクリニック
Tel.072-367-0666 大阪狭山市池尻自由丘

● 近畿大学医学部附属病院
Tel.0723-66-0221 大阪狭山市大野東

● ルナレディースクリニック 不妊・更年期センター
Tel.0120-776-778 堺市堺区

● いしかわクリニック
Tel.072-232-8751 堺市堺区

● KAWAレディースクリニック
Tel.072-297-2700 堺市南区

● なかもず河田クリニック
Tel.072-255-4124 堺市北区

小野産婦人科
Tel.072-285-8110 堺市東区

● しんやしき産婦人科
Tel.072-239-5571 堺市東区

徳川レディースクリニック
Tel.072-266-3636 堺市西区

石橋レディスクリニック
Tel.0722-79-1152 堺市中区

老木レディスクリニック
Tel.0725-55-4567 和泉市いぶき野

● 府中のぞみクリニック
Tel.0725-40-5033 和泉市府中町

● 谷口病院
Tel.0724-63-3232 泉佐野市大西

● レオゲートタワーレディースクリニック
Tel.072-460-2800 泉佐野市りんくう往来北

兵庫

神戸大学医学部附属病院
Tel.078-382-5111 神戸市中央区

● 英ウィメンズクリニック さんのみや
Tel.078-392-8723 神戸市中央区

● 神戸元町夢クリニック
Tel.078-325-2121 神戸市中央区

● 山下レディースクリニック
Tel.078-265-6475 神戸市中央区

● 大谷レディスクリニック
Tel.078-261-3500 神戸市中央区

● 神戸アドベンチスト病院
Tel.078-981-0161 神戸市北区

● 中村レディースクリニック
Tel.078-925-4103 神戸市西区

● 久保みずきレディースクリニック 菅原記念診療所
Tel.078-961-3333 神戸市西区

英ウィメンズクリニック たるみ
Tel.078-704-5077 神戸市垂水区

● くぼたレディースクリニック
Tel.078-843-3261 神戸市東灘区

● レディースクリニックごとう
Tel.0799-45-1131 南あわじ市

吉田レディースクリニック
Tel.06-6483-6111 尼崎市西大物町

武庫之荘レディースクリニック
Tel.06-6435-0488 尼崎市南武庫之荘

ウィメンズクリニック布谷
Tel.0797-25-2520 芦屋市船戸町

産科・婦人科衣笠クリニック
Tel.06-6494-0070 尼崎市若王寺

JUNレディースクリニック
Tel.06-4960-8115 尼崎市潮江

● サンタクルス ザ シュクガワ
Tel.0798-75-1188 西宮市相生町

和歌山

レディスクリニック三木町
Tel.073-422-4960 和歌山市南休賀町

いくこレディースクリニック
Tel.073-482-0399 海南市日方

榎本産婦人科
Tel.0739-22-0019 田辺市湊

● 奥村レディースクリニック
Tel.0736-32-8511 橋本市東家

大阪

● 大阪New ARTクリニック
Tel.06-6341-1556 大阪市北区

オーク梅田レディースクリニック
Tel.06-6348-1511 大阪市北区

● HORACグランフロント大阪クリニック
Tel.06-6377-8824 大阪市北区

● リプロダクションクリニック大阪
Tel.06-6136-3344 大阪市北区

● 越田クリニック
Tel.06-6316-6090 大阪市北区

● 扇町ARTレディースクリニック
Tel.06-6311-2511 大阪市北区

● うめだファティリティークリニック
Tel.06-6371-0363 大阪市北区

● レディースクリニックかたかみ
Tel.06-6100-2525 大阪市淀川区

かわばたレディスクリニック
Tel.06-6308-7660 大阪市淀川区

● 小林産婦人科
Tel.06-6924-0934 大阪市都島区

● レディースクリニック北浜
Tel.06-6202-8739 大阪市中央区

● 西川婦人科内科クリニック
Tel.06-6201-0317 大阪市中央区

● ウィメンズクリニック本町
Tel.06-6251-8686 大阪市中央区

● 春木レディースクリニック
Tel.06-6281-3788 大阪市中央区

● 脇本産婦人科
Tel.06-6761-5537 大阪市天王寺区

大阪赤十字病院
Tel.06-6771-5131 大阪市天王寺区

聖バルナバ病院
Tel.06-6779-1600 大阪市天王寺区

東産婦人科・眼科
Tel.06-6772-2460 大阪市天王寺区

おおつかレディースクリニック
Tel.06-6776-8856 大阪市天王寺区

都竹産婦人科医院
Tel.06-6754-0333 大阪市生野区

SALAレディースクリニック
Tel.06-6622-0221 大阪市阿部野区

大阪市立大学病院
Tel.06-6645-2121 大阪市阿倍野区

● 大阪鉄道病院
Tel.06-6628-2221 大阪市阿倍野区

小川産婦人科
Tel.06-6791-0567 大阪市平野区

● IVFなんばクリニック
Tel.06-6534-8824 大阪市西区

● オークなんばレディースクリニック
Tel.06-4396-7520 大阪市浪速区

● オーク住吉産婦人科
Tel.06-4398-1000 大阪市西成区

● 岡本クリニック
Tel.06-6696-0201 大阪市住吉区

沢井産婦人科医院
Tel.06-6694-1115 大阪市住吉区

● たかせ産婦人科
Tel.06-6855-4135 豊中市上野東

● 園田桃代ARTクリニック
Tel.06-6155-1511 豊中市新千里東町

● たまごクリニック 内分泌センター
Tel.06-4865-7017 豊中市曽根西町

松崎産婦人科クリニック
Tel.072-750-2025 池田市菅原町

● なかむらレディースクリニック
Tel.06-6378-7333 吹田市豊津町

● 吉本婦人科クリニック
Tel.06-6337-0260 吹田市片山町

市立吹田市民病院
Tel.06-6387-3311 吹田市片山町

廣田産婦人科
Tel.06-6380-0600 吹田市千里山西

● 大阪大学医学部附属病院
Tel.06-6879-5111 吹田市山田丘

● 奥田産婦人科
Tel.072-622-5253 茨木市竹橋町

滋賀

● 木下レディースクリニック
Tel.077-526-1451 大津市打出浜

● 桂川レディースクリニック
Tel.077-511-4135 大津市御殿浜

● 竹林ウィメンズクリニック
Tel.077-547-3557 大津市大萱

● 滋賀医科大学医学部附属病院
Tel.077-548-2111 大津市瀬田月輪町

● 希望ヶ丘クリニック
Tel.077-586-4103 野洲市市三宅

ちばレディースクリニック
Tel.077-551-5383 栗東市小柿

甲西 野村産婦人科
Tel.0748-72-6633 湖南市鉗子袋

山崎クリニック
Tel.0748-42-1135 東近江市山路町

● 神野レディースクリニック
Tel.0749-22-6216 彦根市中央町

足立レディースクリニック
Tel.0749-22-2155 彦根市佐和町

● 草津レディースクリニック
Tel.077-566-7575 草津市渋川

● 清水産婦人科
Tel.077-562-4332 草津市野村

南草津 野村病院
Tel.077-561-3788 草津市野路町

産科・婦人科ハピネスバースクリニック
Tel.077-564-3101 草津市矢橋町

橋場レディスクリニック
Tel.0749-63-5555 長浜市南高田町

京都

志馬クリニック四条烏丸
Tel.075-221-6821 京都市下京区

南部産婦人科
Tel.075-313-6000 京都市下京区

● 醍醐渡辺クリニック
Tel.075-571-0226 京都市伏見区

● 京都府立医科大学病院
Tel.075-251-5560 京都市上京区

● 田村秀子婦人科医院
Tel.075-213-0523 京都市中京区

● 足立病院
Tel.075-253-1382 京都市中京区

大野婦人科医院
Tel.075-253-2465 京都市中京区

京都第一赤十字病院
Tel.075-561-1121 京都市東山区

日本バプテスト病院
Tel.075-781-5191 京都市左京区

● 京都大学医学部附属病院
Tel.075-751-3712 京都市左京区

● IDAクリニック
Tel.075-583-6515 京都市山科区

細田クリニック
Tel.075-322-0311 京都市右京区

● 身原病院
Tel.075-392-3111 京都市西京区

田村産婦人科医院
Tel.0771-24-3151 亀岡市安町

奈良

● 好川婦人科クリニック
Tel.0743-75-8600 生駒市東新町

高山クリニック
Tel.0742-35-3611 奈良市柏木町

● ASKAレディース・クリニック
Tel.0742-51-7717 奈良市北登美ヶ丘

すぎはら婦人科
Tel.0742-33-9080 奈良市中登美ヶ丘

● 久永婦人科クリニック
Tel.0742-32-5505 奈良市西大寺東町

● 赤崎クリニック・高度生殖医療センター
Tel.0744-43-2468 桜井市谷

桜井病院
Tel.0744-43-3541 桜井市大字桜井

● SACRAレディースクリニック
Tel.0744-23-1199 橿原市上品寺町

奈良県立医科大学病院
Tel.0744-22-3051 橿原市四条町

● 三橋仁美レディースクリニック
Tel.0743-51-1135 大和郡山市矢田町

和歌山

● 日赤和歌山医療センター
Tel.073-422-4171 和歌山市小松原通

● うつのみやレディースクリニック
Tel.073-474-1987 和歌山市新中島

和歌山県立医科大学付属病院周産期部
Tel.073-447-2300 和歌山市紀三井寺

● 岩橋産科婦人科
Tel.073-444-4060 和歌山市関戸

近畿地区／ 不妊治療のための病院リスト List

兵庫

- 私立 二見レディースクリニック Tel.078-942-1783 明石市二見町
- 博愛産科婦人科 Tel.078-941-8803 明石市二見町
- 親愛レディースクリニック Tel.0794-21-5511 加古川市加古川町
- オガタファミリークリニック Tel.0797-25-2213 芦屋市松ノ内町
- ちくご・ひらまつ産婦人科 Tel.079-424-5163 加古川市加古川町
- 小野レディースクリニック Tel.0794-62-1103 小野市西本
- 棚田産婦人科麻酔科 Tel.0791-43-5357 赤穂市加里屋
- 赤穂中央病院 Tel.0791-45-7290 赤穂市惣門町
- 公立神崎総合病院 Tel.0790-32-1331 神崎郡神河町

兵庫

- 小原ウイメンズクリニック Tel.0797-82-1211 宝塚市山本東
- ベリタス病院 Tel.072-793-7890 川西市新田
- シオタニレディースクリニック Tel.079-561-3500 三田市中央町
- タマル産婦人科 Tel.079-590-1188 篠山市東吹
- 中林産婦人科クリニック Tel.079-282-6581 姫路市白国
- Kobaレディースクリニック Tel.079-223-4924 姫路市北条口
- 西川産婦人科 Tel.079-253-2195 姫路市花田町
- 親愛産婦人科医院 Tel.079-271-6666 姫路市網干区
- 久保みずきレディースクリニック 明石診療所 Tel.078-913-9811 明石市本町

兵庫

- 徐クリニック・ARTセンター Tel.0798-54-8551 西宮市松籟荘
- スギモトレディースクリニック Tel.0798-63-0325 西宮市甲風園
- すずきレディースクリニック Tel.0798-39-0555 西宮市田中町
- 兵庫医科大学病院 Tel.0798-45-6111 西宮市武庫川
- 山田産婦人科 Tel.0798-41-0272 西宮市甲子園町
- 明和病院 Tel.0798-47-1767 西宮市上鳴尾町
- 木内女性クリニック Tel.0798-63-2271 西宮市高松町
- レディースクリニックTaya Tel.072-771-7717 伊丹市伊丹
- 近畿中央病院 Tel.072-781-3712 伊丹市車塚

近畿地区／ピックアップ クリニックガイダンス PICK UP

●うめだファティリティークリニック

大阪市 since1992.6

Tel.06-6371-0363 大阪市北区豊崎3-17-6

医師5名 培養士5名
心理士1名（外部）

◆倫理・厳守宣言
医 師/する…■
培養士/する…■

診療日	月	火	水	木	金	土	日	祝祭日
am	●	●	●	●	●	●		
pm	●	●	●	●	●	●		
夜診	●	●	●	●	●			

男性外来 毎週木曜日17:30～19:30、第1土曜日17:00～19:00

ブライダルチェック＝× 婦人科検診＝○ 予約は24時間受付

- 夫婦での診療 …………●
- 患者への治療説明 ……●
- 使用医薬品の説明 ……●
- 治療費の詳細公開 ……●
- 治療費助成金扱い …有り
- タイミング療法 ………●
- 人工授精 ………………●
- 人工授精（AID） ………×
- 体外受精 ………………●
- 顕微授精 ………………●
- 自然・低刺激周期採卵法 ●
- 刺激周期採卵法(FSH,hMG) ●
- 凍結保存 ………………●
- 男性不妊（MD-TESE可） ●
- 不育症 …………………●
- 妊婦健診 ……○16週まで
- 2人目不妊通院配慮 …○
- 腹腔鏡検査 ……………●
- 漢方薬の扱い …………●
- 新薬の使用 ……………●
- カウンセリング ………○
- 運動指導 ………………×
- 食事指導 ………………×
- 女性医師がいる ………●

料金目安
初診費用 3,000円～
体外受精費用 30.45万円～
顕微授精費用 35.7万円～

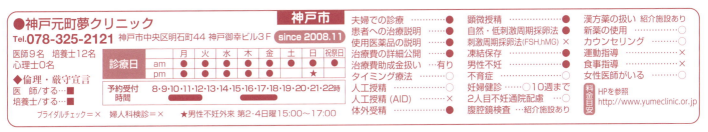

●神戸元町夢クリニック

神戸市 since 2008.11

Tel.078-325-2121 神戸市中央区明石町44 神戸御幸ビル3Ｆ

医師9名 培養士12名
心理士0名

◆倫理・厳守宣言
医 師/する…■
培養士/する…■

診療日	月	火	水	木	金	土	日	祝祭日
am	●	●	●	●	●	●	●	●
pm	●	●	●	●	●		★	

予約受付時間 8・9・10・11・12・13・14・15・16・17・18・19・20・21・22時

ブライダルチェック＝× 婦人科検診＝× ★男性不妊外来 第2・4日曜15:00～17:00

- 夫婦での診療 …………●
- 患者への治療説明 ……●
- 使用医薬品の説明 ……●
- 治療費の詳細公開 ……●
- 治療費助成金扱い …有り
- タイミング療法 ………○
- 人工授精 ………………○
- 人工授精（AID） ………×
- 体外受精 ………………●
- 顕微授精 ………………●
- 自然・低刺激周期採卵法 ●
- 刺激周期採卵法(FSH,hMG) ×
- 凍結保存 ………………●
- 男性不妊 ………………●
- 不育症 …………………○
- 妊婦健診 ……○10週まで
- 2人目不妊通院配慮 …○
- 腹腔鏡検査 …紹介施設あり
- 漢方薬の扱い 紹介施設あり
- 新薬の使用 ……………○
- カウンセリング ………○
- 運動指導 ………………×
- 食事指導 ………………×
- 女性医師がいる ………○

料金目安
HPを参照
http://www.yumeclinic.or.jp

●Kobaレディースクリニック

姫路市 since2003.6

Tel.079-223-4924 姫路市北条口2-18

医師2名 培養士3名
心理士1名（内部）

◆倫理・厳守宣言
医 師/する…■
培養士/する…■

診療日	月	火	水	木	金	土	日	祝祭日
am	●	●	●	●	●	●		
pm	●	●		●	●			

予約受付時間 8・9・10・11・12・13・14・15・16・17・18・19・20・21・22時

ブライダルチェック＝× 婦人科検診＝○

- 夫婦での診療 …………○
- 患者への治療説明 ……●
- 使用医薬品の説明 ……○
- 治療費の詳細公開 ……○
- 治療費助成金扱い …有り
- タイミング療法 ………○
- 人工授精 ………………○
- 人工授精（AID） ………×
- 体外受精 ………………●
- 顕微授精 ………………●
- 自然・低刺激周期採卵法 ○
- 刺激周期採卵法(FSH,hMG) ○
- 凍結保存 ………………●
- 男性不妊 ●連携施設あり
- 不育症 …………………○
- 妊婦健診 …8～10週まで
- 2人目不妊通院配慮 …●
- 腹腔鏡検査 …●他施設で
- 漢方薬の扱い …………○
- 新薬の使用 ……………○
- カウンセリング ………●
- 運動指導 ………………×
- 食事指導 ………………×
- 女性医師がいる ………○

料金目安
初診費用 1千～3千円
体外受精費用 30万～35万円
顕微授精費用 35万～40万円

中国地区／ 不妊治療のための病院リスト List

岡山

- 岡山二人クリニック Tel.086-256-7717 岡山市北区
- さくらクリニック Tel.086-241-8188 岡山市南区
- 三宅医院 生殖医療センター Tel.086-282-5100 岡山市南区
- 岡南産婦人科医院 Tel.086-264-3366 岡山市南区
- ペリネイト母と子の病院 Tel.086-276-8811 岡山市中区
- 岡山愛育クリニック Tel.086-276-8500 岡山市中区
- 赤堀病院 Tel.0868-24-1212 津山市山下

島根

- 家族・絆の吉岡医院 Tel.0854-22-2065 安来市安来町
- 島根大学医学部附属病院 Tel.0853-20-2389 出雲市塩冶町
- 島根県立中央病院 Tel.0853-22-5111 出雲市姫原
- 大田市立病院 Tel.0854-82-0330 大田市大田町

岡山

- くにかたウィメンズクリニック Tel.086-255-0080 岡山市北区
- 岡山大学病院 Tel.086-223-7151 岡山市北区
- 名越産婦人科リプロダクションセンター Tel.086-293-0553 岡山市北区

鳥取

- タグチIVFレディースクリニック Tel.0857-39-2121 鳥取市覚寺
- 鳥取県立中央病院 Tel.0857-26-2271 鳥取市江津
- ミオ・ファティリティ・クリニック Tel.0859-35-5211 米子市車尾南
- 鳥取大学医学部附属病院 Tel.0859-33-1111 米子市西町

島根

- 内田クリニック Tel.0852-55-2889 松江市浜乃木
- 森本産婦人科医院 Tel.0852-25-2250 松江市雑賀町
- 八重垣レディースクリニック Tel.0852-52-7790 松江市東出雲町

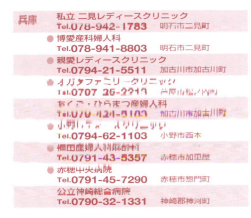

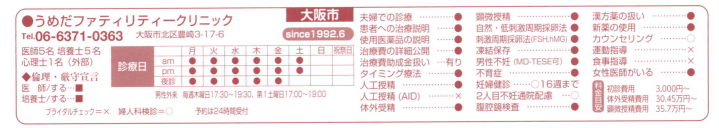

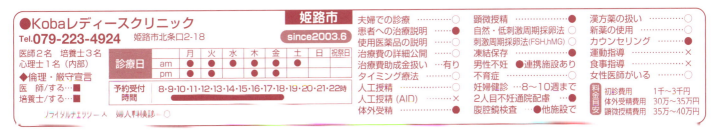

中国地区／ 不妊治療のための病院リスト List

山口
- ● 徳山中央病院 Tel.0834-28-4411 周南市孝田町
- ● 山口県立総合医療センター Tel.0835-22-4411 防府市大字大崎
- ● 関門医療センター Tel.083-241-1199 下関市長府外浦町
- ● 済生会下関総合病院 Tel.083-262-2300 下関市安岡町
- 総合病院山口赤十字病院 Tel.083-923-0111 山口市八幡馬場
- ● 新山口こうのとりクリニック Tel.083-902-8585 山口市小郡花園町
- ● 山口大学医学部付属病院 Tel.0836-22-2522 宇部市南小串
- なかむらレディースクリニック Tel.0838-22-1557 荻市大字熊谷町
- 都志見病院 Tel.0838-22-2811 萩市江向

広島
- ● 広島HARTクリニック Tel.082-244-3866 広島市南区
- ● IVFクリニックひろしま Tel.082-264-1131 広島市南区
- 真田病院 Tel.082-253-1291 広島市南区
- ● 県立広島病院 Tel.082-254-1818 広島市南区
- ● 香月産婦人科 Tel.082-272-5588 広島市西区
- ● 笠岡レディースクリニック Tel.0823-23-2828 呉市西中央
- 松田医院 Tel.0824-28-0019 東広島市八本松町

山口
- 周東総合病院 Tel.0820-22-3456 柳井市古開作
- ● 山下ウイメンズクリニック Tel.0833-48-0211 下松市瑞穂町

岡山
- 石井医院 Tel.0868-24-4333 津山市沼
- ● 倉敷中央病院 Tel.086-422-0210 倉敷市美和
- ● 倉敷成人病クリニック 体外受精センター Tel.086-422-2111 倉敷市白樂町
- 落合病院 Tel.0867-52-1133 真庭市落合垂水

広島
- まつなが産科婦人科 Tel.084-923-0145 福山市三吉町
- ● 幸の鳥レディスクリニック Tel.084-940-1717 福山市春日町
- ● よしだレディースクリニック内科・小児科 Tel.084-954-0341 福山市新涯町
- ● 竹中産婦人科クリニック Tel.082-502-8212 広島市中区
- ● 絹谷産婦人科クリニック Tel.082-247-6399 広島市中区

中国地区／ ピックアップ クリニックガイダンス PICK UP

●内田クリニック 松江市
Tel.0120-58-2889 松江市浜乃木2-6-13 since 1997.4

医師1名　培養士5名
心理士1名（外部）
◆倫理・厳守宣言
医　師/する…■
培養士/する…■

診療日	月	火	水	木	金	土	日	祝祭日
am	●	●	●		●	●		
pm	●	●	●		●			

予約受付時間　8・9・10・11・12・13・14・15・16・17・18・19・20・21・22時

ブライダルチェック＝○　婦人科検診＝○　※不妊の初診は毎日予約受付（HPで確認）

- 夫婦での診療 …………●
- 患者への治療説明 ……●
- 使用医薬品の説明 ……●
- 治療費の詳細公開 ……●
- 治療費助成金扱い …有り
- タイミング療法 ………●
- 人工授精 ………………●
- 人工授精（AID） ………×
- 体外受精 ………………●
- 顕微授精 ………………●
- 自然・低刺激周期採卵法 ●
- 刺激周期採卵法(FSH,hMG) ●
- 凍結保存 ………………●
- 男性不妊 ………………○
- 不育症 …………………○
- 妊婦健診 ………………×
- 2人目不妊通院配慮 …△
- 腹腔鏡検査 ……………×
- 漢方薬の扱い …………●
- 新薬の使用 ……………●
- カウンセリング ………○
- 運動指導 ………………△
- 食事指導 ………………○
- 女性医師がいる ………×

料金目安
初診費用 2,510円～
体外受精費用 35万～40万円
顕微授精費用 40万～42万円

●香月産婦人科 広島市
Tel.082-272-5588 広島市西区己斐本町2-14- 24 since 2005.7

医師2名　培養士1名
心理士0名
◆倫理・厳守宣言
医　師/する…■
培養士/する…■

診療日	月	火	水	木	金	土	日	祝祭日
am	●	●	●	●	●	●		
pm	●	●	●		●			

予約受付時間　8・9・10・11・12・13・14・15・16・17・18・19・20・21・22時

ブライダルチェック＝●　婦人科検診＝●

- 夫婦での診療 …………●
- 患者への治療説明 ……●
- 使用医薬品の説明 ……●
- 治療費の詳細公開 ……●
- 治療費助成金扱い …有り
- タイミング療法 ………●
- 人工授精 ………………●
- 人工授精（AID） ………×
- 体外受精 ………………●
- 顕微授精 ………………●
- 自然・低刺激周期採卵法 ●
- 刺激周期採卵法(FSH,hMG) ●
- 凍結保存 ………………●
- 男性不妊 ………………●
- 不育症 …………………○
- 妊婦健診 ……●分娩まで
- 2人目不妊通院配慮 …●
- 腹腔鏡検査 ……………×
- 漢方薬の扱い …………○
- 新薬の使用 ……………○
- カウンセリング ………△
- 運動指導 ………………○
- 食事指導 ………………○
- 女性医師がいる ………○

料金目安
初診費用 3,000円～
体外受精費用 40万円～
顕微授精費用 45万円～

四国地区／ 不妊治療のための病院リスト List

愛媛
- ● こにしクリニック Tel.0897-33-1135 新居浜市庄内町
- ● 愛媛労災病院 Tel.0897-33-6191 新居浜市南小松原町
- サカタ産婦人科 Tel.0897-55-1103 西条市下島山甲
- 県立今治病院 Tel.0898-32-7111 今治市石井町

高知
- 愛宕病院 Tel.088-823-3301 高知市愛宕町
- ● レディスクリニックコスモス Tel.088-820-6700 高知市追手筋
- ● 高知医療センター Tel.088-837-3000 高知市池
- 小林レディスクリニック Tel.088-805-1777 高知市竹島町
- 北村産婦人科 Tel.0887-56-1013 香美郡野市町
- JA高知病院 Tel.088-863-2181 南国市明見字中野
- ● 高知大学医学部附属病院 Tel.088-886-5811 南国市岡豊町

徳島
- 春名産婦人科 Tel.088-652-2538 徳島市南二軒屋町
- 徳島市民病院 Tel.088-622-5121 徳島市北常三島町
- ● 中山産婦人科 Tel.0886-92-0333 板野郡藍住町
- 徳島県鳴門病院 Tel.0886-85-2191 鳴門市撫養町
- 木下産婦人科内科 Tel.0884-23-3600 阿南市学原町

愛媛
- ● 梅岡レディースクリニック Tel.089-943-2421 松山市竹原町
- ● 矢野産婦人科 Tel.089-921-6507 松山市昭和町
- ● 福井ウイメンズクリニック Tel.089-969-0088 松山市星岡町
- ● つばきウイメンズクリニック Tel.089-905-1122 松山市北土居
- ● ハートレディースクリニック Tel.089-955-0082 東温市野田
- ● 愛媛大学医学部附属病院 Tel.089-964-5111 東温市志津川

香川
- ● 高松市民病院 Tel.087-834-2181 高松市宮脇町
- ● 恵生産婦人科医院 Tel.087-833-1533 高松市栗林町
- ● よつばウィメンズクリニック Tel.087-885-4103 高松市円座町
- ● 安藤レディースクリニック Tel.087-815-2833 高松市多肥下町
- 香川大学医学部附属病院 Tel.087-898-5111 木田郡三木町
- 回生病院 Tel.0877-46-1011 坂出市室町
- ● 厚仁病院 Tel.0877-23-2525 丸亀市通町
- ● NHO 四国こどもとおとなの医療センター Tel.0877-62-0885 善通寺市善通寺町
- 谷病院 Tel.0877-63-5800 善通寺市原田町
- 高瀬第一医院 Tel.0875-72-3850 三豊市高瀬町

徳島
- ● 蕙愛レディースクリニック Tel.088-653-1201 徳島市佐古三番町
- ● 徳島大学病院 Tel.088-631-3111 徳島市蔵本町

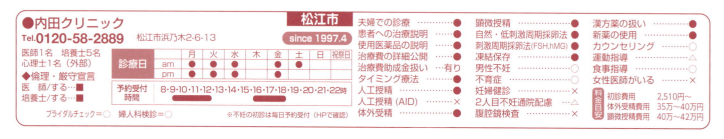

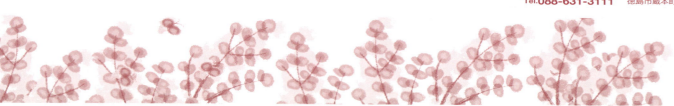

九州・沖縄地区／不妊治療のための病院リスト List

熊本
- 愛甲産婦人科ひふ科医院 Tel.0966-22-4020 人吉市駒井田町

宮崎
- ● 古賀総合病院 Tel.0985-39-8888 宮崎市池内町
- ● とえだウィメンズクリニック Tel.0985-32-0511 宮崎市高千穂通り
- ● 渡辺病院 Tel.0982-57-1011 [illegible]
- ● 野田産婦人科医院 Tel.[illegible] 都城市蔵原町
- ● 丸田病院 Tel.0986-23-7060 都城市八幡町
- 宮崎大学医学部附属病院 Tel.0985-85-1510 宮崎市清武町

鹿児島
- 中江産婦人科 Tel.099-255-9528 鹿児島市中央町
- ● 鹿児島大学病院　女性診療センター Tel.099-275-5111 鹿児島市桜ケ丘
- マミィクリニック伊集院 Tel.099-263-1153 鹿児島市中山町
- ● レディースクリニックあいいく Tel.099-260-8878 鹿児島市小松原
- 石塚レディースクリニック Tel.099-222-2509 鹿児島市新屋敷町
- ● 松田ウイメンズクリニック 不妊生殖医療センター Tel.099-224-4124 鹿児島市山之口町
- 中村（哲）産婦人科内科 Tel.099-223-2236 鹿児島市樋之口町
- みつお産婦人科 Tel.0995-44-9339 霧島市隼人町
- ● フィオーレ第一病院 Tel.0995-63-2158 姶良市加治木町
- ● 竹内レディースクリニック附設高度生殖医療センター Tel.0995-65-2296 姶良市東餅田

沖縄
- ● ウイメンズクリニック糸数 Tel.098-869-8395 那覇市泊
- 産科・婦人科セントペアレント石間 Tel.098-858-0354 那覇市金城
- ● 豊見城中央病院 Tel.098-850-3811 豊見城市字上田
- ● 空の森クリニック Tel.098-998-0011 島尻郡八重瀬町
- Naoko女性クリニック Tel.098-988-9811 浦添市経塚
- ● うえむら病院 リプロ・センター Tel.098-938-1139 中頭郡中城村
- ● 琉球大学附属病院 Tel.098-895-3331 中頭郡西原町
- ● アドベンチストメディカルセンター産婦人科 Tel.098-946-2833 中頭郡西原町
- ● やびく産婦人科・小児科 Tel.098-936-6789 中頭郡北谷町

佐賀
- ● おおくま産婦人科 Tel.0952-31-6117 佐賀市高木瀬西

長崎
- ● ART岡本ウーマンズクリニック Tel.095-820-2864 長崎市江戸町
- ● 長崎大学病院 Tel.095-849-7200 長崎市坂本町
- ● みやむら女性のクリニック Tel.095-849-5507 長崎市川口町
- 杉田レディースクリニック Tel.095-849-3040 長崎市松山町
- まつお産科・婦人科クリニック Tel.095-845-1721 長崎市石神町
- こうの産婦人科医院 Tel.0957-26-1000 諫早市永昌[illegible]
- 山崎産婦人科医院 Tel.0957-64-1103 島原市湊町
- レディースクリニックしげまつ Tel.0957-54-9200 大村市古町
- 山下レディースクリニック Tel.0956-25-5001 佐世保市島瀬町
- 佐世保共済病院 Tel.0956-22-5136 佐世保市島地町

大分
- ● セント・ルカ産婦人科 Tel.097-547-1234 大分市東大通
- ● 大川産婦人科・高砂 Tel.097-532-1135 大分市高砂町
- 別府医療センター Tel.0977-67-1111 別府市大字内竈
- みよしクリニック Tel.0973-24-1515 日田市三芳小渕町
- 宇佐レディースクリニック Tel.0978-33-3700 宇佐市法鏡寺
- ● 大分大学附属病院 Tel.097-549-4411 由布市挾間町

熊本
- ● 福田病院 Tel.096-322-2995 熊本市中央区
- ● 熊本大学医学部附属病院 Tel.096-344-2111 熊本市中央区
- ● ソフィアレディースクリニック水道町 Tel.096-322-2996 熊本市中央区
- ● 森川レディースクリニック Tel.096-381-4115 熊本市中央区
- ● ＡＲＴ女性クリニック Tel.096-360-3670 熊本市中央区
- ● 伊井産婦人科病院 Tel.096-364-4003 熊本市中央区
- 下川産婦人科病院 Tel.0968-73-3527 玉名市中
- 熊本労災病院 Tel.0965-33-4151 八代市竹原町
- ● 片岡レディスクリニック Tel.0965-32-2344 八代市本町

福岡
- 産婦人科麻酔科いわさクリニック Tel.093-371-1131 北九州市門司区
- ● 石松ウイメンズクリニック Tel.093-474-6700 北九州市小倉南区
- ● ほりたレディースクリニック Tel.093-513-4122 北九州市小倉北区
- ● セントマザー産婦人科医院 Tel.093-601-2000 北九州市八幡西区
- ● 齊藤シーサイドレディースクリニック Tel.093-701-8880 遠賀郡芦屋町
- 野崎ウイメンズクリニック Tel.092-733-0002 福岡市中央区
- ● 井上 善レディースクリニック Tel.092-406-5302 福岡市中央区
- ● アイブイエフ詠田クリニック Tel.092-735-6655 福岡市中央区
- ● 古賀文敏ウイメンズクリニック Tel.092-738-7711 福岡市中央区
- ● 中央レディスクリニック Tel.092-736-3355 福岡市中央区
- 天神つじクリニック <男性不妊専門> Tel.092-739-8688 福岡市中央区
- ガーデンヒルズウィメンズクリニック Tel.092-521-7500 福岡市中央区
- さのウィメンズクリニック Tel.092-739-1717 福岡市中央区
- ● 浜の町病院 Tel.092-721-0831 福岡市中央区
- よしみつ婦人科クリニック Tel.092-414-5224 福岡市博多区
- ● 蔵本ウイメンズクリニック Tel.092-482-5558 福岡市博多区
- 原三信病院 Tel.092-291-3434 福岡市博多区
- ● 九州大学病院 Tel.092-641-1151 福岡市東区
- ● 福岡山王病院 Tel.092-832-1100 福岡市早良区
- 福岡大学病院 Tel.092-801-1011 福岡市城南区
- すみい婦人科クリニック Tel.092-534-2301 福岡市南区
- ● 婦人科永田おさむクリニック Tel.092-938-2209 糟屋郡粕屋町
- ● 福岡東医療センター Tel.092-943-2331 古賀市千鳥
- ● 久留米大学病院 Tel.0942-35-3311 久留米市旭町
- ● いでウィメンズクリニック Tel.0942-33-1114 久留米市天神町
- ● 高木病院 Tel.0944-87-0001 大川市酒見
- ● メディカルキューブ平井外科産婦人科 Tel.0944-54-3228 大牟田市明治町

九州・沖縄地区／ピックアップ クリニックガイダンス PICK UP

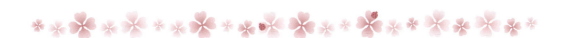

●アイブイエフ詠田クリニック
福岡市　since1999.4

Tel.092-735-6655　福岡市中央区天神1-12-1-6F

医師5名　培養士8名
心理士1名

◆倫理・厳守宣言
医　師/する…■
培養士/する…■

診療日	月	火	水	木	金	土	日	祝祭日
am	●	●	●	●	●	●		
pm	●	●		●		▲		

予約受付時間　8・9・10・11・12・13・14・15・16・17・18・19・20・21・22時

ブライダルチェック＝×　婦人科検診＝×　▲土曜日は9．00～15：00

- 夫婦での診療 …●
- 患者への治療説明 …●
- 使用医薬品の説明 …●
- 治療費の詳細公開 …●
- 治療費助成金扱い …有り
- タイミング療法 …△
- 人工授精 …●
- 人工授精（AID） …×
- 体外受精 …●
- 顕微授精 …●
- 自然・低刺激周期採卵法 ●
- 刺激周期採卵法(FSH,hMG) ●
- 凍結保存 …●
- 男性不妊 ●連携施設あり
- 不育症 …○
- 妊婦健診 …○8週まで
- 2人目不妊通院配慮 …△
- 腹腔鏡検査 …×
- 漢方薬の扱い …△
- 新薬の使用 …●
- カウンセリング …●
- 運動指導 …●
- 食事指導 …○
- 女性医師がいる …○

料金目安
- 初診費用　約5,000円～
- 体外受精費用　24万円-
- 顕微授精費用　32万円～

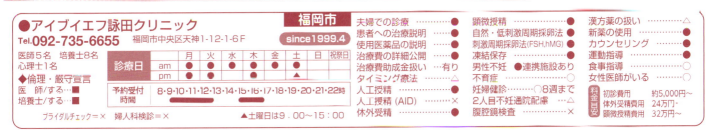

不妊に悩む方への特定治療費支援事業 & 不妊専門相談センター 問い合わせ窓口

＜各地区の上段が助成金などの問合せ窓口、下段が不妊専門相談センターです＞

不妊専門相談センターの紹介では、相談方式を電話、面接で（）内に記載しました。　予約は、予約時の電話番号と受付時間、そして電子メールでの受付が可能な場合には、メールアドレスを記載しました。　また Q として問い合せ先を紹介していますので、ご活用ください。なお、太字は都道府県、政令指定都市、中核市です。

北海道・東北地区

北海道	保健福祉部子ども未来推進局 子育て支援課	tel：011-231-4111
札幌市	不妊専門相談センター	tel：011-622-4500
函館市	保健所健康づくり 母子保健課	tel：0138-32-1533
旭川市	子育て支援部 子育て相談課 母子保健係	tel：0166-26-2395
青森県	こどもみらい課 家庭支援グループ	tel：017-734-9303
青森市	保健所健康づくり推進課 健康支援室	tel：017-743-6111
岩手県	保健福祉部 子ども子育て支援課	tel：019-629-5459
盛岡市	保健所健康推進課 母子保健担当	tel：019-603-8303
秋田県	健康推進課 母子・健康増進班	tel：018-860-1426
秋田市	子ども未来部子ども健康課	tel：018-883-1172
山形県	子ども家庭課 母子保健担当	tel：023-630-2260
山形市	保健センター 母子保健第一係	tel：023-647-2280
宮城県	保健福祉部 子育て支援課 助成支援班	tel：022-211-2532
仙台市	子供未来局 子育て支援課	tel：022-214-8189
福島県	こども未来局 子育て支援課	tel：024-521-7174
郡山市	子ども部 子ども支援課	tel：024-924-3691
いわき市	子ども家庭課 母子保健係	tel：0246-27-8597

北海道 ●開設場所／旭川医科大学 医学部附属病院
（電話、面接方式）予約 **0166-68-2568**（火 11:00～16:00）
Q 子ども未来づくり推進室　tel：011-231-4111（内線25-770）

青森県 ●開設場所／弘前大学医学部付属病院
（面接方式）予約 各保健所相談窓口　※各保健所窓口は下記 子どもみらい課へ
Q 青森県健康福祉部　こどもみらい課　tel：017-734-9303

岩手県●開設場所／岩手医科大学付属病院産婦人科外来
（面接方式）　予約：**019-651-5111**（月－金 9:00～17:00）

秋田県 ●開設場所／秋田大学医学部附属病院
（電話、面接方式）　電話：**018-884-6234**（水・金12:00～14:00）
面接予約 **018-884-6666**（月－金 9:00～17:00）
Q 秋田県健康福祉部健康推進課 tel：018-860-1426

山形県 ●開設場所／山形大学医学部附属病院
（電話、面接方式）予約 **023-628-5571**（月・水・金 9:00～12:00）
Q 山形県健康福祉部　児童家庭課　母子保健担当 tel：023-630-2259

宮城県●開設場所／東北大学病院内
（電話、面接方式）予約 **022-728-5225**（木 15:00～17:00）
Q 保健福祉部子育て支援課 家庭生活支援班 tel：022-221-2633

福島県●開設場所／各保健福祉事務所
（電話、面接方式）Q 福島県こども未来局 子育て支援課 tel：024-521-7174

関東地区

群馬県	こども未来部 児童福祉課	tel：027-226-2606
前橋市	前橋保健センター　こども課	tel：027-220-5703
高崎市	健康課	tel：027-381-6113
太田市	健康づくり課（太田市保健センター）	tel：0276-46-5115
栃木県	こども政策課	tel：028-623-3064
宇都宮市	子ども部 子ども家庭課 子ども給付グループ	tel：028-632-2296
栃木市	保険医療課	tel：0282-21-2153
鹿沼市	保健福祉部 健康課	tel：0289-63-8311
小山市	こども課	tel：0285-22-9634
日光市	健康課	tel：0288-21-2756
茨城県	保健福祉部子ども家庭課 児童育成・母子保健グループ	tel：029-301-3257
つくば市	健康増進課	tel：029-836-1111
埼玉県	保健医療部健康長寿課 母子保健担当	tel：048-830-3561
さいたま市	保健福祉局 保健所 地域保健支援課	tel：048-840-2218
川越市	保健医療部 総合保健センター 健康づくり支援課	tel：049-229-4125
越谷市	保健医療部 市民健康課	tel：048-978-3511
熊谷市	健康づくり課	tel：048-528-0601
秩父市	福祉部 保健センター	tel：0494-22-0648
千葉県	児童家庭課 母子保健担当	tel：043-223-2332
千葉市	健康支援課	tel：043-238-9925
船橋市	健康部健康増進課	tel：047-436-2382
柏市	保健所 地域健康づくり課	tel：04-7167-1256
東京都	少子社会対策部 家庭支援課 母子医療助成係	tel：03-5320-4375
八王子市	健康部 保健対策課	tel：042-645-5162
神奈川県	保健医療部健康増進課	tel：045-210-4786
横浜市	こども青少年局こども家庭課 親子保健係 治療費助成担当	tel：045-671-3874
川崎市	市民・こども局こども本部 こども家庭課	tel：044-200-2450
相模原市	保健所 健康企画課	tel：042-769-8345
横須賀市	こども健康課	tel：046-824-7141
茅ヶ崎市	保健所 地域保健課 保健指導担当	tel：0467-38-3314
厚木市	こども家庭課	tel：046-225-2241
藤沢市	子ども青少年部 こども健康課	tel：0466-25-1111

群馬県 ●開設場所／不妊専門相談センター
（面接方式）　予約 **027-269-9966**（月－金 9:00～17:00）
Q 群馬県こども未来部 児童福祉課　tel：027-226-2606

栃木県 ●開設場所／とちぎ男女共同参画センター「パルティ」
（電話、面接、Eメール方式）　予約 **028-665-8099**（火－土、第４日曜日 10:00～12:30、13:30～16:00）　mail:funin.fuiku-soudan@parti.jp
Q 栃木県保健福祉部こども政策課 tel：028-623-3064

茨城県 ●開設場所／茨城県産科婦人科医会
（面接方式）　予約 **029-241-1130**
Q 茨城県保健福祉部子ども家庭課　tel：029-301-3257

埼玉県 ●開設場所／埼玉医科大学総合医療センター
（面接方式）　予約 **049-228-3410**（月－金 9:00～17:00）
Q 保健医療部健康長寿課　母子保健担当 tel：048-830-3561

千葉県 ●開設場所／松戸健康福祉センター tel：043-361-2138、印旛健康福祉センター tel：043-483-1134、長生健康福祉センター tel：0475-22-5167、君津健康福祉センター tel：0438-22-3744

東京都 ●開設場所／東京都不妊ホットライン
（電話方式）03-3235-7455(火曜 10:00～16:00)
Q 東京都少子社会対策部 子ども家庭支援課 母子保健係　tel：03-5320-4372

神奈川県 ●開設場所／平塚保健福祉事務所内
（電話、面接方式）　直接 **0463-34-6717**（相談日のみ 9:00～11:30　相談日はご確認ください）　面接予約 **045-210-1111（内4786）**（月－金 8:30～17:00）
Q 神奈川県保健医療部健康増進課　tel：045-210-4786

中部地区

山梨県	福祉保健部 健康増進課	tel : 055-223-1493
甲府市	健康衛生課	tel : 055-237-8950
大月市	福祉保健部 保健課	tel : 0554-23-8038
韮崎市	保健福祉センター	tel : 0551-23-4310
長野県	健康福祉部 保健疾病対策課	tel : 026-235-7141
長野市	健康課	tel : 026-226-9960
松本市	健康福祉部 健康づくり課	tel : 0263-34-3217
須坂市	健康福祉部 健康づくり課	tel : 026-248-1400
岡谷市	健康推進課	tel : 0266-23-4811
中野市	健康づくり課	tel : 0269-22-2111
千曲市	更埴保健センター	tel : 026-273-1111
佐久市	健康づくり推進課	tel : 0267-62-3189
新潟県	福祉保健部 健康対策課 母子保健係	tel : 025-280-5197
新潟市	保健所 健康増進課	tel : 025-226-8157
上越市	健康づくり推進課	tel : 025-526-5111
長岡市	子ども家庭課	tel : 0258-39-2300
富山県	厚生部 健康課	tel : 076-444-3226
富山市	福祉保健部 保健所 健康課	tel : 076-428-1153
小矢部市	小矢部市総合保健福祉センター内 健康福祉課	tel : 0766-67-8606
高岡市	児童育成課	tel : 0766-20-1376
氷見市	氷見市いきいき元気館内 市民部健康課	tel : 0766-74-8062
魚津市	魚津市健康センター	tel : 0765-24-0415
南砺市	健康課	tel : 0763-23-2011
射水市	健康推進課	tel : 0766-82-1954
石川県	健康福祉部 少子化対策監室 子育て支援課	tel : 076-225-1421
金沢市	健康総務課	tel : 076-220-2233
〃	泉野福祉保健センター	tel : 076-242-1131
〃	元町福祉健康センター	tel : 076-251-0200
〃	駅西福祉健康センター	tel : 076-234-5103
輪島市	健康推進課	tel : 0768-23-1136
珠洲市	福祉課 健康増進センター	tel : 0768-82-7742
加賀市	こども課	tel : 0761-72-7856
かほく市	健康福祉課	tel : 076-283-1117
白山市	健康増進課	tel : 076-274-2155
福井県	健康福祉部 子ども家庭課	tel : 0776-20-0341
福井市	福井市保健センター 母子保健係	tel : 0776-28-1256
勝山市	健康長寿課 健康増進グループ	tel : 0779-87-0888
敦賀市	健康管理センター	tel : 0770-25-5311
岐阜県	健康福祉部 保健医療課	tel : 058-272-1111
岐阜市	岐阜市保健所 健康増進課	tel : 058-252-7193
飛騨市	市民福祉部 健康生きがい課	tel : 0577-73-7483

山梨県 ●開設場所／不妊相談センター ルピナス
（電話、面接方式） 予約 **055-223-2210** (水 15:00～19:00)
Q 山梨県福祉保健部健康増進課　tel : 055-223-1493

長野県 ●開設場所／看護総合センターながの
（電話、面接、Eメール方式） 予約 **0263-35-1012** (火・木 10:00～16:00)
e-mail: funin@nursen.or.jp
Q 長野県健康福祉部 子ども・家庭課　tel : 026-235-7099

新潟県 ●開設場所／(新潟)新潟大学医歯学総合病院
（電話、面接、Eメール方式） 予約 **025-225-2184** (平日 10:00～16:00)
Q 新潟県福祉保健部健康対策課　tel : 025-280-5197

富山県 ●開設場所／富山県民共生センター「サンフォルテ」内
（電話、面接方式）
予約 **076-482-3033** (火・木・土 9:00～13:00、水・金14:00～18:00)
Q 富山県厚生部健康課　tel : 076-444-3222

石川県 ●開設場所／石川県医師会・日赤共同ビル1階
（電話、面接、Eメール方式） 予約 **076-237-1871** (月・水・木・金・土 9:30～12:30、火18:00～21:00) e-mail: funin@pref.ishikawa.lg.jp
Q 石川県健康福祉部少子化対策監室 子育て支援課　tel : 076-225-1421

福井県 ●開設場所／福井県看護協会会館、福井大学医学部附属病院、NHO福井病院
（電話、面接方式）
予約 **0776-54-0080** (電話相談：月・水 13:30～15:30
面接：火 15:00～16:00　福井大学医学部附属病院、火 12:00～13:00
NHO福井病院)
Q 福井県健康福祉部 子ども家庭課　tel : 0776-20-0341

岐阜県 ●開設場所／岐阜県不妊相談センター（電話、面接、Eメール方式）
予約 **058-389-8258** (月・木・金・奇数月第３土曜10:00～12:00、13:00～16:00) e-mail:c11223a@pref.gifu.lg.jp
Q 岐阜県健康福祉部保健医療課　tel : 058-272-1111

東海地区

静岡県	健康福祉部こども未来局 こども家庭課	tel : 054-221-3309
静岡市	子ども未来部 子ども家庭課	tel : 054-221-1101
浜松市	健康福祉部 健康増進課	tel : 053-453-6125
富士宮市	保健センター 母子保健係	tel : 0544-22-2727
島田市	健康づくり課 健康指導係	tel : 0547-34-3281
富士市	健康対策課 母子保健担当	tel : 0545-64-8994
沼津市	保健センター 健康づくり課	tel : 055-951-3480
袋井市	浅羽保健センター	tel : 0538-23-9222
〃	袋井保健センター	tel : 0538-42-7275
焼津市	健康増進課	tel : 054-627-4111
掛川市	保健予防課 母子保健係	tel : 0537-23-8111
御殿場市	保健センター 健康推進課	tel : 0550-82-1111
磐田市	子育て支援課	tel : 0538-37-2012
愛知県	健康福祉部児童家庭課 母子保健グループ	tel : 052-954-6283
名古屋市	子ども青少年局 子育て支援課	tel : 052-972-2629
豊橋市	保健所 こども保健課	tel : 0532-39-9153
岡崎市	保健所 健康増進課 母子保健2班	tel : 0564-23-6180
豊田市	子ども部 子ども家庭課	tel : 0565-34-6636
一宮市	中保健センター	tel : 0586-72-1121
〃	西保健センター	tel : 0586-63-4833
〃	北保健センター	tel : 0586-86-1611
春日井市	青少年子ども部 子ども政策課	tel : 0568-85-6170
三重県	健康福祉部 こども家庭局 子育て支援課	tel : 059-224-2248
四日市市	福祉総務課	tel : 059-354-8163
桑名市	子ども家庭課	tel : 0594-24-1172
鈴鹿市	子ども政策部　子ども政策課	tel : 0593-82-7661

静岡県 ●開設場所／静岡県総合健康センター
（電話、面接方式） 予約 **055-991-2006** (火,金曜 10:00～15:00)
Q 静岡県健康福祉部こども未来局こども家庭課　tel : 054-221-3309

愛知県 ●開設場所／名古屋大学医学部附属病院
（電話、面接方式） 予約 **052-741-7830** (電話:月曜12:30～15:30・水曜10:00～13:00　第1・3土曜10:00～13:00　面接・火曜（医師）16:00～17:00、19:00～19:30　第1・3月曜（カウンセラー）16:00～16:50)
Q 愛知県健康福祉部児童家庭課　tel : 052-954-6283

三重県 ●開設場所／三重県立看護大学
（電話、面接方式） 予約 **059-211-0041**(火曜 10:00～20:00)
Q 三重県健康福祉部こども家庭室　tel : 059-224-2248

近畿地区

滋賀県	健康医療課	tel：077-528-3610
大津市	大津市総合保健センター 母子保健グループ健康	tel：077-528-2748
京都府	福祉部 こども未来課	tel：075-414-4581
京都市	健康福祉局 保健衛生推進室 保健医療課	tel：075-222-3411
府内全域	詳しくは各市町村へお尋ね下さい。	
奈良県	保健予防課 保健対策係	tel：0742-27-8661
奈良市	健康増進課	tel：0742-34-5129
和歌山県	健康推進課 母子保健班、各保健所	tel：073-441-2642
和歌山市	和歌山市保健所 地域保健課	tel：073-433-2261
大阪府	保健医療部 保健医療室 地域保健課	tel：06-6944-6698
大阪市	子ども青少年局 子育て支援部	tel：06-6208-9966
堺市	子ども青少年育成部 子ども育成課	tel：072-228-7612
豊中市	保健所 健康増進課	tel：06-6858-2800
高槻市	子ども部 子ども育成室 子ども保健課	tel：072-661-1108
枚方市	保健予防課	tel：072-807-7625
東大阪市	保健所 母子保健・感染症課	tel：072-960-3805
兵庫県	健康福祉部健康局 健康増進課	tel：078-341-7711
神戸市	こども企画育成部 こども家庭支援課	tel：078-322-6513
姫路市	保健所 健康課	tel：0792-89-1641
尼崎市	保健所 健康増進担当	tel：06-4869-3053
西宮市	健康増進グループ	tel：0798-26-3667

滋賀県 ●開設場所／滋賀医科大学附属病院
（電話、面接方式）　予約 **077-548-9083**（月ー金 9:00～16:00）
Q 滋賀県健康福祉部健康医療課　tel 077-528-3616

京都府 ●開設場所／妊娠出産・不妊ホットコール
（電話、面接方式）予約 **075-253-6180**（火・金9:45～13:15、14:00～16:00)）
Q 京都府健康福祉部こども未来課　tel 075-414-4591
●開設場所／京都府助産師会館
（面接方式）　予約 **075-841-1521**（月-金　10：00～15：00）
Q 京都市保健福祉局保健衛生推進室保健医療課　tel **075-222-3411**

奈良県 ●開設場所／奈良県医師会館内
（電話、面接方式）　予約 **0744-22-0311**（金　13：00～16：00）
Q 奈良県保健予防課保健対策係　tel :0742-27-8661

和歌山県 ●開設場所／こうのとり相談：岩出保健所、湯浅保健所、田辺保健所
（電話、面接方式）　予約 岩出保健所 **0736-61-0049** 湯浅保健所 0737-64-1294
田辺保健所 **0739-22-1200**　（月～金　9：00～17：45）
Q 和歌山県福祉保健部健康局健康推進課　tel :073-441-2642

大阪府 ●開設場所／ドーンセンター（大阪府立女性総合センター）
（電話、面接方式）予約 **06-6910-8655**（水（除第５水）　10:00～16:00、第４土13：00～16：00（除4・8・12月））
Q 大阪府健康医療部保健医療室健康づくり課　tel :06-6944-6698

兵庫県 ●開設場所／男女共同参画センター
（電話、面接方式）　電話 078-360-1388(第1・3・4土曜　10:00～16:00)
面接予約 **078-360-8554**　（第2土、第4水曜 14:00～17:00）
Q 兵庫県健康福祉部健康局健康増進課　tel :078-341-7711

中国地区

鳥取県	子育て王国推進室 子育て応援課	tel：0857-26-7148
鳥取市	中央保健センター 母子保健係	tel：0857-20-3196
島根県	健康福祉部 健康推進課	tel：0852-22-6130
岡山県	保健福祉部健康推進課	tel：086-226-7329
岡山市	保健所健康づくり課 母子歯科保健係	tel：086-803-1264
倉敷市	健康づくり課 健康管理係	tel：086-434-9820
呉市	呉市保健所 健康増進課	tel：0823-25-3540
井原市	健康福祉部　健康医療課	tel：0866-62-8224
新見市	新見市保健福祉センター 福祉部 健康づくり課	tel：0866-72-6129
真庭市	健康福祉部 健康推進課	tel：0867-42-1050
広島県	健康福祉局子育て・少子化対策課	tel：082-513-3175
広島市	こども家庭支援課	tel：082-504-2623
福山市	福山市保健所健康推進課	tel：084-928-3421
山口県	健康福祉部 健康増進課	tel：083-933-2947
下関市	保健所　成人保健課	tel：083-231-1446
県内全	詳しくは各健康福祉センターへお尋ね下さい。	

鳥取県 ●開設場所／鳥取県立中央病院
（電話、面接、Eメール方式）　予約 **0857-26-2271（月ー金 15:00～17:00）祝祭日を除く**
Q 子育て支援総室 子育て応援チーム　tel :0857-26-7572

島根県 ●開設場所／島根県立中央病院
（電話、面接、Eメール方式）　予約 **0853-21-3584（月ー金 13:00～16:00）**

岡山県 ●開設場所／岡山大学病院内「不妊、不育とこころの相談室」
（電話、面接、E メール方式）　予約 **:086-235-6542（月・水・金 13:00～17:00）**
Q 岡山県保健福祉部健康推進課　tel：086-226-7329

広島県 ●開設場所／広島県助産師会内
（電話、面接、Eメール、FAX方式）予約 **:082-870-5445**（電話・火・水・金15：00～17：30、木・土 10:00～12:30、EメールはHPをご覧ください。祝日,年末年始除く）
Q 広島県健康福祉局子育て・少子化対策課　tel :082-513-3175

山口県 ●開設場所／総合医療センター
（電話、面接、Eメール方式）予約：**0835-22-8803（毎日9：30～16：00** 祝日,年末年始除く）　Q 山口県健康福祉部健康増進課　tel：083-933-2947

四国地区

香川県	子育て支援課	tel：087-832-3285
高松市	保健センター	tel：087-839-2363
三豊市	健康福祉部 子育て支援課	tel：0875-73-3016
徳島県	保健福祉部 健康増進課	tel：088-621-2220
愛媛県	健康衛生局 健康増進課	tel：089-912-2400
松山市	健康づくり推進課	tel：089-911-1870
四国中央市	保健センター	tel：0896-28-6054
高知県	健康政策部 健康対策課	tel：088-823-9659
高知市	母子保健課	tel：088-855-7795

香川県 ●開設場所／香川県看護協会
（電話、面接、Eメール方式）　予約 **:087-816-1085**（月,水,金 13:30～16:30）
Q 香川県健康福祉部子育て支援課　tel：087-832-3285

徳島県 ●開設場所／徳島大学病院
（面接方式）　予約 **088-633-7227**（月,木曜 13:30～17:00）
Q 徳島県保健福祉部健康増進課 tel：088-621-2220

愛媛県 ●開設場所／心と体の健康センター
（電話、面接方式）　予約: **089-927-7117**（水 9:00～16:00）
Q 愛媛県保健福祉部健康増進課　tel：089-912-2405

高知県 ●開設場所／高知医療センター内『ここから相談室』
（電話、面接方式）　予約：tel：**070-5511-1679**（電話・毎週水曜日、毎月第3土曜日 9:00～12:00、面接・毎月第1水曜日 13:00～16:20）　※祝祭日・年末年始は除く　Q 高知県健康政策部健康対策課　tel：088-823-9659

九州・沖縄地区

福岡県	保健医療介護部 健康増進課	tel：092-643-3307
北九州市	子ども家庭部 子育て支援課	tel：093-582-2410
福岡市	こども未来局 子ども発達支援課	tel：092-711-4178
	各区の保健福祉センター 健康課	
久留米市	保健所健康推進課	tel：0942-30-9731
佐賀県	健康福祉部 男女参画・こども局 こども家庭課	tel：0952-25-7056
長崎県	[illegible]保健所 地域保健課	tel：0959-72-1255
長崎市	こども健康課	tel：095-829-1318
佐世保市	子ども未来部 子ども保健課	tel：0956-24-1111
大分県	福祉保健部 こども未来課	tel：097-506-2712
大分市	大分市保健所 健康課	tel：097-536-2562
臼杵市	生涯現役部 保険健康課	tel：0972-63-1111
竹田市	健康増進課	tel：0974-63-4810
別府市	健康づくり推進課	tel：0977-21-1117
宇佐市	子育て支援課 母子保健係	tel：0978-32-1111
熊本県	子ども未来課	tel：096-383-2209
熊本市	健康福祉子ども局 子ども支援課	tel：096-328-2158
宮崎県	福祉保健部 健康増進課	tel：0985-44-2621
宮崎市	宮崎市保健所 健康支援課	tel：0985-29-5286
鹿児島県	保健福祉部 子ども福祉課	tel：099-286-2775
鹿児島市	母子保健課	tel：099-216-1485
霧島市	保健福祉部 健康増進課	tel：0995-45-5111
沖縄県	保健医療部 健康長寿課	tel：098-866-2209
那覇市	那覇市保健所 地域保健課	tel：098-853-7962

福岡県 ● 宗像・遠賀保健福祉環境事務所　tel:0940-37-4070、
嘉穂・鞍手保健福祉環境事務所　tel:0948-29-0277、
北筑後保健福祉環境事務所　tel:0946-22-4211

佐賀県 ●開設場所／佐賀中部保健福祉事務所
（電話、面接方式） 予約 **0952-33-2298**（月－金 9:00～17:00）

長崎県 ●開設場所／県内8保健所
（電話、面接方式） 予約 各保健所は下記子ども家庭課へ
Q こども政策局こども家庭課母子保健班 tel：095-895-2445

大分県 ●開設場所／大分大学附属病院内
（電話、面接、Eメール方式） 予約 **097-586-6368**（電話：火－土10:00～16:00、面接：金14:00～16:00、e-mail：hopeful@med.oita-u.ac.jp）
Q 大分県福祉保健部こども未来課 tel：097-506-2712

熊本県 ● 開設場所／熊本県女性相談センター（熊本県福祉総合相談所内）
（電話、面接方式） 予約 **096-381-4340**（月－金 9:00～16:00）

宮崎県 ●開設場所／不妊専門相談センター「ウイング」・中央保健所 tel：**0985-28-2668**
・都城保健所 tel:**090-8912-5331**（専用）・延岡保健所 tel:**080-1741-4772**（専用）
（電話、面接、Mail方式） 予約 保健所により実施日が異なります。 9:30～15:30
e-mail：wing@pref.miyazaki.lg.jp

鹿児島県 ● 開設場所／一般相談窓口・県内13保健所
専門相談窓口・鹿児島大学病院 tel:099-275-6839
Q 鹿児島県保健福祉部子ども福祉課　母子保健係 tel：**099-286-2775**

沖縄県 ●開設場所／不妊専門相談センター（沖縄県看護協会）
（電話、面接、Eメール方式） 予約 **098-888-1176**（月－土 13:30～16:30）
e-mail：woman.h@oki-kango.or.jp
Q 沖縄県保健医療部健康長寿課 tel：098-866-2209

不妊に悩む方への特定治療支援事業の概要

対象治療法

体外受精、顕微授精（以下特定不妊治療と言う）

助成金対象者

特定不妊治療以外の治療法によっては、妊娠の見込みがないか、または極めて少ないと医師に診断された治療開始時に法律上の婚姻をしている夫婦

給付の内容

平成28年4月1日以降、新制度が全面実施されました。
初めてこの助成を受けた時の治療開始日時点で、
・39歳以下の方：43歳になるまでに通算6回まで
・40～42歳の方：43歳になるまでに通算3回まで
・43歳以上の方：助成はありません　　注：年度内回数制限なし。
助成金額については自治体ごと、また治療ステージにより違いがあります。また、男性不妊治療の助成もありますので、詳しくはお住まいの自治体にお問合せ下さい。

所得制限額

730万円（夫婦合算の所得額）

指定医療施設

事業実施主体において医療機関を指定
（下記URLで各自治体の指定医療機関が確認できます。）
http://www.mhlw.go.jp/bunya/kodomo/iryou-kikan/index.html

事業実施主体

都道府県、指定都市、中核市

支援や助成の内容を知って
上手く利用していきましょうね！

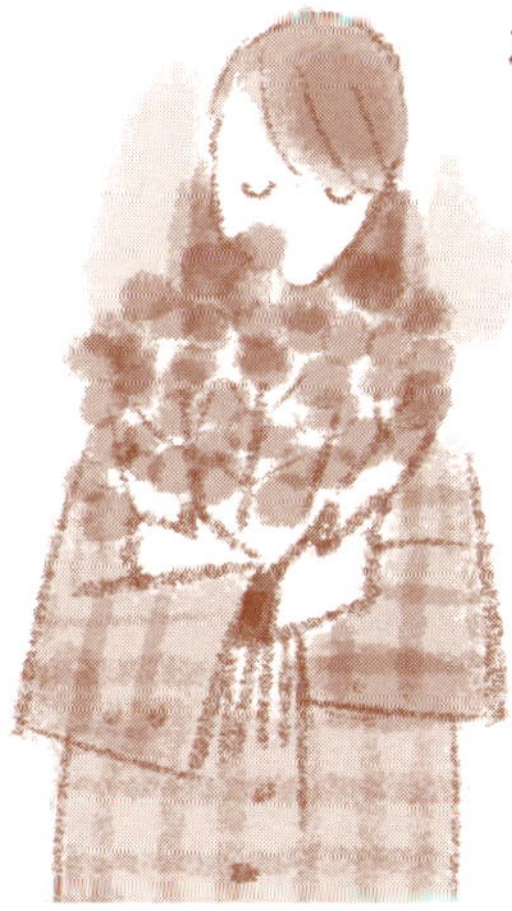

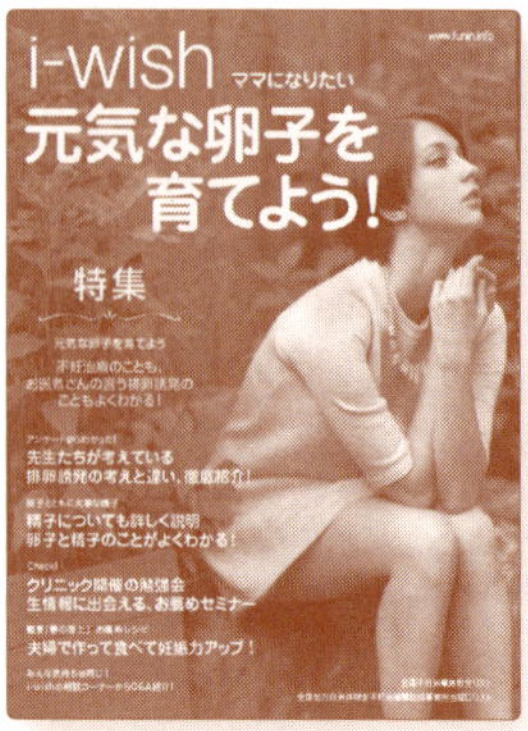

表紙画像：妊娠に向けて祈る気持ちはみんな同じです。でも、心配や不安もあるのが正直なところです。今回は、いつもの『i-wishママになりたい』から少し雰囲気を新たに、不妊治療と排卵誘発のことを徹底紹介いたしました。これを読んでおけば、きっと次回の治療で、先生の言うことがよくわかるようになっていることでしょう。

i-wish ママになりたい

元気な卵子を育てよう！

発 行 日	平成29年 10月 15日発行
発 行 人	谷高　哲也
構成&編集	不妊治療情報センター・funin.info
発 行 所	株式会社シオン　電話 03-3397-5877 〒167- 0042　東京都杉並区西荻北2-3-9 グランピア西荻窪 6F
発 売 所	丸善出版株式会社　電話 03-3512-3256 〒101- 0051　東京都千代田区神田神保町2-17 神田神保町ビル 6F
印刷・製本	シナノ印刷株式会社

ISBN978-4-903598-57-4